小児歯科患者の臨床的対応

編集

木村光孝　下野　勉　土屋友幸

執筆

北海道医療大学歯学部 五十嵐清治	神奈川歯科大学 進士久明	北九州市開業 橋本敏昭
福岡歯科大学 石田万喜子	福岡歯科大学 瀬尾令士	東京医科歯科大学大学院 橋本吉明
神奈川歯科大学 内村　登	大阪大学大学院 祖父江鎮雄	福岡歯科大学 馬場篤子
福岡歯科大学 小笠原榮希	大阪歯科大学 大東道治	北海道医療大学歯学部 廣瀬弥奈
岡山大学歯学部 尾形小霧	東京医科歯科大学大学院 高木裕三	日本大学松戸歯学部 前田隆秀
日本歯科大学 荻原和彦	朝日大学歯学部 田村康夫	九州歯科大学 牧　憲司
北海道大学大学院 小口春久	愛知学院大学歯学部 土屋友幸	松本歯科大学 宮沢裕夫
福岡歯科大学 尾崎正雄	東京医科歯科大学大学院 出口範子	福岡歯科大学 本川　渉
九州歯科大学 木村光孝	川西市開業 徳永順一郎	大阪大学歯学部 森崎市治郎
東京歯科大学 久保周平	日本大学歯学部 中島一郎	東京歯科大学 薬師寺　仁
福岡歯科大学 久保山博子	九州大学大学院 中田　稔	九州大学歯学部 山﨑要一
長崎大学歯学部 後藤讓治	九州歯科大学 西岡孝浩	横浜市開業 吉田昊哲
昭和大学歯学部 佐々龍二	九州歯科大学 西田郁子	明海大学歯学部 渡部　茂
佐世保市開業 品川光春	徳島大学歯学部 西野瑞穂	（五十音順）
岡山大学歯学部 下野　勉	北海道医療大学歯学部 野呂大輔	

クインテッセンス出版株式会社 2001
Tokyo, Berlin, Chicago, London, Paris, Barcelona, São Paulo, Moscow, Prague, and Warsaw

はじめに

　西暦2001年，記念すべき時の流れの中で新しい時代が幕を開けた．通り過ぎた過去は反省と問題提起を残して我々に語りかけてくる．道徳や知識は時代と伴にあり，人々の常識も時の移ろいに従い変化してきている．人間というものを探求しその真理を追究し続けてきた研究者達は，その哲学的思考により人間の不思議さに躊躇せざるをえなかったのである．裁判ひとつをとっても現在と過去では有罪無罪が逆転してきている．一昔前までは我々は「患者の取り扱い」といっていたが，現在では「患者への対応」という言葉に代わってきている．医療の中においても患者への対応は，時の流れとともに考えていかなければならない．

　時代は少子高齢化，医療の抜本改革，そして情報化の波に押されて訴訟社会へと移りつつある．こうした時代背景の中で，小児歯科診療における患者への対応を考えることはきわめて重要なことである．

　現在では生活環境，子どもの成長発達，文化もずいぶんと変化し，核家族化，モータリゼーション，住宅の密集化・高層化・個室化，共働きの増加，漫画・TV・ゲーム・ファミコンの普及，発育加速現象および成熟前傾現象いわゆる発達加速現象，学校文化の発展，受験戦争の低年齢化，塾・習い事に追われる子どもたちなど考えなければならない新たな問題にも直面している．

　保護者や子どもたちの口腔の健康に対する意識もずいぶんと変化してきている．親も子どもも時間的余裕のない時代に，歯科へ目を向けてもらうにはどうすればよいのか．ライフステージごとにどのような対応を行えばよいのか．母子分離や抑制治療は本当に現代にマッチしているのか．歯科治療はどこまで我慢させるのか．非協力な子ども（従来から不協力という言葉が用いられてきたが，本書では非協力に統一させて頂いた）をどのようにして治療へと導いてゆけばよいのか．また事故を未然に防ぐための安全な対応法とは何か．

　本書はグローバルな観点より最新の情報を取り入れ，小児歯科患者への対応を分析考察し，各種行動療法や対応法について詳細なる説明をも網羅した，二十一世紀の歯科医療をうらなう，画期的な内容の書物であるといえる．

木村光孝
下野　勉
土屋友幸

目次

はじめに／3

1　小児歯科患者の対応法の歴史……………………………………………………… 6
2　小児歯科患者の対応を行う上での法的問題……………………………………… 8
3　最近の保護者の意識　－アンケート調査より－………………………………… 10
4　保護者に対する対応………………………………………………………………… 11
5　小児および保護者の生活環境の変化と来院日時との関係……………………… 13
6　小児歯科患者に対応する上での時間的配慮……………………………………… 15
7　小児歯科患者に対応する上での年齢的配慮……………………………………… 17
8　小児歯科患者に対応する上での設備面での配慮………………………………… 19
9　小児歯科医院における受付での対応法…………………………………………… 21
　　A．市販データベースソフトを使った患者管理………………………………… 21
　　B．診療録（カルテ）の保管について－ターミナルデジット方式を中心に… 25
　　C．しながわ小児歯科医院の場合………………………………………………… 28
10　歯科治療が小児の心身に与える影響……………………………………………… 30
11　小児の歯科治療を快適にする方法………………………………………………… 32
12　母子分離の是非……………………………………………………………………… 35
13　抑制治療の是非……………………………………………………………………… 38
14　歯科治療を我慢させることについて……………………………………………… 41
15　小児歯科患者の対応法の選択……………………………………………………… 44
16　小児歯科患者の対応と口腔健康管理……………………………………………… 47
17　ライフサイクルに応じた対応法を考える………………………………………… 49
18　小児の簡便な行動観察法…………………………………………………………… 51
19　小児の行動鑑別法…………………………………………………………………… 53
20　行動療法について…………………………………………………………………… 55
21　非協力児の分類……………………………………………………………………… 57
22　非協力な小児への対応……………………………………………………………… 60
23　非協力な保護者に対する対応……………………………………………………… 62
24　先天性心疾患を有する小児の対応………………………………………………… 65
25　安全性を重視した対応法…………………………………………………………… 68
26　定期検診時における対応…………………………………………………………… 70
　　A．歯科医師の対応………………………………………………………………… 70
　　B．コ・デンタルスタッフの対応………………………………………………… 73
　　C．エックス線検査時の注意点…………………………………………………… 76
27　診療中における対応………………………………………………………………… 78
　　A．歯科医師の対応………………………………………………………………… 78

CONTENTS

- B．コ・デンタルスタッフの対応 …………………………………………………………… 81
- C．予防処置時の対応 ………………………………………………………………………… 85
- D．歯科麻酔時の対応 ………………………………………………………………………… 87
- E．防湿を行う上での注意点 ………………………………………………………………… 89
- F．歯内療法時の対応 ………………………………………………………………………… 91
- G．窩洞形成中および修復時の対応 ………………………………………………………… 93
- H．抜歯および外科処置時の対応 …………………………………………………………… 95
- I．咬合誘導および矯正治療時の対応 ……………………………………………………… 97
- J．外傷時における対応 ……………………………………………………………………… 101

28 診療後における対応 …………………………………………………………………………… 103
- A．歯科医師の対応 …………………………………………………………………………… 103
- B．コ・デンタルスタッフの対応 …………………………………………………………… 106

29 各種対応の詳細 ………………………………………………………………………………… 107
- A．ペインコントロール ……………………………………………………………………… 107
- B．ボイスコントロール ……………………………………………………………………… 109
- C．婉曲語法 …………………………………………………………………………………… 111
- D．系統的脱感作法 …………………………………………………………………………… 114
- E．Tell-Show-Do（TSD）法 ………………………………………………………………… 116
- F．TEACCH法 ………………………………………………………………………………… 118
- G．遊戯療法 …………………………………………………………………………………… 122
- H．オペラント条件づけ法 …………………………………………………………………… 125
- I．トークンエコノミー法 …………………………………………………………………… 127
- J．レスポンスコスト法 ……………………………………………………………………… 129
- K．モデリング法 ……………………………………………………………………………… 131
- L．タイムアウト法 …………………………………………………………………………… 132
- M．ハンドオーバーマウス法 ………………………………………………………………… 134
- N．笑気吸入鎮静法 …………………………………………………………………………… 135
- O．オーディオアナルゲジア ………………………………………………………………… 137
- P．前投薬 ……………………………………………………………………………………… 139
- Q．静脈内鎮静法 ……………………………………………………………………………… 141
- R．全身麻酔 …………………………………………………………………………………… 144
- S．東洋医学的手法 …………………………………………………………………………… 147
- T．レストレイナーの使い方 ………………………………………………………………… 149

30 対応法の再評価 ………………………………………………………………………………… 151

索　　引 ……………………………………………………………………………………………… 153

1 小児歯科患者の対応法の歴史

■九州歯科大学 小児歯科学講座　木村光孝・西田郁子

　小児歯科診療において，小児への対応法が重要であることは周知の事実であり，その対応の良否より予後さえも大きく左右されるといっても過言ではない．

　対応法の基本は，小児の歯科治療に対する恐怖，不安をいかに取り除くかであり，その方法も少しずつ変化してきているように思われる．

　かつては，小児の歯科治療を行う歯科医のために十戒として，その態度を示唆した時代があった．また，診療室の内部装飾に工夫をこらしたり，遊びの要素を取り入れるなどして，子どもたちをなじませようとする努力がなされてきた．その反面，タオルメソッド（Towel Method），ハンドオーバーマウス（Hand Over Mouth）法などのショック療法や歯科治療の前段階としてトレーニング，訓練が採用されていた．このハンドオーバーマウス法は，1920年代にはじめて紹介された方法で[1]，現在でも応用されている対応法であるが，その使用に関しては，論争の対象となっているものでもある．

　さらに，発達心理学の指標を紹介し，それぞれの年齢の特性を理解させようとする時代があった．すなわち，特定の年齢層の子どもたちは，ある種の性格特徴を示すことに注目した．1930年代と1940年代の小児発達の研究者たちは，特定の暦年齢層に典型的な性格的特徴を決定するため，体系的な観察を始めた[2]．その結果，2歳は典型的な反抗期であり，「いやいや」といったり，強情であったりするが，3歳になるとこの拒絶症的傾向が治まり，両親や年上の子どもに対して従属性を持つ段階となり，歯科治療に関してもよい結果が得られると考えられていた．また，1930年代までは歯科治療に対する子どもの反応を詳細にしようとはしなかった．初期では，臨床的な観察，個人的な観察に基づき，正常か，大胆─勇気がある，恥ずかしがる，臆病の4種に区分したもの[3]，過敏か警戒的，神経質，こわがり，身体的不適応，強情と5種の型に区分した論文も報告された[4]．このように歯科治療時の子どもの行動を類型化して，それぞれの型に対する扱い方の指針を提示していた．1962年には，最近の行動評価にも用いられているFranklの分類[5]が紹介された．その後，行動科学的な研究を基にさらに煩雑に，細かく分類されたものなどたくさんあるが，Franklの分類が，機能的で量的評価ができ，信頼性があるという理由でよく用いられている．

　このように1960年になると，小児歯科における子どもの取り扱いにひとつの転機が現れる．Addelston[6]によって開発された訓練技法で，現在では最も使用されている対応法の一つであるTell-Show-Do方式が，徐々に普及し始めた時代であった．また，1960年代は，小児歯科領域に心理学的な研究が導入され始めた．歯科治療を受けた子どもの心理を投影させて評価する試み，常識のように信じられてきた母親を介在させない歯科治療のあり方を行動観察から検討しなおした論文などが数多く発表された[7-9]．小児の歯科治療において母子分離は必要であると考えられてきた[10-12]．しかし，術者とのラポールが形成されており，母親が悪い影響，すなわち突然動いたり，心配や不安な表情を示したり，子どもや術者に不必要に話しかけたりしなければ，反対に子どもによい影響を与えることがあると報告されている．つまり，とくに低年齢児において，母親が側にいることでリラックスでき，治療中の困難な

ことに対しても精神的な手助けになるというのである．しかし，母親と子どもの間にあまにも強い共生が働いている場合には，やはり母子分離が必要となるであろう．

1970年代になると，心理学の世界でも学習理論の基づく行動療法が注目を浴び始め，小児歯科領域においても心理学的な理論と臨床の実際における取り扱いの技術とが結びつき始めた時代である．行動変容技法が登場してきて，TSD法も理論的な裏づけがなされてきた．行動変容は学習理論の法則に従って，人間の行動や情動を変える試みとして有益な方法と定義されている．よい行動は報酬，術者や母親からの賞賛により増加され，反対に悪い行動は罰や非報酬によって減少したり，消失したりする．現在，学習理論は，条件づけ学習（古典的条件づけ，オペラント条件づけ），試行錯誤学習，認知（洞察）学習，モデリング学習の4つに分類されている[13]．

さらに，前投薬の見直し，笑気吸入鎮静法の見直しなども加わり小児の取り扱いは体系を整え始めた．笑気は1800年代中葉に歯科診療室での臨床応用が行われるようになり，その後ガス麻酔器の開発に伴い，その無痛効果が注目され，局所麻酔法が開発されるまで重要な役割を果たしていた[2]．小児歯科への応用も最初は全身麻酔薬としての利点が第一であった．その後，1972年になって，Amian[14]が15年間にわたって小児の窩洞形成時に笑気吸入アナルゲジアを用いた臨床報告を行い，その無痛効果と患児の気分がよくなるという利点を述べている．現在では，笑気鎮静吸入法は，その鎮痛効果よりも子どもの恐怖を軽減させる有効な手段の一つとして用いられている．

現在では，生理的な変化から治療時の子どもの変化を捉えることで，小児歯科における心理面からのアプローチ，これに行動療法的な考えを臨床の実際に応用しようとするもの，さらに前投薬をはじめ全身麻酔下の集中治療など薬物による行動管理など多種多様化してきている．

参考文献

1) Jordan, M. E. : Operative Dentistry for Children. New York: Dental Items of Interest Publishing Co., 1925. p9.
2) Gerald Z. Wright編，上原 進監訳：歯科診療における小児の取り扱い．国際医書出版，1982, p18-20, p241-243.
3) Wilson, C. W. : Child management. J. Am. Dent. Ass., 20：890, 1933.
4) Sands, R. A. : The mental aspect of pedodontics. Dent. Items Interest, 5：927, 1933.
5) Frankl, S. N., Shiere, F. R., and Fogles, H. R. : Shoud the Parent remain with the child in the dental operatary?. J. Dent. Child. 29, 150-163, 1962.
6) Addelston, H. K. : Child patient training. Fort Rev Chicago Dent Soc38：7-9, 27-29, 1959.
7) Frankl, S. N. : The Effects of Separation and Nonseparation of the Mother and the Preschool Child in the Dental Office. Thesis, Tufts University, January, 1961.
8) Venham, L. L., Bengston, D. and Chipes, M. : Parent's Presence and the Child's Response to Dental Streess. J. Dent. Child. 45：213-217, 1978.
9) Venham, L. L. : The Effect of Mother's Presence on Child's Response to Dental Treatment. J. Dent. Child. 46：219-225, 1979.
10) Finn, S. B.；川村洋二郎監訳：臨床小児歯科学 第1版．医歯薬出版，東京，1975, p32-34.
11) McDonald, R. E.：吉田宏定訳：小児歯科学 第1版．医歯薬出版，東京，1978, p41-42.
12) Brauer, J. C.；山下 浩，落合靖一訳：小児歯科学 第3版．医歯薬出版，東京，1969, p32-33.
13) 長坂信夫編：臨床小児歯科学．南山堂，東京，1990, p179.
14) Amian, B. : Nitrous oxide analgesia. Quint., Int., 3：25-27, 1972.

2 小児歯科患者の対応を行う上での法的問題

■九州歯科大学 小児歯科学講座　木村光孝・西岡孝浩

　医療が正当な行為であると認められているには理由がある．刑事訴訟法のなかの違法性棄却事由と呼ばれるものである．違法性棄却事由として次の3つの規定がある[1]．
第35条　法令又は正当な業務による行為は，罰しない．
第36条　急迫不正の侵害に対して，自己又は他人の権利を防衛するため，やむを得ずにした行為は，罰しない．②防衛の程度を超えた行為は，情状により，その刑を減軽し，又は免除することができる．
第37条　自己又は他人の生命，身体，自由又は財産に対する現在の危難を避けるため，やむを得ずにした行為は，これによって生じた害が避けようとした害の程度を超えなかった場合に限り，罰しない．ただし，その程度を超えた行為は，情状により，その刑を減軽し，又は免除することができる．
　　　　②前項の規定は，業務上特別の義務がある者には，適用しない．
　またそれ以外にも被害者の承諾，同意などがあれば違法性は棄却される．正当な業務とは社会通念上正当と認められる行為のことであり，ここでは一般的に行われている医療行為を示している．医療行為と認められるには次の3点が重要である．
　①治療を目的とした行為であること．
　②医学的に裏づけのある行為であること．
　③被害者の同意があること．
である．しかし治療行為であったとしても過誤があるときには違法性を帯びることもある．昭和57年におきた齲蝕予防剤誤薬死亡事故がそれである．これはフッ化ナトリウム溶液と間違い，フッ化水素酸溶液を使用し急性中毒死に至らしめたのだが，この件では，業務上過失致死罪が成立し，当歯科医は刑事責任を問われた[2]．またごく最近では2歳の女児が治療中に呼吸停止し，5日後に死亡した事件もあったが，これはまだ係争中であるため今後の展開に注意する必要がある．最近の調査では大学病院の小児歯科においても医事紛争があり，その内容は，医療不満，医療過誤などが多いことが報告されている[3]．
　小児歯科では乳幼児の治療の際に，抑制具を使用したり，または人の手による体動の抑制を行うことがある．これらの目的は治療の際の安全を確保するためであれば，問題はないと思われる．しかし以前，治療の際に開口を拒む幼児に対し殴打し，負傷させた事件があったが，判決の内容をまとめてみると，「開口に伴う実力行使は認められるが，その実力行使とは，あくまで治療を目的としたものであり，またそれだけでなくその態様，程度においても社会的相当性の枠内にとどまるべきものである．この殴打したその行為はその枠内にあるとは認められない」と判断された[4]．
　最近よく言われているのがインフォームド・コンセントという言葉である．これは日本語に「説明と同意」と訳され，医療現場ではとくに重要視されてきている．これは法による個人の尊厳の保障に基づいている．個人の尊厳とは生命と身体の健康と安全を維持しながら，個人の自由な人格形成による幸福追求の確保を意味している．このことから当然個人の自己決定権が生まれた．患者（個人）の自己決定権を行使するためには医療側の十分な説明がなければならないことになり，医療側の説明義務も必然と

なる．同意が法的要件とされるのは，患者と医者の信頼関係の確保であり，患者の生命，身体に対する処分権つまり自己決定権の保護のためである．同意には同意能力および同意の代理が重要である．そのため苦痛や危険を受忍することに対する同意が必要であるため，同意側には精神的に成熟し，侵襲の意味が理解でき，それにより生じる結果がどのようなものであるか判断する能力が必要である．小児歯科領域においてはこの部分が極めてあいまいであるが，たとえ幼少といえども上述した判断する能力があれば無理に治療できない．

小児歯科の現場では一般的に我々は治療行為について保護者に説明し，同意をもとめ，治療を行うと思われるが，保護者に同意を得て行った治療行為は違法になる可能性があるのか．さらに判断することができると思われるが，患者が号泣のためその判断の確認ができない場合はどうだろうか．この点に関し同意に関しても排除項目がある．それは優生保護法と精神保健法に規定される項目，そして緊急状態にある場合がそれである．本人の意識がないときに，必要な処置が行われないと生命，健康に危険が及ぶ場合には本人の意思と関係なく治療を行うことができる[5]．しかしこのときも同意を原則として適用するために，その保護者，配偶者，兄弟に同意を求めることが慣行となっている．ただしこの場合も本人の意思が明確であったなら，すなわち治療を拒否するという意思が過去にあったのであれば治療することはできない．

小児においては基本的には保護が必要な限りにおいて法定代理人の同意が必要であるため，我々が保護者に説明し同意を得てから治療に及ぶとした一連の行為は問題ない．ただし小児が同意能力を有するなら原則として本人の同意が必要である．しかし同意能力の有無の確認はきわめて困難であることはいうまでもない．また同意可能な年齢を規定するにしても現在は10歳前後という一応の目安はあるが，成長には個人差が生じるためやはり困難である．現状においては幼児に対しては保護者に説明し，かつ同意を得て治療を行う以外にはないと考えられる．そして号泣のため判断できないようなときは治療を見合わせ後日に回すなどの配慮があるほうが望ましいと思われる．しかし厳密に同意を原則とするのであるならば，問題が起こる可能性は十分にある．生命，健康の維持増進という医学的立場と，こうした個人の自己決定権，同意とは対立しやすく，患者が拒否すれば，たとえ成功率が高く，術後の結果も良好である場合でも処置できないことになり，医療側では納得いかないことだろうし，ましてやそれがもとで慰謝料の請求などがあればなおさらである．これまでこうした問題による訴訟は起きてはいないが，これからの社会の変化などを考えると起こらないとはいえないだろう．

参考文献
1) 水谷 實：医療行為と法．弘文堂，東京，1990.
2) 深谷 翼：歯科医療過誤判例解説．the Quintessence, 18(12): 152-153, 1999.
3) 木村光孝：小児歯科領域における歯科医事紛争の実態調査．小児歯誌, 35(1): 1-10, 1997.
4) 深谷 翼：歯科医療過誤判例解説．the Quintessence, 18(10): 134-136, 1999.
5) 深谷 翼：医療関係者のための医療事故と法的責任－基礎知識から判例まで－．南山堂，東京，1994.

3 最近の保護者の意識
―アンケート調査より―

■東京医科歯科大学大学院 口腔機能育成学分野　高木裕三・出口範子

　歯科臨床では個々の患者の診療を始める前に，必要な情報をできるだけ詳細に収集する必要がある．そのため，歯科診療施設では事前のアンケートで必要な情報の一部を集めることが多い．著者らの外来でも，歯科診療を希望する患者の保護者には事前に質問表への記載をお願いしている．この質問表には全身既往歴や体質の特異性などのほかに，子どもの性格や社会性についての質問事項が加えられており，親の子に対する思いもある程度の情報が得られるように工夫してある．その他，「お子さんが治療をいやがって泣いたり暴れたりしても，治療を続けてほしいですか」との質問事項を加えてある．これは，患児が治療開始時，あるいは診療中に非協力となった場合，保護者に強制的に治療を進めることの了解を得るためであり，もし希望しない場合には，診療が困難になる可能性があることをあらかじめ了解してもらうためである．

　最近の保護者は意識が変化しているとの指摘もあることから，この質問に対してどのように反応するのか，過去の記録と比較することは大変興味深い．

　そこで，著者らが担当した患児として1982～1984年の3年間に受診した33名（A群）と1999～2000年の2年間に受診した27名（B群）の保護者（ほとんどが母親である）が記入した質問表を比較し，何らかの変化がみられるか調べた．事前の予想として，現在のほうが質問に対して診療を躊躇する，あるいは続けてほしくないと答える保護者が多いことを考えたが，実際は表1で明らかなように，ほとんど変化はない．つまり，親の意識の変化はみられないという結果になっている．

　ただ，我々はこの結果の分析には注意が必要であると考えている．つまり，我々の診療施設が大学歯学部附属病院小児歯科というきわめて特異な場所であることを考慮すべきであろうと思う．我々の診療科を受診する初診患児は，従前からセカンドオピニオンを求めて，あるいは非協力のため，他歯科医院から紹介されて来院していることが少なくない．したがって，すでに選択肢がほとんどない状態での受診が多いため，質問表への答えは「仕方がない」との判断によるものが相当数含まれると考えるべきである．

　今日，我が国は少子化の傾向が著しい．子どもの数が減少すれば，個々の子に対する親の関心は増大し，過保護の傾向になることは容易に想像される．このことを考えれば，質問表への回答をそのまま受け取ることは注意しなくてはならない．実際，最近の外来では，母子分離の状態で診療を行っている間，診療室の入口で矢も盾もたまらない様子で右往左往する親の姿を見ることが決して少なくない．基本的には，保護者の意識は以前に増して複雑であると認識したほうがよいように思う．

表1　質問表の集計

	平均年齢±標準偏差	患者数	治療を続ける*	少し考える*	治療を希望しない*
A群（'82～'84）	4.99±2.04	33	31	1	1
B群（'99～'00）	4.52±2.22	27	25	1	1

*「お子さんが治療をいやがって泣いたり暴れたりしても，治療を続けてほしいですか」との質問に対する回答（なお，t-検定の結果，両群の年齢分布に有意差は認められない）

4 保護者に対する対応

■東京医科歯科大学大学院 口腔機能育成学分野　高木裕三

　従来，小児歯科臨床では患児の協力を得るために，保護者を同席させない，所謂母子分離の状態で治療することが推賞されてきた．これは小児の精神的特徴を考えると，治療現場に保護者が同席することは自立心を抑え，甘えを誘発するばかりでなく，診療スタッフとの関係構築に障害になる，との考えに基づくものである．実際，この対応法は患児のbehavioral managementにかなり効果を上げており，小児歯科臨床ではごく普通にみられる光景である．

　ところが，昨今では母子分離は患児の behavioral management には有効なものの，小児歯科診療全体からみた効果を考えると，必ずしも有益であるとはいえない状況がしばしば見受けられるようになってきた．

　小児歯科診療は成人歯科と異なり，患者と歯科医の関係だけでなく，保護者を含む，患者を取り巻く環境との関係の上に成り立ち，これらが診療の成否に関わるとされている．つまり，保護者との関係を良好に築くことができないと，診療は総合的にみて，失敗に終わる可能性がある．そのため，初診時から親の性格や生活環境についての情報をできる限り多く集め，親とのコミュニケーションをはかることが必要である．治療後も，仮に非協力な患児であっても，けして子どもの態度を批判するようなことは言ってはならない．そして，歯科保健以外の躾について論ずることも避けるべきである．多くの親は，多少の不安を持ってはいるものの，ほとんどの部分について子育てに自信を持っており，これを否定されるようなことはけして容認しないからである．しかし，相手に迎合する必要はなく，必要があれば，むしろ，毅然とした明確な態度をとることが望ましい．

　今日，社会の人口構成は少子高齢化が著しいといわれている（**表1**）．実際，年間出生数をみてみると，第二次ベビーブームであった昭和48年は約209万人であったものが，平成11年では約118万人となり，女性一人当たりの生涯出産数でみると，2.14人から1.34人に減少している（**表2**）．このことは各世帯の子どもの数が過去26年間に約半分になったことを意味する．子どもの数が減少すれば，当然の結果として個々の子に対する関心は増大し，過保護の傾向になる．このことは，すでに少子化政策をとっている外国の例をみると明らかである．

　このような社会的状況の中で親子の関係をみるならば，双方ともに親離れ，子離れができにくい環境

表1　我が国の人口構造

年	0〜14	15〜64	65〜（歳）
1965	25.6	68.1	6.3（％）
1975	24.3	67.7	7.9
1985	21.5	68.2	10.3
1995	15.9	69.2	14.8
2000	14.48	67.91	17.60

総務省統計局「人口推計調査結果」

表2　我が国の年間出生数と合計特殊出生率*

年	出生数	合計特殊出生率
1973	2,091,983	2.14
1980	1,576,889	1.75
1985	1,431,577	1.76
1990	1,221,585	1.54
1995	1,187,064	1.42
1999	1,177,669	1.34

＊合計特殊出生率：女性一人当たりの生涯出生数
厚生省大臣官房統計情報部「人口動態統計」

にある．したがって，このような状況を無視し，従来の母子分離に固執すると，むしろ親のほうで事態を十分理解することができず，パニックに陥てしまうという現象が起こりうる．歯科医療従事者にすべてをまかすべきであるということが頭で理解できても，心理的に受け入れることができず，極度の緊張状態に陥る親もけして少なくないのが近年の特徴である．これは，小児患者への影響もさることながら，親の歯科医に対する不信に繋がる．

実際，私どもの診療室でも，ベテラン歯科医が担当した患者さんのなかに，次のような問題が発生した．それは，歯科治療に非協力であった小児の齲蝕治療にレストレーナー使用下で光重合型コンポジットレジン修復を行った際に生じた事件である．この患児が治療を終えて，待ち合い室の母親に「縛られて，口に火を付けられた」と報告したことから，大変な騒ぎになったのである．母親の抗議に対し，ていねいに事情を説明したが，1か月近く納得してもらえず，解決に大変時間がかかった．この場合は母親の情緒的な問題も考えられたが，もしチェアサイドで診療行為を目の当たりにしていれば，恐らく問題にはならない事象であろう．母子分離で不安な精神状態にあったところに，子どもから恐ろしいことを想像させる言葉を聞いて一気に感情が高まった結果と推測される．このほか，最近は母子分離の状態で診療を行っている間，診療室の入口で右往左往する親の姿を見ることも少なくない．そのような場合には，診療を終えて，入室を促すと，いきなり「痛かったでしょう，よく我慢したね」と我が子を抱きしめる親がけして珍しくはない．こんな対応をされると，子どもは歯科医が自分をいじめる悪者であると考えるようになり，患児の協力は得られなくなる．

このような状況を少なからず経験するにいたって，我々も，教科書的なこれまでの対応を再評価する必要に迫られた．そして，結論としては，母子分離を原則とすることは不採用にしつつある．もちろん，従来からの「母子分離は小児患者のbehavioral managementに有効である」との観点は変わっておらず，親の"成熟度"によっては採用すべきである．要は，保護者に合わせた対応が寛容というわけであるが，当初からこれを判別するのは大変難しい．そこで，治療現場への立ち会いは保護者の希望があれば受け入れることにし，子どもの受診態度をつぶさに観察してもらう．治療に非協力な患児の場合には，親の同席は好ましくない影響があることを説明し，理解してもらう．そして，状況によって患児からは見えないが，親からは患児が見えるような位置に控えてもらい，診療を進めるような方法も検討する．一方，協力的な患児の場合には，同席は保護者の意思にまかせてよいが，他の子どもへの影響を考慮してもらうことも必要である．

大学附属の病院では診療ユニットが多く，周囲の子どもたちが保護者から分離されて診療を受けているのを見れば，ある程度は親にも覚悟ができる．しかし，個人の開業医の場合は，他の子どもを手本にすることができないので母子分離はなかなか難しい．前述のような方法で親の特徴をつかみ，対応法を決めるべきかと思う．

5 小児および保護者の生活環境の変化と来院日時との関係

■東京医科歯科大学大学院　口腔機能育成学分野　橋本吉明・高木裕三

小児歯科での受診状況の変化

　小児歯科の診療室において患者さんやその保護者の方の来院状況は10年前，20年前とは異なった様子を見せている．都心部における医育機関の診療室という特殊性はあるものの，当科（平成12年8月より東京医科歯科大学歯学部附属病院育成系診療科小児歯科外来，それ以前は同歯学部附属病院小児歯科）で観察される変化をいくつか列挙してみると次のようである．

　来院の契機として他医療機関に受診中または受診後にいわゆるセカンドオピニオンを求めて受診される場合が目立つようになってきた．また，さまざまな問題を主訴として受診される場合が増加し，齲蝕あるいはその治療を主訴としての受診の割合は減少し，現在ではおおよそ全体の3分の1程度となっている．

　母親に連れられて受診されることが多いが，初診時では父親の付き添いも多くなった．両親のいずれかまたは双方が外国人の患者さんの受診も増加している．

　標題の「来院日時」に関してもいくつかの変化がみられている．午前中の診療時間帯に受診される患者数は減少し，午後の診療時間帯にも低年齢児や未就学児受診の割合が増えている．定期検診などによる継続的な受診の結果，中高生さらにはそれ以上の年齢層の受診の割合が高くなり，春・夏休みなどその受診の時期の集中化が著しくなっている．

　こうした患者さんの来院状況の変化には，標題に示された「小児および保護者の生活環境の変化」がひとつの要因となって生じている可能性は否定できない．しかし，それ以上に歯科医療とりわけ小児歯科をとりまく環境の変化に起因していると考えるが，いかがであろうか．

来院患者数の減少

　大学病院の小児歯科を受診される患者数は20〜30年前に比べて大きく減少している．年間の新患来院数に着目すれば，当科では昭和50年代のはじめには2000〜3000人に達していたものが，その後次第に減少し，一時期には1000人程度まで落ち込み，現在では1100人程度を保っている．再来患者数も同様に次第に減少し，現在は下げ止まった状況となっている．

　これらは少子化傾向，歯科医師の絶対数の増加，好ましいことではあるが齲蝕の減少，小児を診療するあるいは小児歯科を標榜する歯科医の増加による他医療機関との競合などが反映したものと考える．さらに病院自体が週5日制へ移行し土曜休診となったことも直接に影響している．

　こうした来院患者の絶対数の減少が，診療時間帯による患者の受診状況に大きな影響を与えている．かつて小児歯科では午前の診療時間帯は乳幼児や未就学児といった低年齢児に，午後は学童期それも高学年以降にと，患者の年齢層による診療時間帯の棲み分けを当然のことと見なしていた．診療の時間帯について「小さな小児は午前中がよい」との教科書的な配慮と，誰もが通院しやすい午後の診療時間帯に患者が集中することを防止し午前にも分散させようとの思惑がその理由と考えられる．患者さん側も幼稚園や学校を休ませて受診されることには多少の抵抗はあっても，それが必要だと理解し受診される方が多かった．小児はなかなか診てもらえないとい

う歯科界の状況がこれを後押ししてくれていた．

しかし，状況は変化した．来院患者の減少により午後の診療時間でも混雑は少なくなった．さらに患者さんの便をはかっての実質的な診療時間の延長もなされ，このなかで年齢の高い層の受診は遅い時間帯に集中し，午後の診療時間枠にも低年齢児を受診させることが可能となっている．かつては未就学児が午後に受診されることは外傷の急患以外には稀であったが，現在では一般的な齲蝕治療や定期診査での受診も珍しいことではなくなっている．一方で午前の診療枠での受診患者はさらに減少している．こうした変化に小児と保護者の生活環境が変化した影響を読みとることは困難である．来院患者の減少傾向のなかで小児歯科の臨床教育の機会を確保しなければならない必要から，通院しやすい午後の受診を希望する保護者の要求に応じて生じた現象と思われる．

生活環境の変化

さて，標題にある小児と保護者の生活環境が変化することが小児歯科への受診状況にどのような影響を与えているのだろうか．

国民の生活時間と行動の実体を明らかにする目的で総務庁統計局が5年ごとに行ってきた「社会生活基本調査」には生活環境の変化が示されている．平成8年の調査結果では，仕事や学業といった2次活動の時間が短縮し，趣味や娯楽などの3次活動時間が増えていることを示している．その理由として週休2日制を導入する企業の増大による労働時間の短縮傾向と，公立学校の週5日制の部分的導入による自由時間の増加をあげている．10歳以上を対象とした調査結果ではあるが一般的には時間的余裕が生じていることが示されている．学校などが休みの第2，第4土曜には小児が診療所を受診しやすくなったことは明らかである．ただし当科では土曜日が休診日となったためこの影響を知ることはできない．一方で保護者にとっても時間的余裕が生じたのであれば小児の受診に付き添いやすくなったものとも考えられる．

ところで，患者さんや保護者の置かれた環境の変化によって来院可能な日時が制限され，受診が実際には困難となってしまう事態はしばしば経験する所である．たとえば母親の妊娠と出産，専業主婦であった母親が仕事をはじめた場合などがこれである．職種によっては繰り返される転勤とそれに伴う転居，高齢の祖父母に介護の必要が生じた場合，父母の離婚など，保護者の環境変化は小児の受診状況に直接に影響している．また，小児自身に関しても家庭から幼稚園や学校に通うようになれば，痛みなど緊急性のない場合の受診は時間的な制約を受けることが多くなる．加えておけいこ事や課外活動さらには塾通い，一部ではあるが稀ではなくなった幼・小・中学校の受験準備などもこれに影響を与えている．

個々の事例についてみればさまざまな環境の変化によって小児と保護者の来院される日時や受診そのものが制約されていることは理解される．しかし，一方では社会的変化によって以前に比べて受診しやすい状況が生じていることも明らかである．実際には後者の影響が大きく現れ，現在診療室でみられる患者と保護者の受診状況を呈しているものと思われる．

まとめ

「子どもが多く，齲蝕も多く，歯医者は少ない」状態から，「子どもは少なく，齲蝕も少なく，歯医者は多い」状態に社会は変化した．患者さん側にとっては小児を診てくれる歯科医を探さなければならなかった状況から，自分たちの要求や都合にあった歯科医を選択することができる状況に変化してきている．患者さんの来院の日時に関しては小児とその保護者の生活環境の変化以上にこうした状況が反映しているものと思われる．

6 小児歯科患者に対応する上での時間的配慮

■東京医科歯科大学大学院 口腔機能育成学分野 橋本吉明・高木裕三

はじめに

小児の歯科診療が安全で効果的効率的に行われ，しかも患者さんと保護者にとっての日常生活への負担をできるだけ少なくするため，診療に際しては時間的な配慮が必要である．診療に要する時間の長さ，診療を行う時間帯，診療の時期などについて考えてみる．

診療時間の長さ

―短ければよいか？―

成人の場合でも同様であるが，実際の診療時間以外にも診療にかかわるものとして，通院に要する時間，受付や会計の時間，待合室での待ち時間などがあるが，当然のことながらこれらはすべて短いほうがよい．診療による日常生活への影響は，患児にとっても保護者にとってもできるだけ少ないほうがよい．

さて，診療時間そのものについてはどうであろうか．齲蝕治療を前提として考えてみる．診療中に小児患者に協力を得るためには，いわゆるチェアタイムは短いほうがよい．年齢にもよるが，歯科医側の対応に患児が集中してくれる時間は成人に比べて短いからである．ましてや忍耐を必要とし苦痛や恐怖を伴う可能性のある状況では短いほうがよい．さらに，患児が興奮し泣き騒ぐ状況は極力短くしなければならない．「診療時間は短く」，これはひとつの命題である．

一方，治療は効果的に進まなければならない．短時間で終了することにのみこだわると治療は非効率的となり，結果として患児や保護者に不必要な苦痛を肉体的にも精神的にも与えてしまうことになりかねない．

どのあたりで折り合いをつけるべきか．先人は教科書のなかで「10分から30分以内にとどめるべきだ」と述べているが，これもひとつの目安であろう．ただし，このためには，術者と介助者の技量とともに，適切な診療計画のもとで診療が行われること，診療に際して器材等の前準備が十分になされていることなど，診療を行う側に診療を効率よく行うための配慮が十分なされていることが前提となっている．

1日における時間帯

―小さな小児は午前中がよいか？―

一般的にいえば，昼食前などの空腹時に小児の歯科診療を行うことは避けるべきである．低年齢児で昼寝の習慣があればその時間帯や，夕方などの遊び疲れた時間帯も同様である．このような時間帯では子どもの機嫌が悪くなりやすく，診療への協力が得にくいことが予想されるからである．歯科診療を行う際に「小さな小児は午前中がよい」とされてきたことは，こうした状況への配慮からである．

―個々の患者さんに応じた配慮―

しかし，実際には個々の患者さんの状況に応じてさまざまな時間的配慮が必要となる．

たとえば，嘔吐しやすい患者さんでは食事の直後の診療は避けてできるだけ空腹時に行うことが必要となる．朝食は摂らずに昼近くに，あるいは昼食を摂らずに夕方に診療時間を設定する．診療中の嘔気や嘔吐とそれに伴う事故発生防止のための配慮である．それにもかかわらず診療中に嘔吐を起こす患者

さんでは，他の患者さんへの影響や後始末のことを考慮して午前や午後の最後の診療時間を利用することもひとつの方法である．

免疫不全症などの易感染性の患者さんでは歯科診療に伴うさまざまな感染の機会を避けるための配慮が必要である．待合室や診療室で他の患者さんや保護者との接触または近接による感染の可能性を少なくするため，混雑する時間帯を避け，たとえば午前午後の開始直後の時間帯に診療を設定することなどがこれである．

逆に感染症の患者さんの診療では感染拡大防止のための配慮が必要である．1日の最後の時間帯に診療を行うなどはこれである．

かつて，小児歯科では午前の比較的早い時間の診療は遠慮すべきといわれていた．公共交通機関の混雑の時間帯を考慮して，通院のために満員電車に小さな子が連れられて乗り込む状況は避けたいとの配慮からである．しかし，個々の患者さんと保護者の生活環境を考慮すると，近隣からの受診，車での来院，保護者，とくに母親の仕事の都合などからこうした時間帯の受診を希望される方もけして少なくはなく，一概に論じることはできなくなっている．

その他の時間的配慮

―小児患者のみを集める―

一般の診療所で小児を成人とともに対象としている場合に，小児患者が多ければ一定の曜日や時間帯に小児だけを集めて診療するのがよいとの考えがある．同じ診療室内にいる成人患者への気遣いがいらないことから，歯科医や診療スタッフが小児患者への対応に集中しやすいことがその理由とされている．また，小児が同じ時間帯に集中することによって，患児が他の小児患者の様子を観察してのモデリング学習の機会も生じやすく，場合によってはそうした効果も期待できるからである．

―定期診査での継続的な受診について―

小児歯科診療において定期診査の重要性は論を待たない．しかし，患者さんと保護者の考え方や生活環境によっては継続しての受診が次第に困難となる場合も少なくない．継続しての受診が可能となるような時間的配慮も必要となる．

平日の受診は午後の遅い時間以外は困難であり，公立学校が休みの第2と第4の土曜日，春と夏と冬休みの期間などに受診が集中しやすい．その結果として，こうした時期では緊急性を伴わない中高生やそれ以上の年齢層の定期診査での受診が，緊急性のある歯科処置のための受診を妨げる場合が生じかねない．あらかじめ定期診査での患者来院の分散をはかることが必要である．

定期診査の受診を念頭に置いて，患者さんが通っている学校や幼稚園の行事予定を把握しておくことも必要である．運動会や参観日などでの振り替え休日，創立記念日，入学試験での休日などさまざまである．また，患者さんの住んでいる地域に限定された休日，たとえば都民の日や県民の日，区民の日や市民の日など，地方自治体の関係での休日も同様である．

患者さん側にもこれらの日程と小児歯科の定期診査受診のことを意識しておいていただき，また歯科医側もあらかじめ日程を把握しておくことで，受診の効率化，分散化，継続化をはかるべきと思われる．

―中学生や高校生への配慮―

小児のみを対象とした診療機関では，中学生や高校生などのこれまで通っていた「小児歯科」に定期診査などの受診に際し，恥ずかしいと訴え避ける場合がみられる．小児歯科＝低年齢児との思いからか，中高生には低年齢児のなかに混ざって受診することにある種のためらいがあるようである．この年齢層まで継続して診ていくのであれば，同じ年齢層を集中させるなど，こうした患者さん達への配慮も必要であろう．

7 小児歯科患者に対応する上での年齢的配慮

昭和大学歯学部 小児歯科教室　佐々龍二

　小児歯科診療では小児の情緒や言語などを考慮しながら対応することが治療能率を向上させるために重要である．情緒や言語などの精神発達は加齢とともに成人の域に徐々に近づくといわれ，年齢を配慮した対応が望まれる．

　しかし，精神発達には年齢だけではなく個体差もあることも念頭に置くべきである．

1歳未満児

　恐れや不安などの情緒は生後6か月頃すでに芽生えるという．しかし，この恐れや不安は母親が突然いなくなったり，あるいは周囲の状況が変化したりすることが原因であり，成人の持つ恐れや不安とは異なるのが普通である．

　1歳未満の乳幼児は診療室に入る際，ほとんどが母親に抱かれて入室する．母親とのスキンシップが最大の安心感となっている．したがって，歯科治療を行う上で，やむを得ない場合を除いて，母親の膝に座らせて行うことが有効である．水平診療台に乗せると泣き叫ぶことがある．

　また，術者とのコミュニケーションがまったくとれないので，話術による対応よりむしろ短時間で治療を終わらせることを優先に考えるべきである．

1〜2歳児

　1歳を過ぎると，情緒や言語などの精神の発達が著明に成長する．通常，1歳半頃一人歩きが可能になり，言葉も単語を羅列するのみであるが自分の主張を訴えることもある．

　この時期は大きな音や見慣れない物などに不安や恐怖を抱くことが多い．とくに，母親との絆は以前より増して強くなり，母親がいなくなると泣き叫ぶことが普通で，多くの場合歯科治療時に母子分離は避けたほうが賢明である．2歳近くになると，コミュニケーションも多少であるがとれるようになるため，術者もできるだけ幼児言葉で対応することが大切である（図1）．

　また，治療術式も可能な限り簡単なものを優先し，歯科行為に対する恐怖感を徐々に軽減してやることが必要である．抜歯や歯髄処置などの複雑な処置を行わなければならないときは術前に器材器具などを十分に準備し迅速，かつ適切に行うことが肝要である．

　また，この時期の幼児に対して強制的に体位を固定することは賛否両論の意見がみられるが，腫脹や疼痛などの急性炎症等，早急に処置しなければならない場合には，保護者の承諾を得てやむを得ず行わなくてはならないこともありうると考える．

　強制的な抑制は患者や保護者にとっては拷問にかけられたように感ずるであろう．治療が終了したら

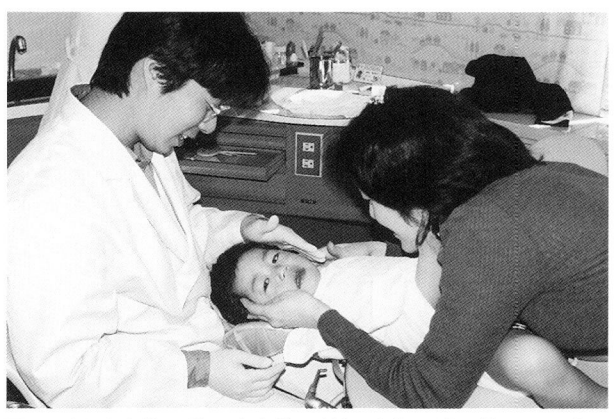

図1　母子分離せず，治療前に幼児言葉で話し掛け，不安恐怖を取り除く．

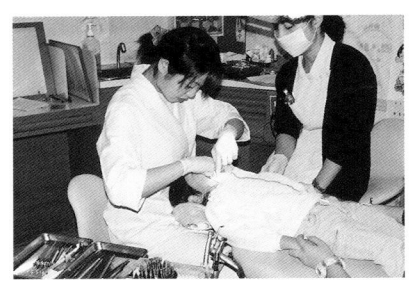

図2 多少の不安があるので母親が軽く手を添えて落ち着かせている．

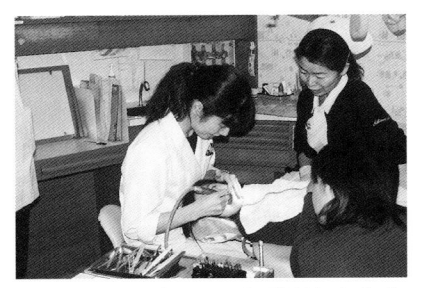

図3 5〜6歳になると説明を十分理解している．

本人が理解する，しないは別にして，「よく頑張ったね」という言葉をかけてあげるべきである．

強制治療は小児をいじめているわけではなく，危険防止のために行っているという認識を術者側は十分に把握しておく必要がある．

3〜4歳児

3歳頃になると，急速に語彙数も増し，話文構造が確立する．したがって，術者とのコミュニケーションが成立し，理解度がさらに高まる．しかし，一方，情緒の面では自己中心的に物事を考え，他人の立場に立って理解したりすることは稀である．

恐怖，不安感を取り除くためには，幼児言葉でできるだけ話しかけ，理解度を確認しながら対応することが大切である（図2）．

この時期は歯科医と聞いただけで，自分に危害を加える人と思っていることが多く，歯科治療は恐いものではないということを説明し，Tell–Show–Do方式の対応も有効であろう．いったん，歯科治療は恐くないという認識を得れば，次回からの治療はやりやすくなるであろう．いずれにしても，小児歯科を受診するなかで，この時期の小児が最も多く，対応の仕方によって，治療の適切さや能率の良さを左右する因子が対応の仕方であることを肝に銘じておくべきである．

5〜6歳児

5，6歳児のほとんどは，幼稚園，保育園に通園していることが多く，すでに共同生活を行っていることから，3〜4歳児に比較して社会生活を経験しており，歯科治療に対しても一段と理解が深まっている．

したがって，治療を極端に拒否することは稀である．また，他人への思いやり，愛情など，情緒の面では成人と同程度に達しているので，治療の必要性や術者の指示，説明などは十分理解できる（図3）．

この時期の恐れは過去の経験や想像力に基づくものが多く，切削器具などの器材類より抜歯や注射筒などに不安や恐怖を感ずるので，行動変容法や減痛下での治療が有効である．

学童期

小学校に入学するとさらに社会生活が発達し，情緒や言語の面では成人と同等であるが，感情の起伏が高く，入室時に緊張感を持っていることが多い．したがって，できるだけリラックスさせてやるように言葉をかけてあげるとよい．

治療に対する協力性も一段と高まり，意志表示も十分であることから，術者は本人からの不安，恐怖感を聞き取ることにより，それによって対応法や処置法を選択することも可能である．しかし，この時期の小児でも迅速かつ，適切な処置を行う必要のあることを常に念頭に置くべきである．

参考図書
1) 黒須一夫編：現代小児歯科学―基礎と臨床―．医歯薬出版，東京，1994．
2) 赤坂守人，西野瑞穂，佐々竜二編：小児歯科学．医歯薬出版，東京，2000．

8 小児歯科患者に対応する上での設備面での配慮

昭和大学歯学部 小児歯科教室　佐々龍二

　患者が持つ歯科診療室に対するイメージは暗くて，恐れや恐怖を感じるところであるというのが一般的である．とくに，社会経験が未熟な小児にとっては入室しただけで，恐怖を抱くのが普通である．より適切な小児歯科治療を施すためには，診療室の雰囲気にも十分に配慮することも大切なことである．

　本稿では，小児の歯科診療を行う上で配慮しなければならない設備面（待合室，受付，診療室，術者とアシスタントの態度など）について述べることとする．

待合室

　待合室の雰囲気は成人歯科のそれよりもまして小児歯科では重要である．歯科医院に受診するほとんどの小児は不安感や恐怖感を持って来院してくる．

　したがって，まず小児の不安を和らげ，明るく楽しい雰囲気を作っておく必要がある．一般歯科医院では小児患者と成人患者が同居することが多いが，できれば時間帯を区切って，小児と成人を分けたほうがよい．

　小児専門の歯科医院の待合室には小児が興味を示すような壁紙を貼ったり，あるいはポスターなどを展示したり，絵本，玩具類を設置することにより，小児，保護者とも精神的に落ち着くよう，アレンジすることが大切である（図1）．

　玩具，絵本などは，待ち時間中に小児を飽きさせないようできるだけ小児が興味を持つような物を置いておく配慮が望ましい．

　備品の設置で気を付けなければならないことは，小児患者のみならず低年齢の同胞も一緒に連れていることがあるので，口に入れやすい小さな物，先が尖った物，ガラス類は思わぬ事故の発生につながるので避けるべきである．衛生的な面で，備品類は月に何回か，清掃したり，消毒することも必要である．

　床もできれば，滑りやすいものでなく，万一転倒しても怪我が生じないよう，ラバーなどの柔らかい材質を使用することが望ましい．

受付

　受付は歯科医院によって千差万別であるが，大学病院などでは待合室の中にあるのが通常である．受付を担当する者の笑顔がまず大事であり，これから治療を行う小児の精神的な苦痛を少しでも和らげてやる配慮が肝要である．

　また，受付台も小児歯科の場合は多少，低いほうがよい．台の周囲も角張った形の物は，小児が頭を殴打したりすることが稀にあるので，柔らかい材質の物の使用を勧めたい．

　台の上には人形などを置いて，小児が楽しむような工夫も大事である．

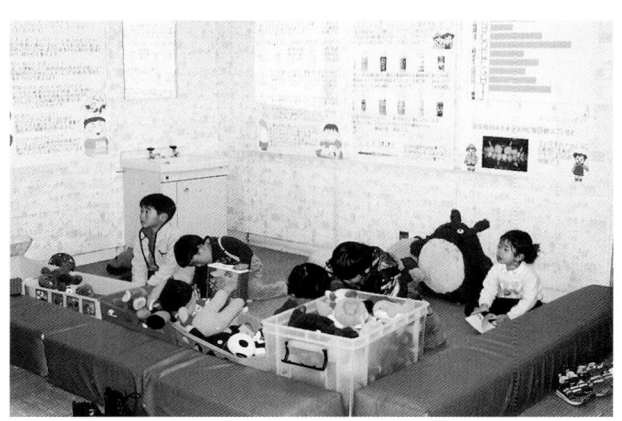

図1　待合室の片隅のプレイングコーナー．小さな玩具類は置いていない．

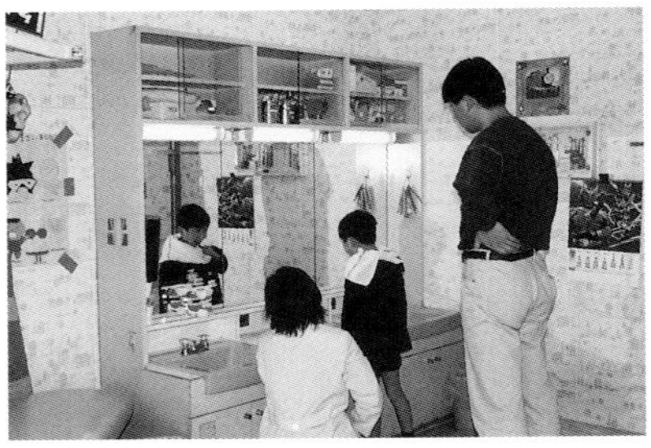

図2 刷掃コーナー．壁紙は明るく，暖かなものがよい．

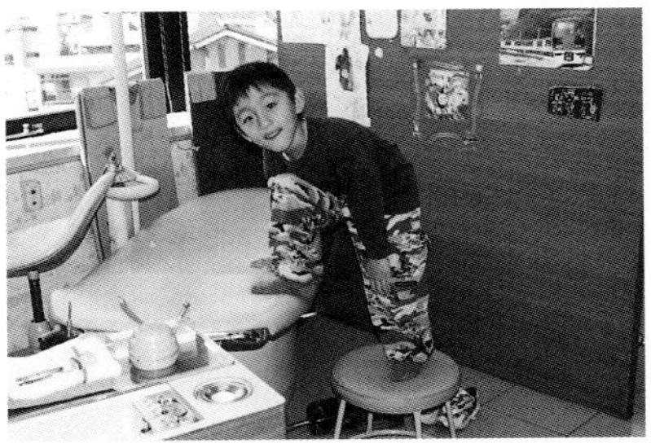

図3 ユニットに上がる時踏み台を置いておくとよい．

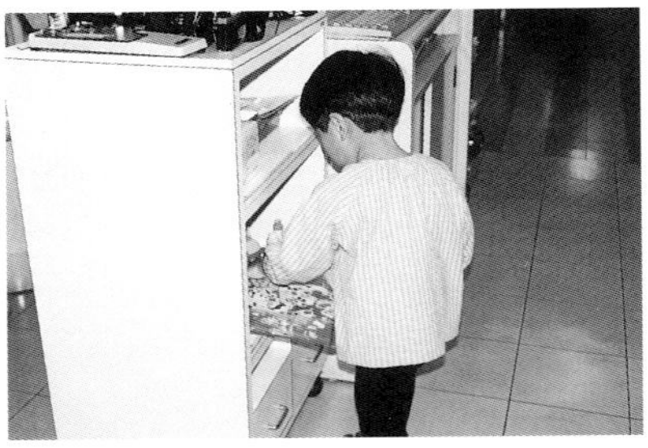

図4 治療終了後，シールを選んでいる小児．

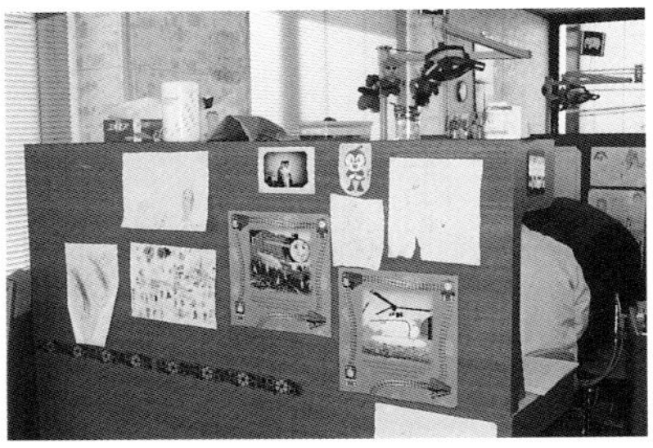

図5 小児が術者のために書いた絵．

診療室

　診療室はまず明るいこと，歯科用器具，器材類が小児の目に入らないこと，術者，アシスタントの白衣の色などを配慮しておかなければならない．

　最近は，ほとんどの歯科医院では蛍光燈を使用しているので診療室全体は明るい雰囲気であるが，さらに壁紙なども暖かい色柄のものを使用するとさらに明度が増し，暖かな診療室となる（図2）．

　白衣は普通，白色であるが小児にとっては清潔感よりむしろ恐怖感を与えている場合もある．したがって，できれば白以外の白衣を着用したい．

　診療器具は小児への恐怖感を与えることが多く，器具類は小児の目に触れぬ場所に置くべきである．

　使用するユニットとキャビネットは歯科医院で色々違いがあるが，小児がユニットに上がりやすいよう，小さな踏み台を置いておくのもよい（図3）．

　また，治療終了後，小児の心を和ませるために，シールなどを用意してご褒美として与えるのも次回からの治療に協力的になることもある（図4）．来院のたびに予約手帳にシールを貼ることにより，小児歯科治療を理解し，また楽しいものであると認識することも考えられる．

　小児患者と術者とのコミュニケーションがとれてくると，患者側から手紙や似顔絵を描いてきたりすることがあるので，絵をキャビネットや壁に貼ることにより，いっそう小児患者との信頼関係が増すものと思われる（図5）．

　小児患者のほとんどは診療室内では必ず恐怖，不安感を持っているので，それを助長するような診療室は好ましくない．

術者・介助者の雰囲気

　小児歯科診療において設備面と同等に大切なことは医療スタッフの対応の仕方である．

　多くの小児患者は緊張のあまりか，最初はほとんど無口の場合が多い．緊張感や不安感を取り除くためには，医療スタッフのやさしい態度が必要である．

　小児を扱う医療人は，小児は泣くものであるということを認識する必要がある．術者や介助者は小児がいくら泣き叫んでも怒ったりする態度を見せるのは厳に慎むべきである．

　常に，笑顔をみせ，小児の側に立って会話を引き出し，信頼関係を築いてあげることが，小児歯科医療の能率化と適切さの向上につながるものである．

参考図書
1）黒須一夫編：現代小児歯科学―基礎と臨床―．医歯薬出版，東京，1994．
2）赤坂守人，西野瑞穂，佐々竜二編：小児歯科学．医歯薬出版，東京，2000．

9 小児歯科医院における受付での対応法

A．市販データベースソフトを使った患者管理

■東京歯科大学 小児歯科学講座非常勤講師・南山手小児歯科　吉田昊哲（神奈川県横浜市開業）

　齲蝕の洪水を経て，小児歯科の臨床の現場では，今まで以上に継続的な予防管理が求められている．しかし，近頃の子どもは年齢を問わず多忙であり，医療機関サイドの完全な管理体制がなければ，その目的を叶えることができないのが現状であると思う．また，小児歯科臨床の主流になりつつある咬合誘導は，定期的な来院により，患児の発育段階に従ったチェックができて，はじめてその目的を達することができる．患児が現在，正常な発育軌道に乗っているのか？不正が出現して正常な発育軌道から逸脱しているのか？いつこの不正に手を加えるべきなのか？こちら側の管理体制に委ねられている部分が大きい．そして，常に患者サイドは説明を求めてくる．資料の管理とともに，プレゼンテーションは絶対条件である．この膨大な資料管理と資料提供には今やコンピュータシステムの導入は不可欠であり，その機能も我々の求めに十分適した能力を持つものに発展してきた．受付業務は多岐にわたる．当院ではごく手軽な市販データベースソフトを使ってこの患者管理システムを構築し，院内資料の管理，保険請求業務，咬合誘導プレゼンテーション，受付，会計にまで応用している．

1）　カルテ番号の絶対化

　まずは院内カルテは通常の保険カルテとの連係が絶対条件であり，これにエックス線写真，口腔内写真，模型分析資料を一体化するにはカルテ番号による一括管理が必要である．そこでカルテ番号を絶対化している．

2）　患者台帳ファイルを中心に

　患者台帳には住所，氏名に始まり保険証内容，口腔内写真，顔写真，定期診査来院日などの属性資料を記載し，これを中心に他のファイルとの連係をとって管理体制を整えている（図1）．

3）　保険請求ファイル

　通常の診療は保険請求業務と関連している場合が多く，受付窓口における会計業務との連係にはこのファイルは不可欠である（図2，3）．

4）　口腔衛生指導ファイル

　衛生士業務もやはり定期管理が中心となり，この資料とも連係が必要である．

5）　咬合誘導プレゼンテーションファイル

　咬合誘導処置の開始に当たってはプレゼンテーション資料の一括ファイル化が必要である．口腔内写真，顔写真，パノラマ，模型分析，セファロ，混合歯列分析等の資料は表現いかんによって画像の部分が多くなる（図4～8）．

6）　画像ウエイトの軽量化

　画像のウエイトはコンピュータの処理能力，資料のバックアップ体制にも影響してくる．デジカメ，スキャナーからの画像の軽量化は必須で，当院ではこのウエイトに配慮してプレゼンテーションがスムーズに行えるように考えている．また患者台帳とのリンケージによりカルテ番号を再入力し，常に更新した資料が蓄えられるように配慮している（図9）．

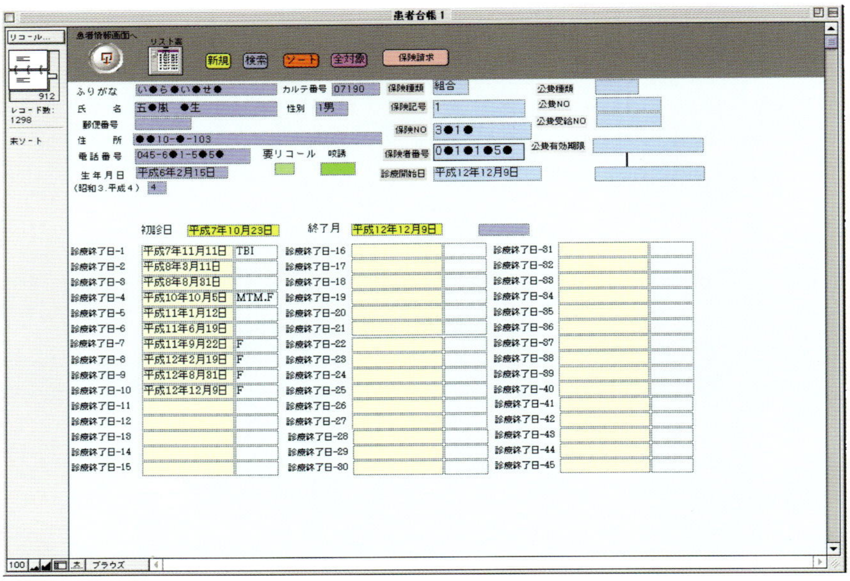

図1 患者台帳定期診査画面．属性画面とリンケージを取り，定期診査来院日検索に応用する．

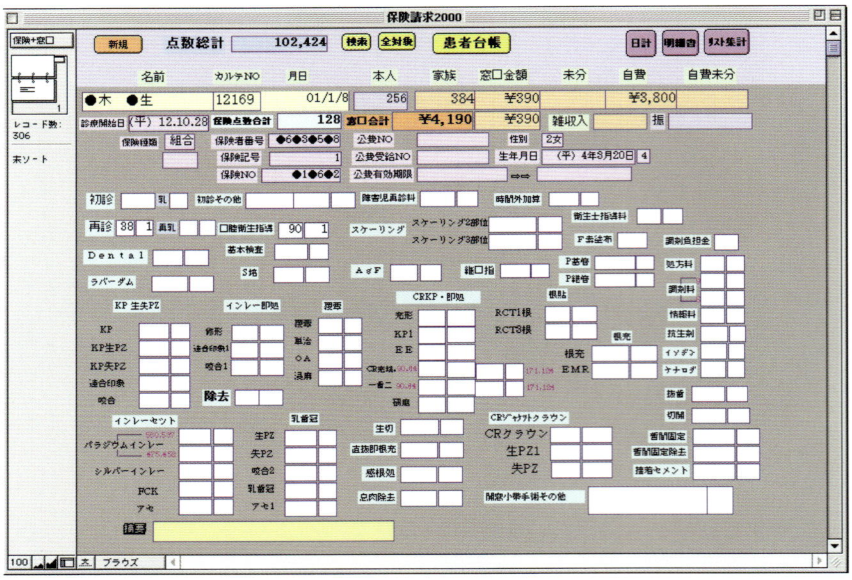

図2 保険請求窓口入力画面．ルックアップ機能を使い，カルテ番号により患者台帳属性画面とリンケージを取り，保険診療内容の入力を行う．

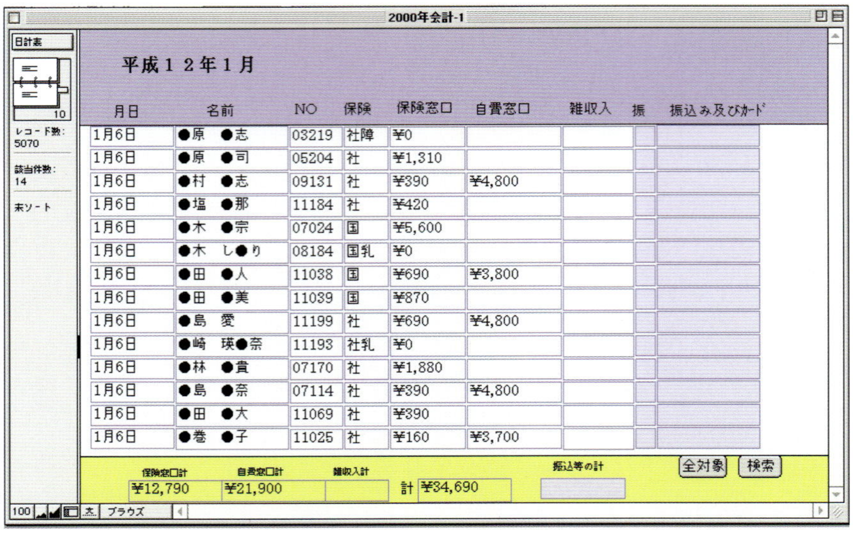

図3 会計画面．窓口における保険診療，自費診療の会計処理をし，領収書，明細書の発行までを一括処理する．

9．小児歯科医院における受付での対応法

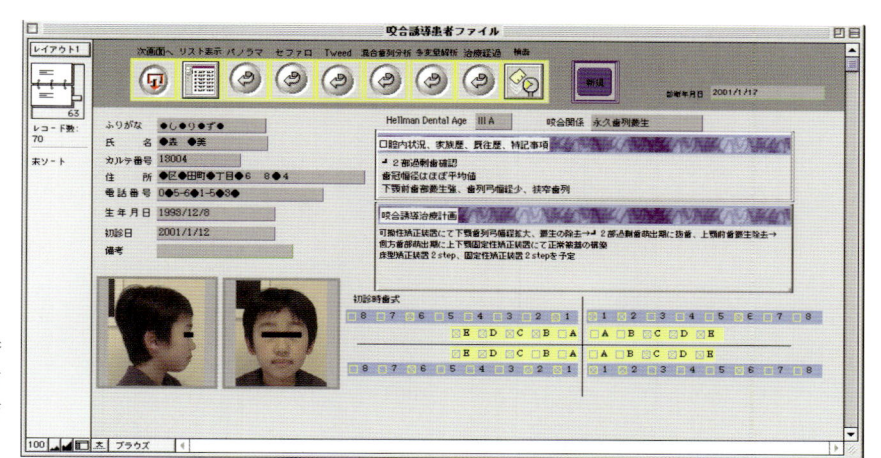

図4 咬合誘導プレゼンテーションファイル基本画面．患者台帳属性画面とカルテ番号によるリンケージを取り，入力を極力簡易化して現病歴，診断，治療方針説明画面を作製する．

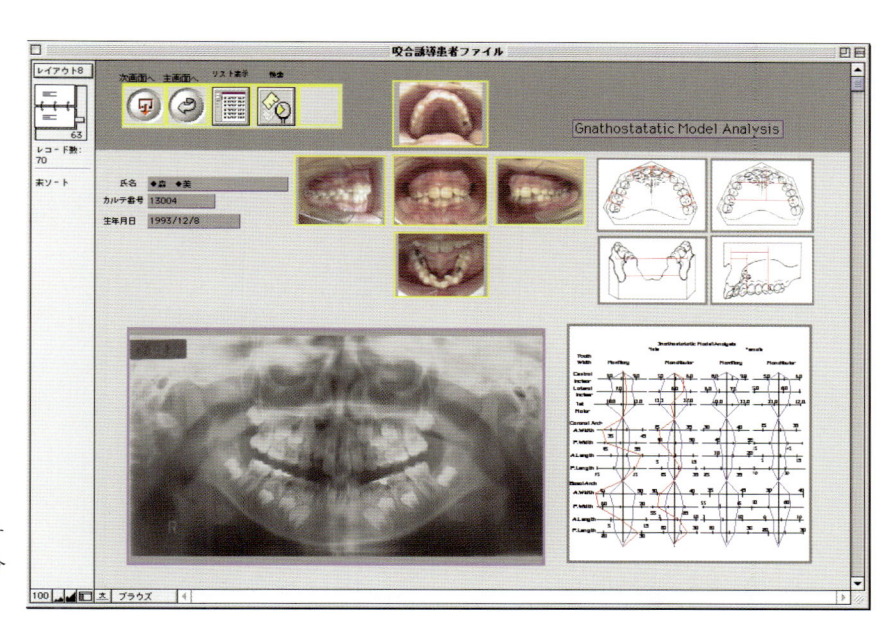

図5 模型分析画面．デジカメ，スキャナー画像を張り付け，ポリゴン表によって分析結果を説明する．

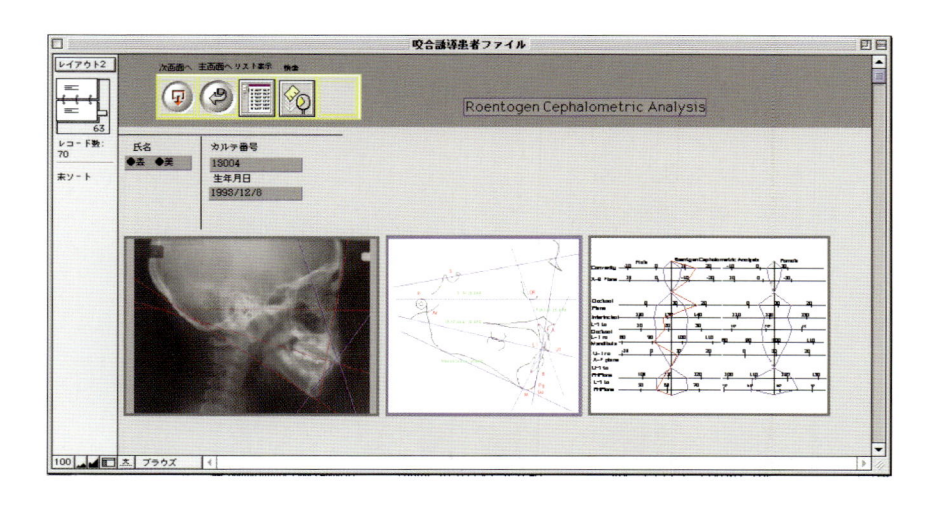

図6 セファロ分析画面．

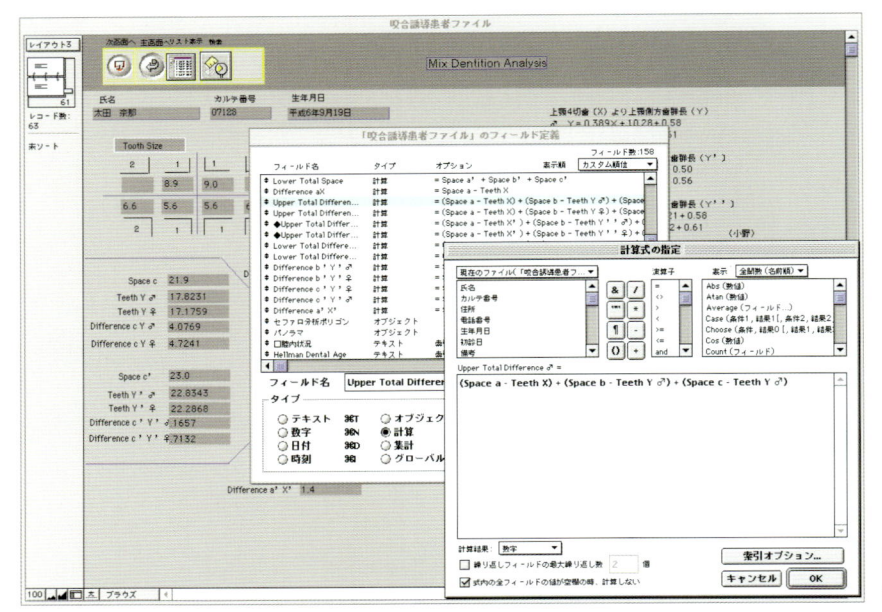

図7 フィールド定義により計算式を指定，計測値入力だけで計算結果が表示される．

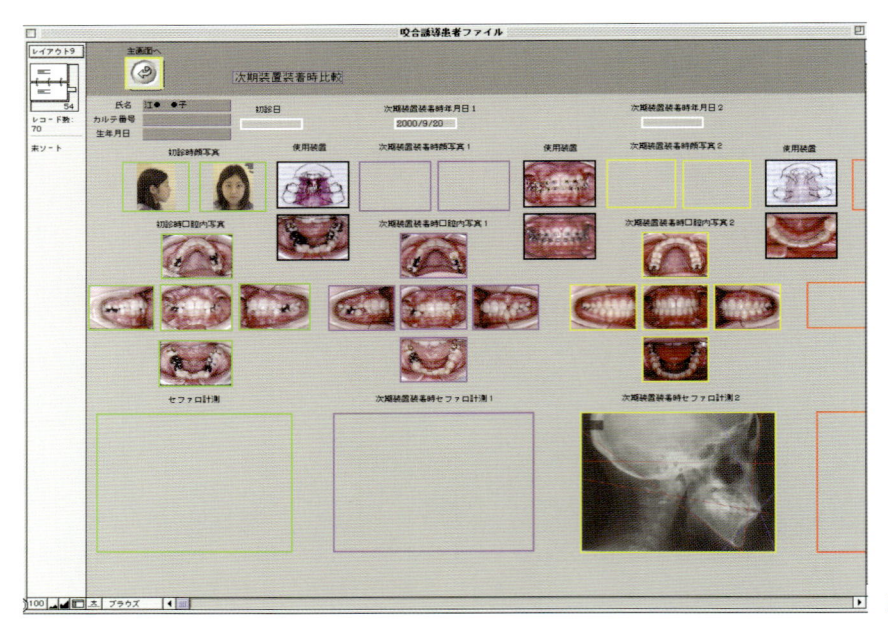

図8 咬合誘導経過画面．

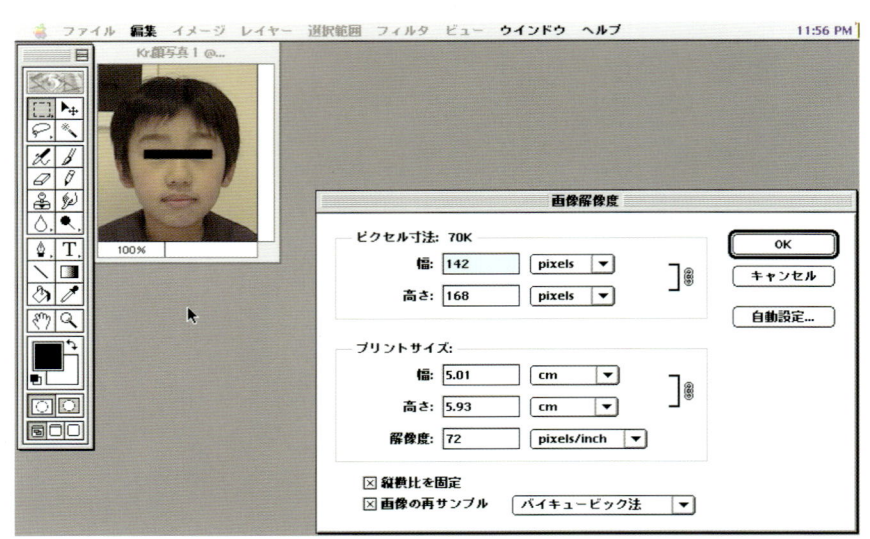

図9 写真のプリントサイズ，解像度を縮小することにより画像のウエイトを軽量化し，複雑な資料のプレゼンテーションをスムーズにする．また軽量化により全容量を狭小化して，患者資料の蓄積を容易にしている．

B. 診療録（カルテ）の保管について−ターミナルデジット方式を中心に

■（医）とくなが小児歯科クリニック"レオ"　徳永順一郎（兵庫県川西市開業）

　診療録（以後カルテと記す）は使うためにある．利用されなければ，どんなに立派な内容が記されていても意味がない．当日予約の患者さんのカルテも，数年ぶりに突然来院した患者さんのカルテもいつでもすぐに取り出すことができ，その患者さんの現病歴や既往歴などすべての診療記録がすぐ分かるようにしておくことは，とくに小児歯科のように長期に継続管理している医院にとっては大切な受付業務のひとつであり，医者・患者間の信頼関係をより深める大変重要な要素になる．

　そこでカルテを長期間，安全，確実に保管（ファイリング）する方法で『ターミナルデジット方式』によるカルテ収納システムがあるので，カルテ保管の分類と併せて紹介しよう．

ターミナルデジット方式による
カルテ収納システム

　このシステムはカルテNo.（患者番号）の末位桁番号を基準にして，カルテをファイリングする方法で，P.P製（透明のビニールファイル）のカルテフォルダーを使用し，患者番号の下2桁をカラーで表示する．これにより，多くのカルテの中から該当するカルテを簡単，迅速，正確に検索でき，カルテを間違って他に混入させること（ミスファイル）も未然に防げる．カルテが増えてもこの方法で保管すれば，棚には平均的に分布できるファイリングが可能である．長期に管理し，1日の患者数が比較的多い医院にとっても，これで1人の患者が数か月ぶり，数年ぶりに来院しても瞬時にカルテが出せる仕組みなので，生涯カルテの管理が実現でき，窓口業務の省力化にもつながる．

1）保管用品はビニールフォルダーがよい

　破損，散逸，よごれなどを避けるため，カルテはフォルダーなどに入れたほうがよい．紙フォルダーや封筒ではすぐ傷み，中身が分かりにくいし，表紙に患者名，カルテNo.などを記入する手間がかかるので，透明のビニールフォルダーがよい（図1）．

2）患者番号をカラー化する

　来院患者順に一連の数字で登録番号をつけて，患者番号の下2桁をカラーで表示する．

（1）番号の0から9にはそれぞれ10種類の色が対応している（図2）．

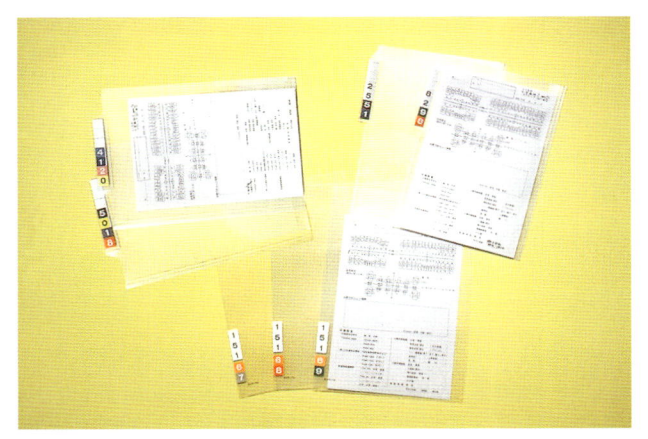

図1　ターミナル用の専用カルテフォルダー（上段：1冊定価80〜120円）があるが，より安価なビニールフォルダー（下段：1冊定価20円ぐらい〜）でも十分利用できる．

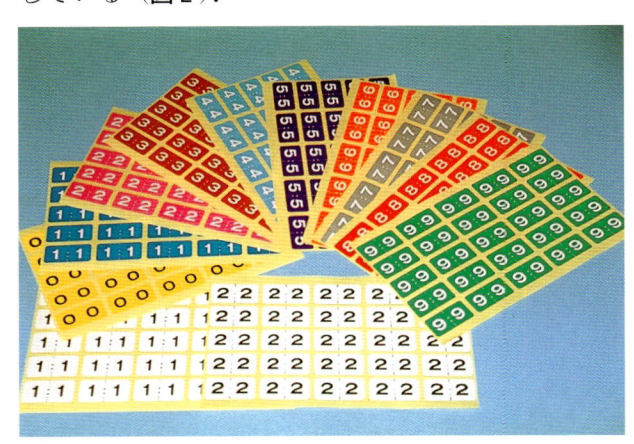

図2　それぞれの番号には色が決められたカラーシールとモノシールがある．

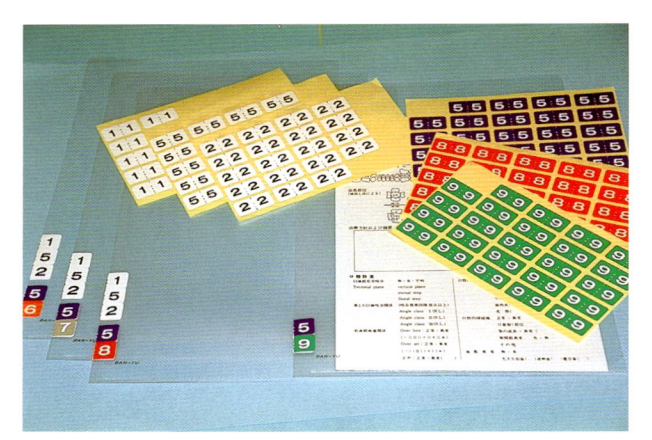

図3　専用でないフォルダーを使用する場合は，あらかじめ決めた位置にカラーとモノクロのシールを貼る．

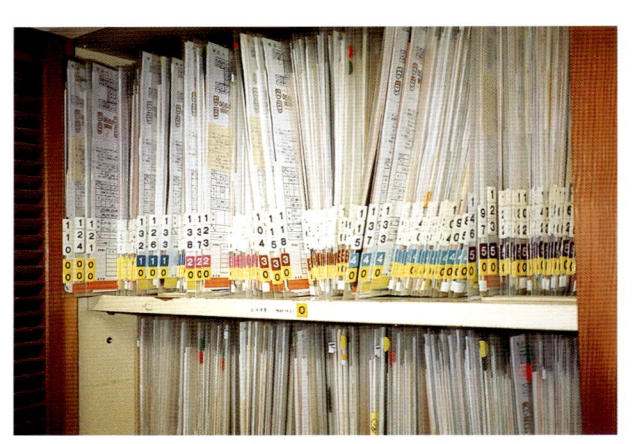

図4　下2桁の同じ数字，同じカラー同志がひとつのグループになる．

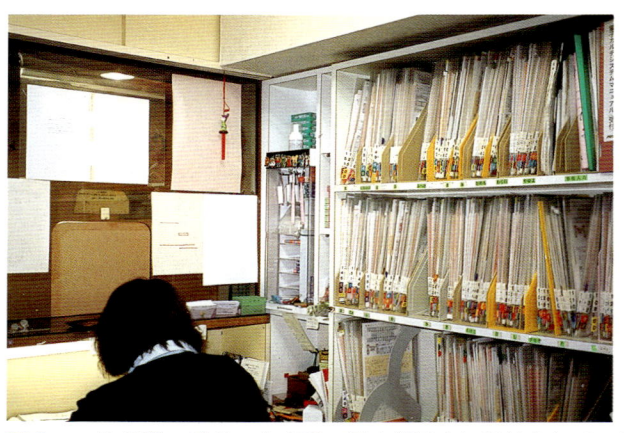

図5　一次保管：受付のすぐ手の届く範囲内に収納されている．治療中は名前が優先するので，ここは五十音順に並べたほうが便利である．

0（黄）1（青）2（桃）3（茶）4（空）5（紫）6（橙）7（灰）8（赤）9（緑）

（2）透明のビニールフォルダーの角の定位置に，下2桁にそれぞれ対応するカラーNo.シールを，3桁以上にはモノクロの番号シールを貼る（図3）．

3）カルテフォルダーを棚に収納

収納方法は下2桁のカラー番号を基準に行い，00から01，02，03〜98，99の順に100分類し収納する（図4）．

カルテ保管の分類について

カルテのすべてが受付周辺に保管されるのが理想であるが，収納の容量には限界があり，患者の動向によって一次保管から四次保管まで整理・分類して収納する必要がある．

1）一次保管

ここには"現在治療中のカルテ"がある．ここは番号順で収納するより，患者の名前が優先されるので，五十音順に収納するほうが使い勝手がよい（図5）．

2）二次保管

ここには"現在検診中のカルテ"がある．ここからはカルテNo.を優先し，ターミナルデジット方式で，収納・保管する（図6）．カルテを返却，挿入するときは同じ色分け（下2桁番号）のグループ内の左寄りにできるだけ入れるようにすると，右端には中断患者が集まってくる．

3）三次保管

ここには"中断患者（最終来院日より3年以内）のカルテ"がある（図7）．ときどき二次保管の同じ色分けのグループの中から右端に移っているカル

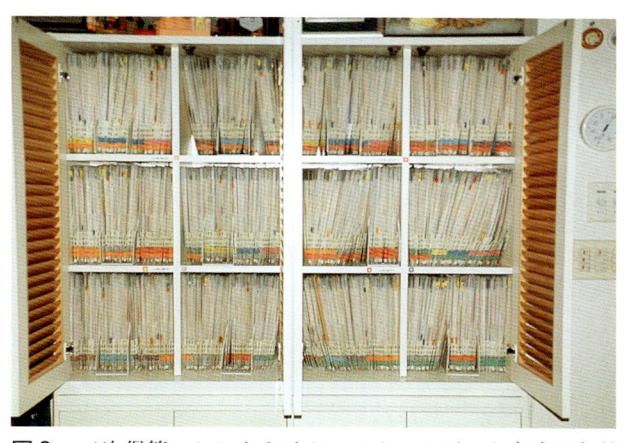

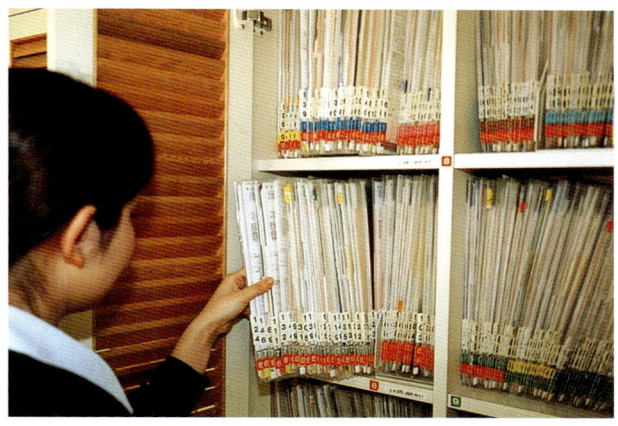

図6 二次保管：ここからはターミナルデジット方式で収納する．カルテNo.の下2桁だけのグループから探すので取り出す時間はほとんどかからない．

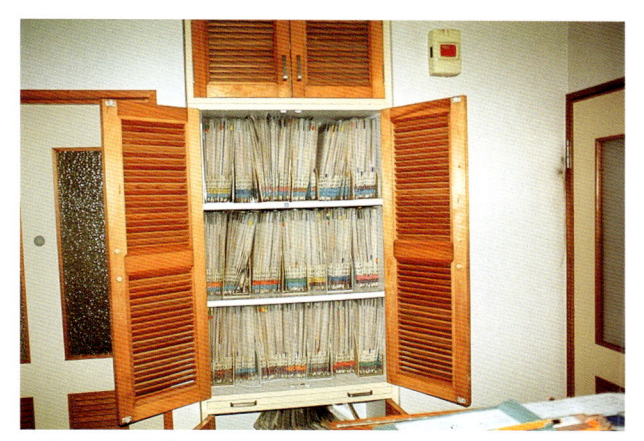

図7 三次保管：短期間の中断患者のカルテがある．ここまでは院内に保管したいものだ．

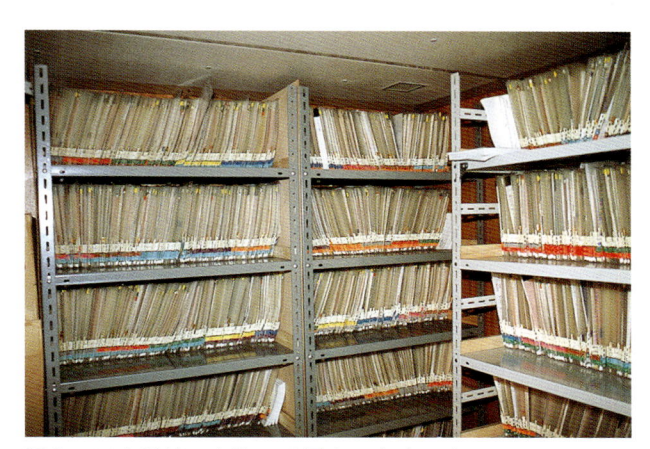

図8 四次保管：当院では屋上の倉庫の中にターミナルデジット方式で，開業以来のカルテがすべて保管されている．

テ（要するに中断患者）を確認し，引き出してこの場所に移す．

4）四次保管

ここには三次保管から移動した"中断（3年以上）・転居・完了・卒業のカルテ"がある（図8）．最終の収納場所である．

まとめ

歯科疾患の多くは生活習慣の歪みがもたらす慢性疾患であるため，長期に管理する必要がある．しかし，いまだ一般GPの多くは急性疾患に対応するだけの医院態勢がほとんどで，カルテは一初診単位でつくられ，終わればどこかに保管される（医療法の規定では5年間の保管義務があるが…）．久しぶりに来院すると前のカルテは出て来ず，また新たにつくられる．要するに継続管理がまったく基盤になっ

ていない結果である．

近ごろ"かかりつけ歯科医院"とか"かかりつけ初診料"という言葉がよく飛び交うようになったが，小児歯科の分野では従来から定期健診が基盤になっているため，いまさらという感はある．"かかりつけ歯科医院"の態勢を持とうとするには当然カルテの長期保管は最低条件である．

『ターミナルデジット方式によるカルテ収納システム』は久しぶりに来院された患者さんのカルテでもすぐに取り出せる仕組みなので，窓口業務の省力化になるだけでなく，患者へのインフォームド・コンセントにもつながり，生涯カルテの管理が容易に実現できる．

われわれ小児歯科に携わるものにとっては『小児だけを診る』医院ではなく，『小児から診る』医院の受付業務態勢をもっていることが大切である．

C. しながわ小児歯科医院の場合

■しながわ小児歯科医院　品川光春（長崎県佐世保市開業）

はじめに

　小児歯科を受診してくる子どもたちにとって，最初に顔を合わせ，言葉を交わすのは歯科医師や歯科衛生士ではなく，受付スタッフの場合がほとんどだと思われる．そのため，最新の歯科技術や器材のある小児歯科医院であったとしても，受付での対応法を誤れば，患者さんである子どもたちに不快感を抱かせるだけでなく，もっと見る目の厳しい保護者の方からは，ダメな小児歯科医院という有り難くないレッテルを貼られてしまうかもしれない．

　しかしながら院長が四六時中，受付に座って対応するわけにもいかないので，やはり，専属または兼任の受付スタッフに任せることになる．つまり，受付スタッフの能力がその医院の『顔』として大変重要になってくる．一般的な対応のみならず，予約外で訪れた患者さんへの対応，電話での対応の仕方が不適切であると，小児歯科医院の評判にも影響が及びかねない．

　このように，受付での対応法は，小児歯科だけに限らず歯科医院に共通して言える部分と小児歯科特有のものがあると思われるが，線引きが難しいところもある．今回は，当院での受付での対応について，具体的な内容についてまとめてみたい．

受付の役割

1）あいさつ

　初めて来院した子どもたちは，元気いっぱいの子どももいれば恐怖心いっぱいで来る子どももいる．そして最初に出会う受付スタッフにやさしく「おはよう」とあいさつをされることによって，心の緊張は随分ほぐれてくるのではないかと思われる．これは同伴している保護者の方に対しても同じことが言えると思う．そして，治療が終って帰るときにも，受付スタッフが明るく元気な声であいさつすることで，ほとんどの子どもたちは，にっこりして手を振って「さようなら」と言ってくれる．あいさつは最も簡単なようで，最も大切な子どもたちとのコミュニケーションでもある（図1）．

2）受付および待合室の整理整頓

　あいさつの次に目に付くこととして，その医院の雰囲気を感じるのが待合室である．入った途端に汚れたスリッパや本，おもちゃが乱雑に置かれているだけで，その医院の診療内容まで想像されてしまうかもしれない．当院では，受付カウンターを子どもの目線に合わせてやや低くしていることもあって，受付カウンターから受付の中はほとんど丸見えである．カルテや材料，資料などが乱雑に積み上げられていては，「ここで本当に大丈夫だろうか？」と不安になってしまうかもしれない．ところが案外，肝心の受付スタッフはそのことに気が付いていないことが多いようである．

3）予約の入れ方

　小児歯科医院の場合，予約制が多いと思うが，当

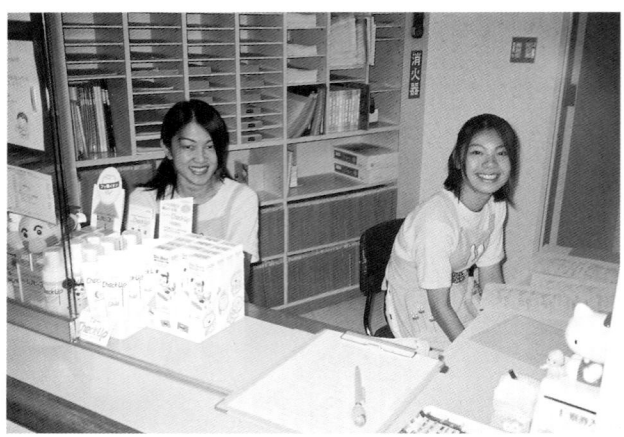

図1　受付スタッフのやさしい笑顔が子どもたちにとって何よりの贈り物である．

院でも予約については常に頭を悩ましている．院長が理想とするのは，診療開始時間から終了時間まで滞ることなく，しかも子どもたちを待たせることなく，また新患と定診と治療のバランスが良く，診療効率も良く流れていくことだが，現実にはそのようにうまくいくことのほうが少ないのが現実である．

10年ぐらい前までは，予約してもすぐには入れられないといった時期もあったが，最近では土曜日に予約が集中してその傾向が残っているが，平日は，午前と午後の時間帯の一部に偏りが目立ち，バランスよく予約を埋めていくのが難しくなってきている．そこで電話による予約の入れ方が重要になってくる．相手の顔や表情が見えないぶん，患児の年齢，主訴，保護者の希望などを十分に聞き取り，期待にそえるよう丁寧な対応が必要である．

子どもたちを取り巻く生活環境が変化し，またクラブ活動，塾などで多忙な毎日を過ごすようになってくると，一律の方法での予約の取り方はなかなか困難になってきている．当院では離島や遠隔地からの患児も多く，診療内容を十分理解した上で予約することは，受付スタッフの力量ともいえるであろう．

4）窓口会計および事務処理

診療が終了すると同時に，当然のことながら正確で迅速な窓口会計および事務処理を行わなければならない．小児歯科医院では福祉医療券，就学援助医療券などの書類を持って来られている保護者の方も多く，その説明や事務処理も案外煩雑である．受付スタッフの経験や努力にもよるが，忙しいときでも明るい表情で，相手の立場になって気持ちよく処理することが大切である．

5）待合室の子どもたちの管理

待合室の子どもたちの様子を見たことのある先生ならお分かりと思うが，ほとんど信じられないような状況をよく目にする．ソファーの上での飛び跳ねは序の口で，わずかなスペースしかない出窓の上に飛び乗って，そこから床に飛び降りたり，走り回ったり，おもちゃを床いっぱいに広げて遊んだりしてもう大変である．そのため，待合室には少しの本と舐めたり飲み込んだりできない大きなおもちゃ以外は何も置かないようにしている．

また最近は，子どもたちの行動を注意する保護者

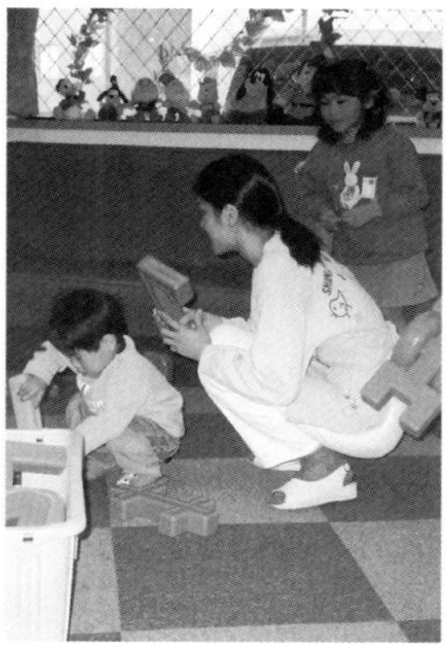

図2 おもちゃの後片付けのお手伝いをすることもある．

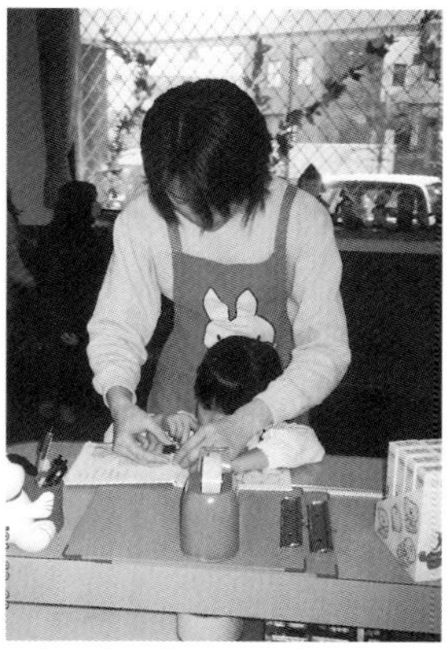

図3 本を破ってしまった子どもといっしょに修繕することもある．

の方々が少なくなってきたような気がする．当院では受付から待合室全体を見渡せるようにしているが，受付スタッフの大切な役割として，常に危険なことをしていないかを注意するとともに，子どもが急に泣き出したりしたら必ず様子を見にいくよう心がけている．（図2，3）

以上述べたように，院長の目が十分に届かないところで，医院の司令塔ともいえる機能を持っている受付の役割を，信頼し安心して任せることができるスタッフを採用し，効果的なスタッフ教育を実施することが重要になってくる．

まとめ

現在のような情報社会の中では，電話はもちろんのこと，ファックスやインターネットなどを通じてほとんど24時間頻繁に情報のやりとりができるようになってきた．私たちの小児歯科医療現場においても，すでにその荒波の中にすっぽり入ってしまっている．また日進月歩の歯科医療器材の進歩においても，一番大切なのは，最新の高性能な器械よりも，やはり子どもたちへの『やさしく暖かい言葉』ではないだろうか？相手の顔が見えない電話口でのやさしいひとことで，小児歯科医院に対する不安や恐怖心は解消することもあるかもしれないが，またその逆もいえると思う．

受付での対応は，その小児歯科医院や院長の見えない鏡であるともいえる．受診してくるさまざまな顔と心を持った子どもたちに思いやりと安らぎを与える鏡になってほしいと思う．

10 歯科治療が小児の心身に与える影響

■明海大歯学部 小児歯科学講座　渡部　茂

　子どものときに受けた歯科治療が原因で歯医者嫌いになったという人がいれば，それはほとんどの場合，歯科医側の子どもに対する対応の仕方に問題があったと考えるべきである．小児の歯科治療を行うということは，単に歯の痛みや齲蝕を取り除けばいいというものではなく，子どもの心や精神発達に好ましくない影響を与えないような配慮をすることが必要である．診療室での歯科治療そのもの，何気ない言動が子どもにどのような影響を与えるかについて十分理解する必要がある．

視覚による影響

　百聞は一見にしかずというとおり，見ることはすべてを把握し，そこから一瞬にして逞しい創造が芽生える．たとえピンセットといえども，普段家庭で目にするものではなく，そこからイメージすることは人によっては病院，手術，血，痛み・・・・と果てしなく広がる．歯科医はそれらを先回りし，恐怖心の拡大を未然に防止しなければならない．それには器具を積極的に見せて（Show），触らせて（Do）説明する（Tell）．一方，被布などで隠しておいて必要なときに取り出すというのはよくない．しかしただ一つだけ例外があり，注射器だけは患児に見せるべきではない．注射は経験的に痛くて怖いものというイメージが定着しており，歯科治療の際，唯一Tell, Show, Do から除外される．麻酔を行う際には麻酔後，その部位がしびれてくること，それは治療が終わって家路に着くころには自然に消退することを説明した上で，「歯を眠らせる」，「爪楊枝でつねる」などと身近なものへのイメージの転換を図りながら行う．麻酔後のしびれ感はもし知らされていなければ子どもにとって相当の不安材料になることを知っておかなければならない．表面麻酔を必ず行い，刺入時の痛みが小さければ，麻酔はそれほど子どもの心に重くのしかかることはない．

言葉による影響

　レントゲン写真を前にして歯科医が母親に治療方針について説明を行うようなとき，話の内容によっては，そばで聞いていた子どもの心にナイフを突き刺すような恐怖心を与えることになりかねないこともあることを，われわれ歯科医は十分に知っておく必要がある．「この歯はもうもたないので抜きます．抜いたところには入れ歯をいれます．この歯は削って神経を抜いて，薬を詰めて冠をかぶせます・・・」．このように歯科医が日常何気なく使っている言葉でも，聞く人によって受ける感じ方はさまざまである．同じ悲しい映画を見ても涙を流す人，流さない人がいるように，その人の性格，生活環境，感受性によって一つひとつの言葉のもつ意味は微妙に異なってくる．

　したがって子どもに治療内容を説明するようなときには，それがどういうことなのかを，一つひとつ噛み砕いて解説しながら話す必要がある．言葉にもTell, Show, Do を忘れてはならない．

歯科治療を拒否する子どもの場合

　4～5歳以上の子どもには絶対に強制治療を行ってはいけない．この年齢になれば，子どもはすでに一人の確立された人格を有しており，本人が拒絶することを無理に行うことはできない．治療の必要性についてわかりやすく十分に説明し，ブラッシング

や単純治療など比較的負担の少ないことを繰り返し行い，何とか本格的な治療に導いていく．

どうしても協力が得られない場合には，治療導入のために治療開始時のみ体を固定して行う方法がある．これは子どもの恐怖心は診療室に入ってから治療が終わって診療室を出るまで，まったく同じ状態を維持しているわけではないことから，状況を見極めながらそれに応じた対応をしながら治療を行う方法である．すなわち治療開始時，最も子どもの恐怖心が強いときは体を固定し，麻酔，ラバーダムを行い，子どもの動きが徐々に落ち着いてくることを確認できたら，固定を取り除いていく方法である．この場合，治療が終わったときには固定はほとんどはずれており，次回からは固定なしでも大丈夫ということを本人に自覚させることが何より大切である．もしそういう状況を作り出すことができなければこの治療法は失敗であり，単なる強制治療を行ったということになってしまうので注意が必要である．

年齢別子どもの特徴

1） 3歳未満

3歳未満時は心身の発育，発達が未熟であり，言葉だけの概念では物事が理解できない．したがってこの年齢層の小児に関して，治療への協力は期待できず，多くの場合必要な治療は身体抑制下で短時間に行われる．しかしそういう状況の中でもやさしく単純な言葉を繰り返して使うなど，対応法の基本を崩すことなく行う．治療後の対応についても本人をよくほめてあげたり，また母親への精神的ケアも重要なことである．

2） 3～4歳

この年齢の子どもは発達の著しい時期である．自我が確立し，言葉の発達も著しく，ある程度は感情のコントロールもできるようになる．単純で平易な言葉による会話によって不安の軽減を図り，治療を進めていく．各種の対応法が応用可能であり，ほめることで自信をもたせ適応行動を増やしていくことが可能である．

3） 5～6歳

この年齢では言葉の表現力が高まり，会話の適応期となる．社会性も発達しプライドを持つようになる．視覚的，聴覚的刺激に対する恐れは減少してくるが，経験や想像に基づく恐れを示しやすい．歯科診療の適応性が高くなり，協力的な行動がとれるようになり，治療の必要性が理解できるようになる．注射や抜歯などに対しては強い反応を示すことが多いので，イメージの転換，行動変容法を応用する．

保護者との信頼関係

保護者（一般的に母親）と子どもとの精神的な関係は第3者，すなわち歯科医や歯科衛生士に到底及ぶものではない．したがって歯科治療を行うに際して歯科医は子どもからはもちろん，保護者からの信頼を得ることも大変重要になってくる．保護者が歯科医を信頼し，安心して子どもを歯科医に任せる態度を子どもに示すことで，子どもの歯科医へ，あるいは歯科治療への不安は大幅に減じられる．家庭で子どもが歯科治療や歯科医に対して拒絶感を訴えたとき，母親も同じような不安を抱いているようでは，子どもの心配は増幅する一方となる．口腔状態，予防方法，治療計画などについて，保護者とよく話をし，歯科医として的確な指導，助言を自信を持って行うことで歯科医への信頼関係は芽生えてくる．

保護者への対応

子どもの歯科治療中は保護者を診療室に入れることが原則である．子どもが甘えて治療がしにくくなるという理由で，保護者を同席させない歯科医が多いが，これは歯科医の甘えにほかならない．見慣れないところに来て自分の唯一の味方である保護者から離れる患児の不安，待合室で子どもの泣き声だけを聞かされて，あらゆる想像を巡らせている保護者の精神衛生も考慮しなければならない．3歳になればもう母子分離は可能だなどと判断して，子どもを保護者からむりに引き離すことは歯科治療以前の恐怖心を子どもや保護者に与えることにもなりかねない．むしろ保護者もともに診療室に入れて，余計な不安感を与えることなく，てきぱきと治療を行う姿，治療の大変さなどを見せることは，歯科医や歯科衛生士に対する信頼を増すことにつながる．

11 小児の歯科治療を快適にする方法

■福岡歯科大学 成長発達歯学講座 成育小児歯科学分野　石田万喜子・瀬尾令士

　小児の歯科治療を快適にするためには，①設備面での配慮，②術者やスタッフの技能や人格，③保護者や術者，スタッフのチームワークが必要とされる．そこで今回，小児歯科患者に対する術者やスタッフの精神的ケアを中心に述べる．

小児がリラックスできる環境をつくる

　病院を受診する場合，初回はもちろん数回の通院中を通して，うきうきした気持ちで来院する小児は少ない．受付や遊び場を通って診療室へ，そして治療後また，受付を通って帰る順路での小児の気持ちの変化に合わせた対応が大切である．

1）受付

　初回時は，保護者に簡単な問診等を記載してもらうことが多く，その間，小児は一人で緊張した状態のなかで『今，お母さんは何をしているんだろう?!』，『今日はどんなことをされるんだろう?!』と，どきどきとした状態で待っている．このときスタッフの役割として，小児が不安感と孤独感のなか一人で考え込まないように，できるだけ小児と同じ高さの目線で，小児の名前をちゃんづけで優しく呼びかけたり，保護者が問診票を書き終えるまで，ゆっくりとした口調で話しかけをしてあげることなどが必要である．さらに，小児に対して問診する場合にも，問いかけに対して上手に答えられるように，はじめは簡単な問いかけから始めることが重要である．たとえば，『今日は歩いて来たの？』や『外は寒くなかった？』などと小児が『うん』か『いいえ』で返せるような事柄から聞き始め，それから徐々に小児自身に話をさせるような内容へと変えていく．『今日のお洋服はピンクだね．ピンク好き？ほかにはどんな色が好き？』すると，『赤』などと答えるようになり，それから少しずつ小児が興味を持っている事柄や，好きなキャラクターなどを聞き出し，一緒に楽しくおしゃべりする関係へと模索しながらコミュニケーションをとってゆくことが大切である．また再来の場合は，ニックネームで呼びかけたり，同様に明るく接するように心掛けることも効果的である．

2）待合室

　待合室で待っている間，小児は治療することがわかっていても，遊具や本を読みながら一時は治療のことを忘れているかのように思われるが，診療室に誘導しようとすると，一気に緊張が高まり，泣き出したりしてしまうことがある．ここでも，ゆっくりとした口調で名前を呼んだり，一緒に遊んだりして，診療室へと誘導される緊張感を和らげながら，診療室に誘導していく対応が必要とされる．また，事前に待合室での小児の過ごし方を観察しておくことも大切である．

3）歯磨きコーナー

　治療に入る前に，患児自身に歯磨きをさせることは，患児の家庭での歯磨きの姿勢を垣間見る上でも大切である．しかし，歯磨きが上手にできていなくても，低い声で責めるような口調をとることは避け，あくまでも，優しく明るい対応で指導することが大切である．もし，患児がふざけて歯磨きをしなかったり，悪態をつく場合は家庭での躾と同様に，落ち着いた口調で，どういうことが悪いことなのかを話して聞かせ，それでもやめなければ，時として叱ることも必要である．しかし，子どもが改めた場合は，明るい声で接し，お互いの気持ちの入れ替えを行わなければならない．叱った後の暗い雰囲気をいつま

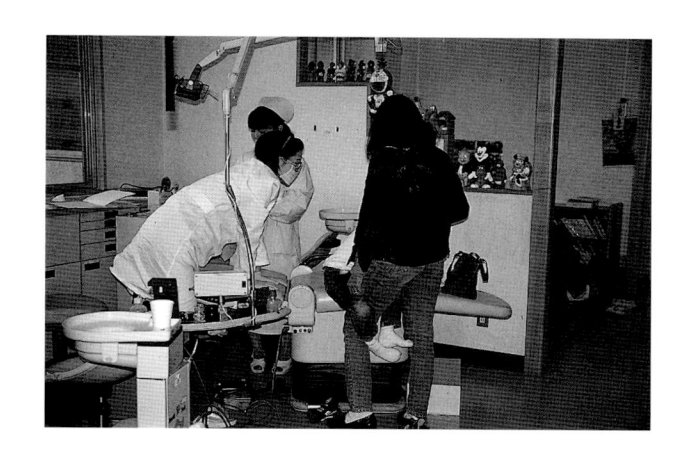

図1 治療直後，術者の話をまったく聞こうとせず，迎えにきた母親に抱きついて，ひたすら泣き続ける患児．

でも引きずらないことが重要である．

4）診療室

診療室に入ると，小児の緊張感はピークに達すると言っても過言ではない．そのときすぐに治療の話を始めると緊張感は高まり，一気に恐怖心が吹き出して，治療が困難な状態へと招くことになる．そこで，術者は笑顔を浮かべて何でもないふうを装い，小児の緊張感をほぐしながら，同時に冷静に治療内容のチェックや，患児の表情，呼吸の状態，手足の緊張状態を観察しながらスタッフに指示を出していくことが重要である．

5）治療後の対応

治療後，最後まで上手にできた子，泣いてしまったけれども最後までできた子，最後まで治療をさせなかった子などいろいろなパターンが考えられる．その日の治療時を軽く振り返り，それぞれの小児の協力度に合わせた対応が必要となる．

(1) 最初から最後まで上手にできた子

術者やスタッフから最高のほめ言葉を与え，その子の持つ自尊心を十分満足させる．また付き添いの保護者にも家に帰ってもさらにほめてあげるように伝える．

(2) 泣いてしまった子

泣いてしまったけれども，最後まで頑張ってできたねとほめてあげて，小児の自尊心を傷つけないような対応をとることが必要である．そして，次はもう少し頑張ろうねと語りかけ，次回の来院を約束させながら，術者やスタッフとのコミュニケーションをとっていくことが大切である．

(3) 最初から最後まで非協力的だった子

治療終了直後は興奮状態が続き，話もままならないことが多くみられる．その場合は無理に小児と会話しようとせず，治療内容を保護者に説明し，小児が聞いていなくても今度また頑張ろうねと励ますくらいにして，ゆっくりと時間をかけてコミュニケーションをとっていくことが必要である（図1）．

術者やスタッフが小児にとって恐怖の対象となるとき

成人になっても歯科に対する恐怖心をもった人がみうけられるが，その場合の多くは，幼児期の歯科治療体験からきているといわれている．そこで，小児が歯科治療時に術者に対して恐怖を感じるものは何であるかを考えてみる．

術者がいくら多くの知識と優れた技術を持っていたとしても，患児の協力が得られなければ的確な診断，能率的な処置をすすめることはできない．また同様に術者自身にも感情を抑えた対応が要求される．患児の協力が得られない場合の治療には，十分なスタッフと時間を必要とするが，それらが具備されていないと術者の負担が増大し，無言になったり，口調が厳しくなったり，感情をあらわにしてどなりつけたりしてしまうことにもつながり，患児に対する冷静な対応を喪失することになりがちである．また，物を置くときにも不用意に大きな音をさせないように注意を払うことが大切である．これを怠ると，術者に対する恐怖心を高め，さらには不信感を芽生えさせる原因になることがあるからである．

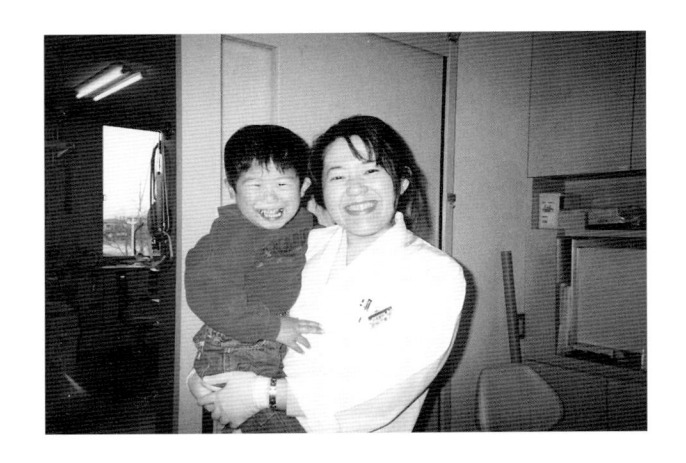

図2 泣いて暴れた患児の治療後，疲れていても患児と一緒に最高の笑顔を作れるように．それが自然にできるようになれば，患児との信頼関係は完成したも同然．

一度，失った信頼を取り戻すことは困難であり，また，最悪の場合，患児だけでなく保護者からの信頼も失ってしまうことになる．このような事態を招かないように，十分なスタッフと時間を確保し，自身の感情をコントロールできるように努めなければならない．

稀に，泣いて暴れる小児にどなりつけ，時にはたたいたりする術者もいるが，それは，治療の中の対処とはとてもいえず，単に術者自身の理性を失った行動と非難されても仕方のない行為である．日頃から，患児に受け入れられやすい術者自身の声の高さや，口調を客観的にビデオなどでみて学習しておくことも有効である（図2）．

保護者との連携を深めるには

それぞれの小児の性質や，保護者の治療に対する考えを考慮に入れると，非協力児に対するときにおいても，抑制法を用いずに対処することが必要な場合も考えられる．このようなとき，あせって術者側の望む治療方針を押しつけて治療を進めるのではなく，十分なインフォームド・コンセントを通して，保護者に説明を行い，理解を得た上で治療にかかることが重要である．

小児が歯科治療を快適なものと受け取ることは難しいことかもしれないが，治療の必要性を認識させ，痛みを伴う場合もある歯科治療を受けることによって，小児自身が困難に立ち向かい，それにうち勝ち，克服していく姿を学ばせることも成長発育過程のなかで意義があることではないだろうか．そして，それに携わる我々術者も的確な診断，処置そして患児一人ひとりを尊重して，優しさを持った配慮が必要とされる．

参考文献
1）赤坂守人ほか編：小児歯科学．医歯薬出版，東京，2000，p 159-168.
2）緒方克也，進士久明：かかりつけ歯科医のための小児歯科マニュアル．医歯薬出版，東京，2000，p 4, 26.

12 母子分離の是非

■日本大学松戸歯学部 小児歯科学講座　前田隆秀

　Raymond（1875）は"Dentists fear children than children fear dentists."といい，子どもが歯科医を怖がる以上に歯科医のほうが子どもの歯科治療を怖がっている．これは言を待つまでもなく，歯科治療前，治療中を通して子どもが泣き叫んだり暴れたりすることを経験すると，子どもの歯科治療が苦手となり，医師としての倫理観から誠実に治療に取り組み，子どもの心のことまで考えると，子どもが怖くなるという気持ちは十分理解できる．

　彼はまた"子どもから歯科医が好意や親しみを持たれたら，小児歯科の治療のほぼ半分を果たしたことになる．"といい，子どもから歯科治療だけでなく歯科医師が恐怖の対象とならないことの重要性と難しさを明言している．

　待合室でも診療室・ユニット上で子どもが恐怖・不安を抱かず歯科医や歯科治療に協力的であったならば，確かに歯科医にとって小児歯科治療のストレスは半減するであろう．

　しかし，多くの子どもは歯科治療に対し非協力的な態度をとることがある．

　そのような小児の歯科治療に協力的な行動を起こさせる方法が種々報告され，行動変容療法（技法）として確立されている．しかし，この技法をとればすべての子どもが歯科治療に協力的になるわけではなく，子どもの精神・心理の発達の状況，子どもの社会経済環境などが複雑にからみ一様でない．

母子分離するか否かで，患児は何歳か？

　近年，低年齢児の齲蝕罹患率の低下と軽症化が現れてきており，3歳児未満の重症齲蝕はかなり減少してきていることを日常臨床で経験している．その一方で，いまだ3歳未満の重症齲蝕児がたまに来院する．また大学の小児歯科という特徴から号泣のため治療できず，紹介されて受診する5歳未満の子どもの初診も決して少なくない．

　ここで3歳児という年齢をあげたのは，3歳児が行動変容療法を行うか否かの境界年齢であるからである．3歳児未満は見慣れない物や人に対する恐怖心が強い．さらに社会性がなく，自己中心的で他からの指示に従うことはほとんどない．まして歯科医師が自分の歯を治してくれる人という概念はまったくない．しかし，3歳児以後になると，精神的発達，言語の発達が著しく，他人との言語による意思の疎通が可能となり，自我が確立し社会性も芽生え，たとえ歯科医を恐怖の対象だったとしても自分の歯を治してくれる人と認識できる．低年齢児の重症齲蝕の減少は，歯科治療が恐怖に満ちた場面という印象を子どもに与える機会が減少することからも大変喜ばしい．

　では，本題の歯科診療室での母子分離の是非について話しを進めよう．

　18年前に日本大学歯学部小児歯科学教室に入局し，低年齢児の齲蝕洪水の時代に毎日，齲蝕治療，とくに歯髄切断と抜歯に明け暮れていたが，最も小児歯科臨床を難しく感じたのは小児の行動管理であった．いや，今でも個々で異なる行動の管理は小児歯科の原点であると痛感している．

　行動管理ということばの使用に異論を唱える先生もいると思うが，安全に確実な歯科治療を行う上で必要な行動を作り上げるのであって，やはり行動を管理するものであると思う．

　新入医局員時代に，3歳以上で言語による意思の

疎通ができる場合は母子分離が前提であった．私たち新入医局員も先輩医局員もたとえ子どもが泣き叫び母親を求めても母子分離を行っていた．入局して3年目に学会で訪欧し，イギリスの歯科大学を見学する機会を得た．小児歯科臨床を見て，驚いたことに歯科ユニットの傍らで母親が足を組みながら観察しているではないか．すかさず指導教授に母子分離について質問をした．その答えは"歯科治療は子どもにとって大きなストレスであり，さらに母子分離をすればさらなるストレスを与えることになる"極めて明快であった．母子分離の良否はともかくショックを受け，画一的な思考ではないことを見聞した．

また母子分離に対して，"母親の入室により子どもは，甘えを助長され歯科治療に不適応を示したり，逆に分離不安の軽減により協力的態度をとることもある."あるいは母親の存在が歯科医師にストレスになり診療に障害になるという報告がある一方，母親の小児への援助行動がスムーズな診療につながるとの報告もある．このように個々の症例によって異なり，母子分離の是非は単純でないことが伺える．一方，最も大切な問題は母子分離した場合としない場合のどちらが，子どもへの心理的傷害があるかといった科学的な証明が欲しいところであるが，研究の構築は甚だ困難である．

患児と歯科医師と家族（母親）

この3者の関係を小児歯科三角（pedodontic treatment triangle）といわれるように患児を頂点として，歯科医師と家族，とくに母親との信頼関係があって小児との信頼関係が築くことが可能となる．この3者の信頼関係が確立されていない状態では，円滑な歯科治療は存在しないことが，小児歯科の特徴である．したがって，初診時では歯科医師と母親との信頼関係を築くために十分話し合いをし，インフォームド・コンセントをとり，その上ではじめて子どもへ最良の歯科医療を行うにあたって，母子分離したほうがよいのか，あるいは傍らで母親に観察してもらうほうがよいのか，またはどのような子どもの行動がでたら待合室で母親に待っていてもらったほうがよいのかなどを説明し，分離にしろ入室にしろこれらの手順を実施すべきである．

一般的には，低年齢時のはじめての歯科治療にあたっては，子どもは当然であろうが母親の不安も大きいのであり，歯科医師に信頼感を抱いたとしても不安であるから母親を入室させ，歯ブラシあるいはデンタルミラーで口腔内を見るといった刺激の極めて小さい処置をTell-Show-Do法を用いながら行い，子どもの恐怖・不安を減らし信頼関係を築きながら母親の不安を消去し，信頼関係を築くことが大切である．

過去の報告から"歯科受診に対する母親の不安度の高さと子どもの行動の非協力度は相関し，さらに齲蝕罹患率も相関する"ことが明らかであるので母親への不安度の消去が必須であることを銘記したい．しかし，短時間で信頼関係が確立されるものではなく，時間をかけ母子への tender loving care によって確立されていくものである．

受診回数と母親の不安度をみた報告にもあるが，受診回数が増えるごとに不安度は減少し，また子どもの恐怖・不安も減少し，歯科ユニットの傍らで観察するよりも待合室で落ち着いて治療が終わるのを待っているようになる．子どももまた恐怖・不安が減少し，一人で治療されることへの賛美を喜び，自信を持つようになり，母が傍にいなくても治療を受けられるようになる．この根底にあるのは歯科医の愛情である．

母子分離を奨める理由

1）多くの母親は，歯科医師が行動変容を行っているとき，あるいは治療中に子どもあるいは歯科医師に対して要求，命令，質問を繰り返したり，意見あるいは子どもの答えようとすることに口をはさむことがあり，子どもとの信頼関係の確立に障害となる．

2）行動変容としてボイスコントロールなどのテクニックを用いると母親が不快になったり，怒ることがある．

3）子どもは歯科医師と母親の両方に注意が向き，歯科医師の働きかけに集中できない．

4）歯科医師は母親の存在により子どもへの注意力が集中できないことがある．とくにこの傾向は臨床経験が少ない歯科医師の場合に強い．

5）母親の不安が子どもに敏感に伝わり，子どもを不安がらせる．

しかし，以上にあげた項目は逆の見方をすれば母親を入室させることが利点となることになる．すなわち，母親が歯科医師に絶対の信頼を抱いており，かつ母親が恐怖・不安がなく，落ち着いて患児の傍らで観察しており，一切の無駄な発言・対応をしないこと．そして母親と子どもが精神的に密着し過ぎておらず，母子間の心理的距離が離れていて，母子ともに母子分離を求めなければ母親は歯科医師の熱心な診療を観察することで歯科医師に対してさらに信頼を寄せ，治療の大変さと理解を示し，予防の重要性を認識するよい動機づけになるであろう．

母親を傍らで観察させる際の注意事項として，下岡は母親を入室させる際，不安な表情，不必要な話しかけ，突然の動きをしないように注意している．笑顔で優しい眼差しの表情，リラックスした態度で坐るように指示しているとしている．このことは，3歳児未満の歯科診療時での母親の入室でも同様な注意を母親に与えるべきである．

母親を入室させるべき症例

3歳児未満児は入室させるが，3歳以上で母子分離をするか否かは患児の精神発達状態が重要である．3歳以上の健常児でも精神・心理面での発達が遅い子ども，過去に入院加療などの経験があり，母子の分離に恐怖が強い子どもあるいは精神発達遅滞を伴う障害児では母親を入室させる．とくに障害児においては，母親を入室させることにより，母子の精神的安定とともに子どもの状況，とくに発作などを起こす場合に，直ちに母親から重要な事項を聴取できるし，また身体抑制にも参加してもらえるという面から母親を入室させる．

母親を正あるいは負に強化因子（強化子）にする

3歳以上の健常児で歯科治療に非協力であり，母親が傍にいることを強く求めることは多い．そのようなときには，"このまま大きな声で泣いていたら，おかあさんは向こうへ行ってしまいますよ"と働きかけ，通常その程度では泣き止むことはないので母親を分離させる．さらに泣いたら"静かになったらお母さんが来てくれるよ"と働きかける．そして少しでも静かになったら母親を入室させる．これを何回か繰り返すと，母親が傍にいても歯科医師の言うことを聞くようになる．ここで注意しなくてはならないのは，多くを望まず，少しでも協力的な行動が現れたならその日の診療は終了し，子どもをほめ，子どもの前で母親に"おりこうさんになった，えらかった"と伝え，家庭においても家族の者からほめてあげるように導く．このような対応で多くの子どもは徐々に協力的となる．

P.39の図1は抑制治療の是非としても用いているが，母親が傍らで歯科医師を信頼して観察し，リラックスして治療を受けている3歳児で必ずしも母子分離をする必要がないことを示す．

参考文献
1）高橋喜一：小児の歯科診療時そばに母親が存在する場合の術者に与える心理生理学的影響について．歯学，69：89-105，1981．
2）下岡正八ほか：低年齢児の歯科診療に際しそばに母親が存在する場合の術者の視覚からの認知について．歯学，74：58-72，1986．
3）石川隆義ほか：診療室内への母親の入室が診療スタッフに及ぼす影響について．小児歯誌，28：1075-1083，1990．
4）中川　弘ほか：小児の歯科診療時の協力性に関する研究　第5報　母親の不安感と小児の歯科治療に対する適応性との関連．小児歯誌，29：325-328，1991．
5）簡　妙蓉ほか：小児歯科診療時に母親が術者に及ぼす心理的ストレスに関する研究．小児歯誌，34：1052-1060，1996．

13 抑制治療の是非

■日本大学松戸歯学部 小児歯科学講座 前田隆秀

　まず，用語の問題であるが現在，抑制治療，強制治療，あるいは強制的抑制法という用語が小児歯科の教科書に用いられている．著者によって各々理念が異なるようである．下岡は強制治療とは無理やり治療するということから，この強制治療という用語をなくしたいとしている．一方，抑制治療とは，各種の身体拘束装置（レストレイナー，ベルト，さらし，開口器）を用いた身体抑制やHOME（Hand over mouth exercise）そしてボイスコントロール（注意を促したり，叱ったりする）によって小児の好ましくない行動を抑制すること，と定義し，さらに抑制治療はペナルティを与える手段でなく，危険防止の意味で使用される，としている．

　しかし，強制治療あるいは強制的抑制治療という用語を用いる者も決して患児のことを考慮せず無理やり治療しているのではなく，無論，懲罰的に用いるのではなく小児の安全性を求めて行っているのである．しかし，用語というものは一人歩きをすると本来の意味から逸脱していくものである．

　強制という用語を広辞苑で調べると，「威力・権力を用いて，人の自由意思をおさえつけ無理やりにさせること」一方，抑制は「おさえとめること．強いて制止すること」とある．

　確かに患児の意思とは別に患児に身体拘束装置を用い治療することも多いが，保護者である母親あるいは介助者の意思の上で身体拘束装置を用いているのであるから，決して強制ではない．

　抑制治療のほうが強制治療より本来の意味を汲み取れることから筆者も抑制治療という用語を用いる．しかし，筆者はHOMEあるいはボイスコントロールならびに患児に納得させた開口器の使用が抑制治療の範疇に入れることには承服しかねる．HOMEあるいはボイスコントロールもおさえとめることであり，強いて制止することであるが，それは一時のことであり，使用後は直ちに患児の了解を得てから診療行為に入るのであって，決して治療中に抑制下に置くことでないことから，両者は行動変容の一技法と位置づける．また危険防止のために開口器を用いることは，私の診療室では多く行われる．これは歯科衛生士数が極端に少なく，残念ながら4ハンドテクニックは無理であり，術者は片手にタービン，片手にバキュームが通常である．したがって抑制治療とは患児の意思に反して，身体拘束装置下での歯科治療として捉えている．

　図1は開口器を用いラバーダム下で治療を行っているが，3歳の患児は手鏡を使用し納得しながら非常に協力的である．

なぜ抑制治療を求めるか

　Domontoは「歯科恐怖症の多くは医原性であり，とくに小児期の治療体験に基づくものが多く，小児期の適切な歯科的管理により予防することが可能である」とし，小児期の歯科治療にあたって子どもに恐怖心を植え付けるような行為を戒めている．

　3歳未満の子どもでは見知らぬ人，知らない器具類，大きな音，強い光なども恐怖の対象となろうが，3歳以上となると，歯科治療に恐怖・不安を抱くのは自らの経験による学習あるいは家族からの学習によるものである．そして恐怖は痛みに帰するといっても過言ではない．

　初診時から泣き叫び診療室への入室を拒み，暴れる子どもあるいは処置や麻酔に入ろうとすると激し

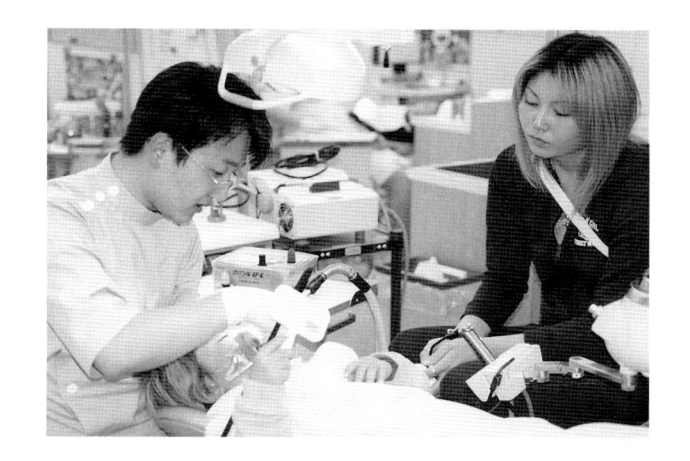

図1 母親の傍での観察と開口器使用により，協力が得られている．

く暴れる子どもは過去に痛みを伴った歯科治療を経験していることがほとんどである．
そしてやむを得ず抑制治療を行わなければならなくなる．

　歯科治療時に痛みを与えなければ，社会性が芽生え，自我が確立した健常児であれば歯科治療に協力的である．痛みをほとんど与えず，麻酔効果が確実な麻酔のテクニックを身に付けることが肝要である．私の医局でも臨床経験の少ない歯科医師の患児が治療中に泣いていることがあるが，その原因は麻酔の奏効が不十分であることがほとんどである．

　3歳以上の健常児であれば，痛みをほとんど伴わない麻酔を行えば，身体拘束装置下での長時間の抑制治療はあり得ず，私の医局では3歳以上の健常児で治療中に泣いている子どもは皆無に近い．しかし，初診の小児で初めのころの麻酔処置には，歯科衛生士あるいは学生の手による身体抑制をすることがあるが麻酔処置が終了すれば，開放する．

　長年の経験より3歳以上の健常児であれば，HOME，ボイスコントロール，一時の手による抑制あるいは一時の開口器の使用はあっても抑制治療は必要でないことを言明できる．

抑制治療の必要性

　行動変容療法の使用が不可能な3歳未満児，言語によるコミュニケーションがとれない精神発達遅滞を伴う障害児者，あるいは精神発達遅滞がなくとも不随意運動により確実な歯科治療ができない障害児者が適応となる．

　一方，たとえ言葉によるコミュニケーションがとれる子どもでも，外傷あるいは急性炎症で来院した場合は，行動変容を行う時間的余裕がない緊急を要する場合で，非協力児であれば積極的に抑制治療を行う．

抑制治療の是非

　牛山は「歯科恐怖症の形成は学習の法則に基づいて獲得された一種の神経症的行動である」とし，歯科恐怖症で歯科受診できない者が多数おり，恐怖を与えない歯科治療の重要性を訴えている．

　恐怖を与える歯科治療として抑制治療がまず考えられ，河合らによると大学生を対象としたアンケートから過去に抑制治療を経験したことのある者に，経験の無い者にくらべ，より恐怖，不安を抱くと報告している．しかし，鬼頭らは成人を対象に就学前に歯科治療経験を覚えているかについて，明確に記憶している者は61％で，そのときの受診態度を覚えている者は，全体の10％でほとんどの者は記憶があいまいであり，抑制治療を受けたかの質問にはわずかな者しか記憶していなかったとし，抑制治療がどれほど患児の心身に影響し，どれほどの弊害が生ずるかについては明確でない．

　また，大多数の患児は抑制処置を行っても患児の情緒の発達に伴い，態度は改善されていくことから，抑制治療の使用の状況と意図を間違わなければ心身への影響として問題視するほどの悪影響を及ぼさないとする報告もある．さらにレストレイナーを使用した拘束歯科治療は，患児の適応力を増大させる効

果を持つとした報告さえある．しかし，下岡らは抑制治療が小児に与える心理的なダメージがどの程度なのかを客観的に判断することが難しく現在，与えたダメージを確実に消去できるテクニックがないため，基本的には可及的に使用せず，なくしていきたいとしている．重複するが下岡が言う抑制治療は，ボイスコントロールやHOMEも含まれている．

　私は，基本的には抑制治療は精神発達面で未熟な子どもは除外して，3歳以上の健常児には使用すべきではないと考える．しかし，鈴木らは抑制治療を受けた小児患者の心理的背景は，自制力がなく，依存的で体質的不安定の性格傾向をもつ者が多かったと報告しているように，抑制治療を行わなくてはならない場合は当然あろう．

抑制治療に対する欧米の捉え方

　最近の患者の権利，人間性が重視され，抑制治療（的対応）は賛否が問われている．抑制治療は基本的に「患者の意思に反する対応法」であり，人間性を抑圧して治療を行うという倫理的な問題としての側面をもつことから否定されてきている．

　負の強化因子として用いられた患児を無視する，患児を暗室に入れるなど，さらに決して懲罰としてでもないHOMEでさえも小児虐待として捉えられ，法的にも罰せられる時代になってきた．

参考文献

1) 牛山　崇：歯科治療恐怖症に関する臨床的研究．日口外誌，27：43-61，1981．
2) 小椋　正ほか：拘束歯科治療が小児の性格に及ぼす影響．小児歯誌，23：468-484，1985．
3) Domoto, K et al : The prevention of dental fear. 岡山歯誌，6：13-19，1987．
4) 鈴木広幸ほか：日本歯科大学新潟歯学部附属病院小児歯科診療室における抑制治療の実態について．小児歯誌，35：907-913，1997．
5) 鈴木広幸ほか：抑制治療を受けた小児患者の心理的要因の分析．小児歯誌，5：914-920，1997．
6) 下岡正八：小児歯科診療に抑制治療は必要か．東京都歯科医師会雑誌，46：3-10，1998．
7) 鬼頭秀明ほか：幼少期の]治療体験が現在の歯科恐怖に及ぼす影響．小児歯誌，37：1020-1025，1999．
8) 河合利方ほか：幼少期の歯科治療体験が現在の歯科恐怖に及ぼす影響．小児歯誌，38：865-870，2000．

14 歯科治療を我慢させることについて

■愛知学院大学歯学部 小児歯科学講座 土屋友幸

　小児期に歯科治療や口腔保健の維持増進の重要性を理解させることは，成人歯科への移行を円滑に行うためにきわめて重要な課題である．しかしながら，歯科治療は，疼痛刺激をはじめとするさまざまな刺激を伴う処置が多く，患者はその苦痛や恐怖から逃避する傾向がある．このために，歯科医や歯科医療従事者は，患者の苦痛や恐怖などの心理的葛藤を除去させたり，軽減させたり，時として我慢させるための手段を講ずるなど，歯科医療心理学的な配慮が成人歯科以上に重要な要素となる．

　とくに小児歯科においては，小児の心身の発達や心理学的特徴を熟知し，発達段階に応じた対応を心掛ける必要がある．

小児の心理的発達の一般的特徴

　乳児期は，知覚機能や情緒の発達に伴い，乳児と成人の関係，乳児同志の間に単純な社会的行動が発達する．この時期は単純な言葉を使って自分の考えを表現するようになり，周囲の人のことを少しは理解できる．しかし，ほとんど他人に依存している．

　幼児期になると，情緒の発達が顕著になり，幼児期の終わりころには情緒は，成人の基本的な情緒にまで分化している．しかしながら情緒と知性が未分化であるため，幼児の生活のすべては情緒によって貫かれ，支配されている．そのため幼児は，物事を客観的にとらえることができず，興味のないことを我慢して行うこともできない．

　幼児の思考は，見たり，聞いたり，触ったり，感じたりなどすべて具体的な体験を通して学習する．そのために一般的な欲求や興味にとらわれやすく現実的である．

　社会行動においては，自分と他人の世界が未分化のため，自己中心的で主観的な欲求が強い．また，幼児期の中期になると自我の発達がみられ，自己主張が強くなり，周囲の大人に対抗するようになり，いわゆる第一反抗期がみられる．

　学童期は，小学校への入学で明確に区別されるが，この時期になると幼児期に到達した心身発達の成果を基盤として，基本的な生活習慣や社会性を身につけ，自主，自立の精神を増し，学習生活を通じて日常生活に必要な知識の基礎をつくるようになる．

　情緒的反応を起こす領域が拡大し，情緒の表出が複雑になる．また，全体としてのものの見方や考え方も，客観的，合理的な方向へと移行していく．

小児の歯科治療における不快情動

　小児は，歯科治療に際して恐怖や不安などの不快な感情が優先し，治療を受けたいと希望したり，治療の結果得られる健康の喜びや快感は考えられない．

　歯科における小児の対応は，とりもなおさず恐怖や不安との対決にあるといえる．小児は，感情の発達に比べ，知能の発達が劣っているために感情的で複雑である．そのため，小児のあらゆる行動は，非常に情緒的であり，快，不快にきわめて敏感である．

　歯科診療においては，小児の恐怖，怒り，泣き，かんしゃくなどの不快情動の表出がみられるが，これらは同時に表出されることが多い．

　幼児期の恐怖は，脅かされたり，恐怖行動を模倣することに起因するものが多いが，学童期になるとしだいに社会的な性格を帯び，想像力の発達も加わり，恐怖の対象も広くなってくる．

　泣きは，否定的な情緒の表現であり，それによっ

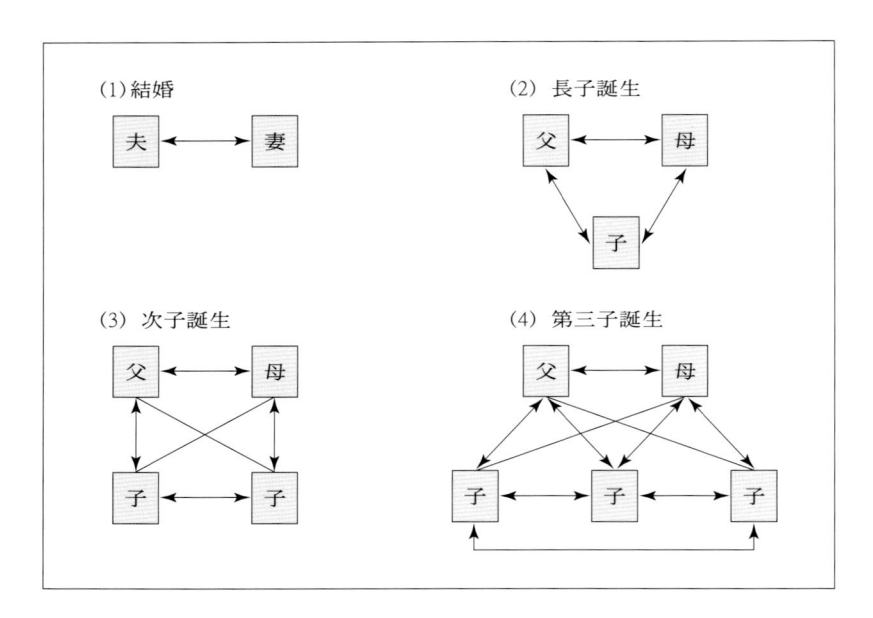

図1　家庭内における人間関係.

て小児は不快な状態の除去を求めているのである.怒りは,自分の欲求が阻止されたときなどに発現し,その表現は身体的直接的なものから言語的間接的なものへ,物質的身体的なものから社会的精神的なものへと変化する.

かんしゃくは,怒りの爆発的表現であり,本来精神発達の未熟な幼児に多くみられ,一過性で正常反応とみなされる場合が多い.しかしながら,かんしゃくが自分の要求を充足させるための手段として頻繁に発現し,習慣化したり,発達段階にふさわしくないかたちで表現される場合は,発達の異常反応とみなしてよい.

歯科治療を我慢させることの意義

高度経済成長,医療技術の進歩・発展は,少子高齢化,核家族化,食生活,子ども部屋,塾,近所付き合いなどの社会構造の変化をもたらした.その結果,社会生活の基本となる人間関係の希薄化をもたらし,親の育児障害(幼児虐待,育児拒否など),小児の登校拒否,家庭内暴力,犯罪の低年齢化などの病的状態を呈している.

人間関係の基本は,赤ちゃんが母親との対人関係をうまくとれたかという乳幼児期の家庭生活にある.そこでの人間関係が十分満足され,その後の家庭生活,社会生活が充実していれば,それぞれの場面で適切な人間関係が確立され,健全な社会生活を営むことができるようになる.

図1は,一組の夫婦に長子が誕生し,次子,第三子へと家族が増加することによる,家庭内での人間関係の変化を示してある.最初は1対1の人間関係であるが,長子が誕生することにより3通りの人間関係に,さらに次子が誕生すると6通り,第三子が加われば10通りの人間関係が形成される.

父親と子ども,母親と子ども,子ども同志の間に生ずる心理的葛藤や融和は,心身発育の途上にあり,多感な生活を営む乳幼児期の人間形成に欠かせない要素である.社会の構成要素の基本となる家庭で多くの人間関係を経験することは,社会適応の基礎となるのである.

しかしながら,少子化,核家族化は,人間関係の学習の機会を減少させている.さらに6通り,あるいは10通りの人間関係が存在したとしても,ちぐはぐな食事時間や子ども部屋の存在は,家族団欒の機会を減少させる要素となっている.

われわれは,小児期を歯科治療への積極的な参加の動機づけの時期であることを認識し,小児の行動心理学的な特徴や成長発育に伴う心理学的要因の推移を十分に理解して,発達段階に則した歯科的対応に心掛けるべきである.

ジョセフ・ルドーは,情動の直通ルートの存在を

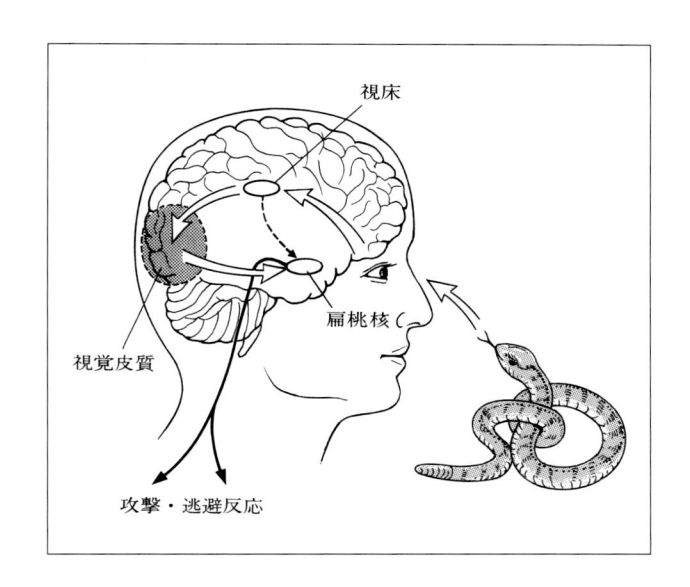

図2 情動の直通ルート（ダニエル・ゴールマン著（土屋京子訳）：EQ こころの知能指数．講談社，東京，1997より引用）．

指摘している．通常の刺激は，視床下部から大脳辺縁系に伝達され，そこで十分な吟味がされた命令が扁桃核に伝わり，情動的行動が生起する．しかしながら，強い刺激が視床下部に届くと，その信号が直接扁桃核に伝わる直通ルートが存在し，十分に吟味されない行動として表出されることがあるといわれている（**図2**）．このことは，小児の歯科治療に際して，刺激を軽減させ，刺激に対する具体的な対処法を学習させることの重要性を示唆している．

そのためには，歯科処置に伴う不快な刺激を極力減少させ，十分な言葉掛けと行動療法的アプローチを駆使して，情動の通過ルートの形式を阻止する必要がある．

すなわち，歯科治療を我慢することの意義を小児の年齢に則した言葉や態度で説得するよう努める必要がある．こうした具体的なアプローチは，運動機能，言語機能，情緒的発達などにおいて基本的な機能が備わる5歳以降から可能である．

また乳幼児期の小児に対しては，小児のみならず保護者を対象とした指導も不可欠であり，家庭での養育態度や生活習慣，基本的人間関係の育成を指導することも重要な課題である．

15 小児歯科患者の対応法の選択

■愛知学院大学歯学部 小児歯科学講座　土屋友幸

小児の対応法の種類

小児の歯科治療時の対応法には，以下のような種類がある．
1．一般的対応法
2．行動変容法（行動療法）による対応
3．非協力児の抑制的対応
4．鎮静・減痛下の対応
　（1）笑気吸入鎮静下の対応
　（2）前投薬下の対応
　（3）視聴覚減痛下の対応
　（4）静脈内鎮静法下の対応
5．全身麻酔下の対応

一般的対応法は，特殊な機械器具や技法を用いずに，通常の治療椅子で小児の歯科治療を行うもので，最も一般的で，適用機会の多い対応法である．行動変容法による対応は，行動理論や学習理論に基づいて考案された行動療法的技法を，小児の歯科治療に応用する方法である．

非協力児の抑制的対応は，あらゆる方法を駆使しても歯科治療を行えない場合に，保護者の承諾を得て，小児を抑制具などで固定して治療する方法である．この方法の適用に際しては，治療中，治療後の小児への心理学的ケアを十分に行うことが不可欠である．

鎮静・減痛下の対応法には，多くの種類があるが，小児患者の心理的負担や術者の熟達度などを考慮した選択が必要である．

全身麻酔による対応法は，麻酔法の進歩・発展に伴い，日帰り全身麻酔も可能になり，適用範囲は拡大されつつある．

さまざまな対応法のどれを選択するかの基準は，小児患者の年齢，治療に対する協力状態（適応性），処置内容などさまざまな要因が関連している．さらに，各対応法に対する術者の知識や熟達度も大きな要因である．

小児の協力状態による選択

小児の歯科治療に対する協力状態は，以下のように分類できる．

1）協力的な小児

各種の治療に積極的に協力する小児．年長児や治療経験の多い小児である．

2）やや協力的な小児

治療前には，ある程度緊張しているが，治療の目的を説明し説得することにより，理解することができ，治療を始めると我慢して治療が行える小児．

3）やや非協力的な小児

精神的緊張が著しく，切削，注射，抜歯などで泣いたり，顔を動かしたりするが，治療を我慢しようとする小児で，叱咤激励によりある程度治療は可能である．

4）非協力的な小児

治療を嫌がり，術者や介補者が治療の目的を説明し，説得すると納得したような態度を示すが，治療を始めようとすると，拒否的態度を示す．介補者が体動を抑制したり，開口器を使用することにより治療ができる．

5）まったく非協力的な小児

説得が不可能であり，治療を行おうとすると興奮状態になり，号泣したり，暴れたりする小児．治療

協力状態	対応法	備考

図の内容:
- 協力的な小児（高年齢で治療経験の多い小児に多い）→ 一般的な対応／行動変容技法による対応
- やや協力的な小児
- やや非協力的な小児
- 非協力的な小児（4〜6歳児で、治療経験の比較的少ない小児に多い）→ 鎮静・減痛下の対応
  1) 笑気吸入鎮静下の対応
  2) 前投薬下の対応
  3) 視聴覚減痛下の対応
  4) 静脈内鎮静法下の対応 付)催眠下の対応
  5) これらの併用法
- 全く非協力的な小児 → 抑制的対応（HOM*を含む）
- 心身障害児 → 全身麻酔下の対応

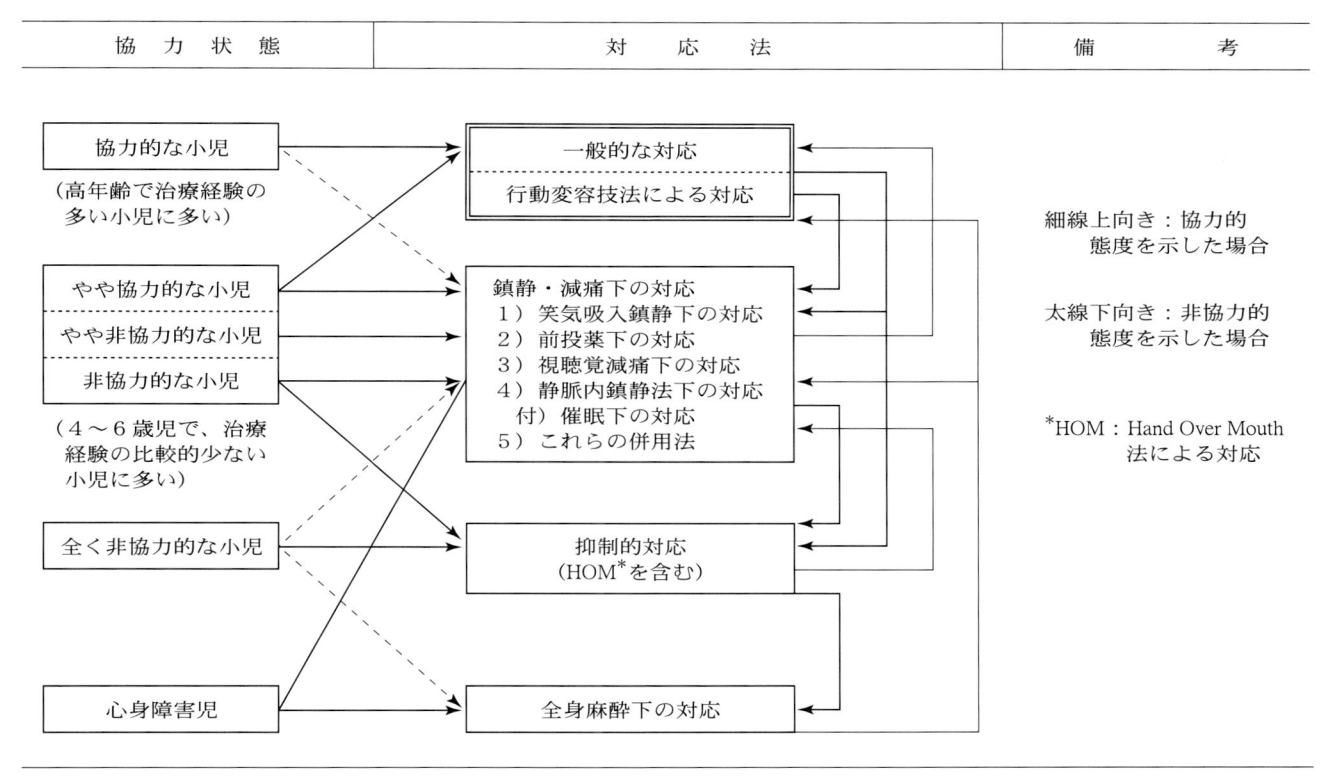

細線上向き：協力的態度を示した場合
太線下向き：非協力的態度を示した場合
*HOM：Hand Over Mouth 法による対応

図1 小児歯科における各種対応法.

を行うためにはベルトや布，レストレイナー®，あるいはその他の抑制具を用いなければ治療できない小児．このほか精神的，肉体的あるいは情緒的に障害のある小児．

図1に小児の協力状態と各種対応法の関係を示してある．一般的な方法が対応法のゴールであり，その他の対応法はゴールに到達するための手段である．

小児の年齢による選択

各治療場面で小児が示す情動変化は，年齢によって異なるため，対応法も年齢によって異なってくる．ここでは，就学前の低年齢児を中心に，一般的な留意点と年齢別の対応法について述べる．

1) 乳児期（生後1年以内）

乳児は，原則として母親の膝の上で診察する．治療を未経験の乳児は，治療を始める前は無関心なことが多い．しかしながら，治療の開始と同時に泣き騒ぐことが多く，痛みを伴う場合は，著しい不快情動を表出する．

乳児期の言語理解は，きわめて未熟であるが，単に言語音声を聞くだけでなく，非言語的な手掛かりが言語理解を助けているといわれている．このため表情や態度によるアプローチが有効である．

2) 幼児前期（2歳以下）

2歳ころまでは，術者との会話は，単純な内容でないと無理である．しかし，声の調子や表情などで補いながら，ある程度まで何らかの意味を伝えることが可能である．これは，理解することのほうが表現することより優先しているためである．

この年齢の小児の対応は，保護者と分離せずに，保護者の膝の上で行うほうがよい．また，前投薬の応用も有効である．この時期の不適切な対応は，歯科恐怖の刻印付けともなりかねないので，十分な配慮が望まれる．

3) 幼児中期（3〜4歳）

この年齢段階になると話すことができ，自分に言われたことを理解できるようになる．しかし，見知らぬ人や見慣れない場所に対する恐怖心は強く，予防注射の経験から医師に対する恐怖心も持つようになる．

歯科治療に対する恐怖心を除去するには，できるだけ優しく話しかけ，決して恐ろしいことではないことを説明し，話し終わったら，説明した内容を小児に復唱させ，それが理解されたかどうかを確認することが大切である．診療の説明には，小児が理解しやすいように診療のための代用語を用いると効果がある．

　この年齢で非協力な小児の対応法としては，一般的な対応法のほかにタイムアウト法，ハンドオーバーマウス法，身体の抑制法，前投薬，笑気吸入鎮静法，視聴覚減痛法などが有効である．

　また，小児の自立心を育成するために，治療時は母子分離を試みる時期でもある．

4）幼児後期（5〜6歳）

　この年齢になると，言語表現能力も発達し，歯科医の説明や説得を理解できるようになる．身体の価値観も高まり，身体を大事にすることの意義も理解できるようになる．一方身体に危害が加わることに過敏になり，不安感が強くなっている．

　注射，抜歯などに強い情動変化を示し，術者に対する不安や恐怖とともに，治療行為に疑いの目を向けるようになり，自己防衛しようとする言動がみられる．術者は，小児が恐れていることを聞き出して，あらかじめその恐れを表出させ，その恐れを受容してから説得して安心させる．いわゆる受容，補償という簡易精神療法の基本技法を応用すると効果がある．

　たとえば器具を見せて，それに触れさせ，説明を行って恐怖心を軽減させてから治療を行う（いわゆるTell-Show-Do（TSD）法を適用するのも一方法である．

　非協力な場合には，前投薬，笑気吸入鎮静法，視聴覚減痛法なども効果がある．

16 小児歯科患者の対応と口腔健康管理

■大阪大学大学院 歯学研究科 分子病態口腔科学専攻 口腔分子感染制御学講座 小児歯科学教室　祖父江鎭雄

小児歯科治療の前提条件

　小児歯科診療の目的は，正しい口腔機能を発揮できる永久歯列の育成である．どのような年代の小児であろうとも，この診療目的を念頭に置き，各年代においていかなる歯科的サービスをいかなる順序で提供するかが，小児歯科診療に成果を得るためのキーとなろう．

　さて，多くの患者は，何らかの口腔の健康を障害したときに診療室を訪れることが多い．このとき施す，いわゆる一般的歯科治療を施すに際しては，3つの前提条件を満足して，初めて施術が許される．その第一の条件は，保護者の信頼と協力を得ることである．マネージメントの上から，正しい行動が診療室でとれるように小児がなっていること，また齲蝕活動性の低下した状態になっていることの両方から，ぜひともこの条件は満足されねばならない．第二に，正しいマネージメントができていること，歯科治療に用いる器具，材料は，ともに成人に対する場合と基本的には同一である．しかも，小児の歯質は齲蝕感受性が高く，成人以上に齲蝕歯の処置後の予後は悪く，成人以上に満足な状態での齲蝕歯の処置が必要である．一定時間の静止状態での開口が必要である．この状態を満足するマネージメントができていることが，第二の条件である．第三に，齲蝕活動性の低下した状態にあること，少なくとも齲蝕活動性は低下しつつある状態にあることが必要である．乳歯，幼若永久歯はともに齲蝕感受性はきわめて高く，齲蝕活動性の高い状態で齲蝕処置を施しても，二次齲蝕などを再発させることが多く，ぜひとも齲蝕活動性を低下させておかねばならない．

小児歯科診療の目的達成のために施さねばならない診療行為

　正しい永久歯列の育成である小児歯科診療目的を達成するために行わねばならない，診療行為の第一は，齲蝕活動性の低下である．齲蝕活動性の低下のためには，保護者を中心とした家庭でのホームケアと歯科医療従事者によるプロフェッショナルケアの双方の力が相まって，達成できる．齲蝕活動性低下処置が，小児歯科診療行為の第一に位置づけられねばならない．ついで，もしさまざまな条件が満足されれば，咀嚼機能の回復である．齲蝕や外傷などで失われた歯牙硬組織の欠損などによる咀嚼機能の回復処置を行う．つまり，削ったり，つめたりといった一般的な歯科治療を行う．さらに，より良い歯科治療を求めた，つまり，さらにさまざまな条件が満足されれば，永久歯萌出のための空隙の回復，保持，つまり咬合誘導処置を行う．診療行為の重要性はこの順序であり，しかも診療行為はこの順序で施されねばならない．

小児歯科診療の構成

　小児を歯科診療の対象とするとき，常に念頭に置いておかなければならないことは，小児が常に成長発育途上にあること，小児期の歯科疾患が齲蝕であること，齲蝕活動性は高いこと，ならびに小児歯科診療の目的が正しい口腔機能を発揮することのできる永久歯列の育成にあることなどである．このようなことから，小児歯科診療は，大きな3つの構成部分からなる．

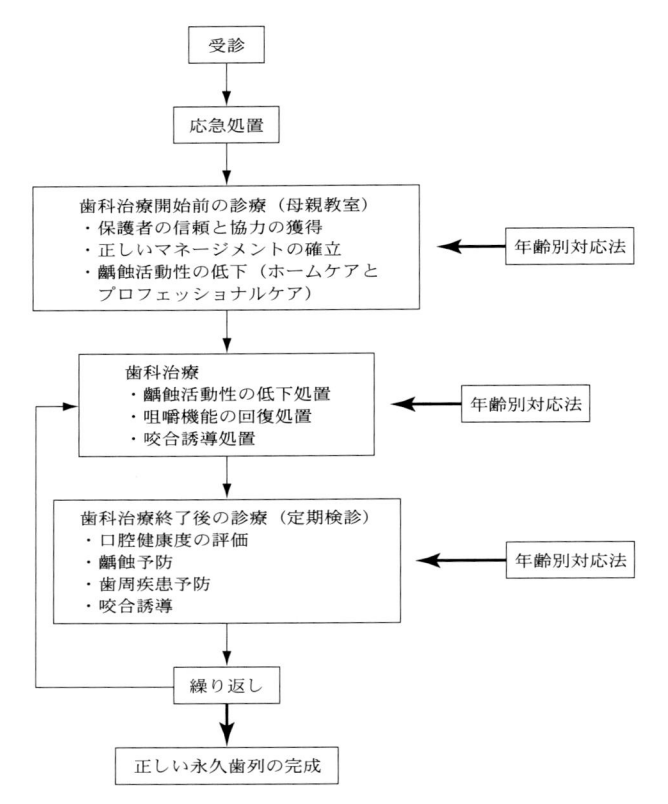

図1 口腔健康管理と対応法の概念図.

・**第一のステージ**：一般的歯科治療開始前の診療
（母親教室）

　一般的な歯科治療を開始するには，まず第一に保護者の信頼と協力を得ておくことがある．正しいマネージメントができていること，つまり歯科治療を施す上での基本である，一定時間の静止状態での開口保持，ならびに，齲蝕活動性が低下していることがある．この2つの条件を満足させるために，ぜひ必要なことである．さらに，ホームケアとプロフェッショナルケアとによって，齲蝕活動性を下げることが必要である．一般的に母親教室といわれるステージがある．

・**第二のステージ**：一般的歯科治療の施術

　削ったり，つめたりなどの保存的ならびに補綴的処置や咬合誘導処置を施すステージである．このことにより，小児の口腔の当面の健康は回復される．

・**第三のステージ**：一般的歯科治療終了後の診療
（定期検診）

　回復された健康状態を維持ないし保持するために，小児を定期的に検診するステージである．施した齲蝕予防処置，保存的，補綴的ならびに咬合誘導処置が有効に機能しているか否かを判定して，さらに，健康状態を維持することを目的としたステージである．

　小児歯科診療の特徴は，この第一のステージと第三ステージが，他の歯科領域に比してきわめて重要であることにある．

対応法を考えるときの基本＝対応法と口腔健康管理

　小児歯科診療つまり小児の口腔健康管理と対応法を考えるとき，口腔健康管理のいかなるステージにあるかを第一に考える必要がある．そして，3つのステージのなかで，各ステージごとに，いかなる行為を施さねばならないかを考える．各ステージごとに必要な施術を満足に行えるための対応法，つまり，マネージメント法を考える．母親教室にあっては，ホームケアを満足させるための対応を考えるべきである．ブラッシング指導とブラッシングの実践のための対応であり，食生活指導を聞き入れ，実践するに必要な知識の取得のための対応である．また，齲蝕進行抑制処置が必要であれば，たとえば，フッ化ジアンミン銀溶液の塗布が可能な程度の対応法のみが考えられる．

　また，一般的歯科治療を施すステージにあっては，対象とする小児の年齢と歯科治療に必要な条件，診療室での小児の行動とその施行に必要なマネージメント法の困難さとを考慮して，対応法を決定する．

　一般的歯科治療終了後の診療，つまり定期検診のステージにあっては，回復された健康の維持に必要な施術の種類と必要度に応じたマネージメント法を考え，決定する．要約すれば，対象とする小児の年齢と診療ステージごとに必要とする診療内容にともなう施術の困難さのバランスの上で，対応法を決定すべきである．

17 ライフサイクルに応じた対応法を考える

■大阪大学大学院 歯学研究科 分子病態口腔科学専攻 口腔分子感染制御学講座 小児歯科学教室　祖父江鎭雄

恐怖の種類と対象の経年的変遷

　小児の歯科治療を展開する上で問題となる情緒として，"恐怖"，"おそれ"がある．恐怖には，個人が心に描くことによって生ずる恐怖，つまり主観的恐怖がまず第一にある．小児自身は経験したことはないが，周囲の人によってほのめかされたりした心情や心持ちに基づく情緒である．この恐怖というものは，模倣によって生ずることがある．たとえば，保護者の表現した恐怖の表情によって誘発されるし，友達や書籍，テレビ，ラジオ，演劇などから暗示されることによって生じたり，想像することによって生じたりするものである．他の一つに客観的恐怖がある．客観的恐怖というものは，末梢感覚器を物理的ないし化学的に直接刺激する不愉快な刺激によって生ずる情緒である．一般的に親が教育したことによってつくり出される類のものではなく，触覚，視覚，聴覚，臭覚，味覚などを刺激する不快な刺激によって引き起こされる反応である．

　客観的恐怖というものは連想的性格を帯びており，たとえば，以前体験した不快感を催したある種の薬物の特有の臭いでも，恐怖を引き起こしたりする．また歯が痛いと，その解決のために受けた歯科治療を思い起こし，恐怖を覚えたり，やがては，歯科治療のためのアポイントを取ることにも恐怖を覚えたりするものである．恐怖という情緒は，痛みの閾値を低下させるという特性もある．歯科治療を進めていく過程で生じた痛みによって恐怖が生ずると，次々と痛みは拡大していき，ますます恐怖は増大していくものである．

　歯科治療の場で，主観的恐怖の対象となるものとしては，白衣，注射という言葉，歯を抜くといった言葉などが想定される．しかし，この恐怖はあくまで小児自身が心に描くことによって生ずるものであり，この恐怖を除去するためには，その小児が乗り越えることのできる事柄から，次第にその小児が描く恐怖の対象を乗り越えていくように誘導する方法によって，この恐怖を除くようにする．一方，客観的恐怖の対象は，小児歯科診療の場にあっては，電気エンジンの振動，タービンの高い音，冷たい水，エアータービンの空気圧，匂い，強い光，急激な動きなどの歯科医の努力によって避けることのできるものが，この恐怖の対象となる．

　一方，恐怖の対象は，年齢の変遷とともに変化するものである．騒音や騒音を出すもの，見慣れないもの，場面，人，痛み，高い所，思いがけない突然の動き，突然の運動，光，閃光，影などは，1歳，2歳……と増齢的に恐怖の対象としての発現頻度は減少していく．一方，想像の生物，暗闇，一人でいること，嘲笑，夢，泥棒，死などといったことは，経年的に発現頻度は増加していく．つまり，客観的恐怖というものは経年的に減少していくが，主観的恐怖は経年的に増加していく．

歯科疾患（齲蝕）の好発部位と年齢

　齲蝕過程は3つの大きな要因に支配される．第一の要因は，歯質の齲蝕感受性や，唾液の流量や，化学的要因による緩衝能の大小などからなる宿主の齲蝕感受性，第二の要因として，炭水化物の摂取を中心とした食生活パターンの齲蝕誘発能，そして第三の要因である，口腔細菌叢の齲蝕誘発能とに支配されている．これらの要因は，小児の成長発育に伴っ

て変遷を遂げる．その結果として，小児の齲蝕の好発部位と年齢とは深い関係にある．確かに，3歳未満児にあってもあらゆる歯が齲蝕に罹患してしまい，ほとんどすべての歯が残根状態にある，ランパントカリエスに罹患した症例も存在する．しかし，今日の日本人小児の齲蝕罹患状態の平均値を示す厚生労働省の歯科疾患実態調査報告をみると，次のように要約できる．

3歳未満児にあっては，上顎前歯部の隣接面と歯頸部齲蝕，とりわけ上顎乳中切歯近心隣接面と歯頸部齲蝕が好発部位である．3～4歳では，萌出後6か月程度経過した乳臼歯咬合面の小窩裂溝齲蝕である．ついで，5～6歳ともなれば，歯列の変化にともなって緊密な接触関係を営みだした乳臼歯の隣接面齲蝕が好発してくる．6～7歳にあっては，第一大臼歯咬合面齲蝕であり，7～8歳では，上顎前歯部の隣接面齲蝕といえる．

このような年齢と齲蝕の好発部位を念頭に置き，しかも小児の診療室での行動を考慮して，対応法を考えるべきである．

年齢別にみた対応法の選択

小児歯科診療で最も問題となる情緒，"恐怖"と，その経年的変遷，ならびに歯科疾患の好発部位と年齢の関係などを考慮して，年齢的にみた対応法の選択の基本を要約すると，次のようになる．

1）きわめて幼い小児（0～2歳児）

この時期の齲蝕の好発部位は，上顎前歯部の齲蝕である．しかも，十分にコミュニケーションをとることはできない．また，小児歯科診療の目的を思い出すことが対応法を考える上で重要である．術者と保護者が対面して腰掛け，膝の上に小児の頭を術者側に向け，仰向けに寝かせて行う口腔検診体制で施術することのできる治療と育児指導がこの年代の診療行為のすべてである．この際，小児の脚を保護者の両脇に入れ，肘で足の動きを固定し，しかも手と肩を手で固定させるようにする．

2）幼い小児（3～5歳児）

コミュニケーションをとれるようになっており，心理的アプローチにより最終的には対応が可能な年代にある．術者の力量が問われる年代ともいえる．

心理的アプローチ：コミュニケーションを十分にとり，客観的恐怖の対象となる歯科治療に伴う恐怖の対象を取り除き対応する．つまり，疼痛の除去のための局部麻酔とラバーダム防湿を基本術式として位置づける．心理的アプローチの一つの方策として，"Tell-Show-Do" テクニックを位置づける．

身体的アプローチ：パニック状態にある小児へ用いる "Hand Over Mouth Technique" やレストレーナーなどによる抑制具の使用で身体的運動の抑制をする．これは，あくまで心理的アプローチに移行する一つの手段として位置づけるべきである．

薬理的アプローチ：笑気アナルゲジアやpremedicationがこれに相当する．本来，ある歯科治療を希望しているが，その治療に対する主観的恐怖から正しい行動をとれない小児が対象である．薬理的アプローチは，この恐怖を乗り越えるためだけの方法として位置づけるべきである．たとえば，注射という言葉と行為だけは恐怖の対象となるが，コミュニケーションが十分にとれ，それ以外の治療行為が心理的アプローチにより対応が可能な小児が対象とされる．笑気アナルゲジアを施し，局所麻酔を行い，以後の診療は通常の方法に従って施行する．

3）6歳以上の小児

この年代では，主観的恐怖が恐怖の中心であり，心理的アプローチが対応法の中心となる．

心理的アプローチ：小児の抱いている恐怖の対象が何であるかを正確に知る．その上で，恐怖の対象をステップを踏んで除去した後に治療を施す．決して歯科治療を急いではならない．

薬理的アプローチ：心理的アプローチによって十分な成果が得られないときに，薬理的アプローチを施して，主観的恐怖を取り除く．このような症例はきわめて少ない．

以上，健常児を対象として年齢別に対応法を要約した．障害者などのコミュニケーションのとれない症例であって，しかも治療の必要な場合にあっては，繰り返す必要のない治療を目的に，全身麻酔下の集中治療を施すべきであろう．

18 小児の簡便な行動観察法

■神奈川歯科大学 小児歯科学講座　進士久明

　小児の治療をよい条件下で行うには，その行動管理が大切である．歯科治療経験のない小児に対する対応法のまずさは，歯科治療を誤学習させる可能性が高いので，細心の注意が必要である．不適応行動は，医科や歯科における治療経験の有無や年齢などに大きく左右される．また，すでに誤学習してしまっている場合には，問診しそのときの状況がどのようなものであったかを知り，不適応行動がなくなるよう対応しなければならない．

　したがって，小児の歯科治療を行う場合には，正しく学習できるような対応が可能となるよう，事前に十分な行動観察を行う必要がある．

　小児に対する観察は，簡単なようで大変難しい．来院後，すぐに治療を開始するより，待合室で数分待たせて，落ち着きを取り戻させる．そのときから行動観察を始めることが大切であり，小児の態度，顔色，発達状況などについて把握する必要がある．これらの得られた情報を総合して小児を判断し，適切な対応を行いながら治療に臨まねばならない．

来院時の観察

　待合室で待っているときには，顔色によって気分良く来院したか，緊張感がないかなどを判断する．また，落ち着いて待っていられるか，呼ばれたときには，「おはよう」，「こんにちは」などの挨拶に対して返答ができるか，治療室に入室するときの歩き方や保護者の態度を観察する．明るい表情で軽快に歩くか，下を向いて憂鬱そうに歩くかなど，歩き方からも歯科治療に対して受け入れる態勢にあるか，拒否を示しているか観察できる．

診療時の観察

　歯科用チェアに座ったときには，何を見ているかによって興味を示している対象がわかり，小児の感情を理解する助けとなるので，視線が何に注がれているかを注意深く観察する．

　治療中には，四肢の動き，目の動き，言葉かけに対する反応のほか，可能であれば血圧，脈拍数などのモニターを行う．しかし，モニターする場合に用いる機器は，小児に不安や恐怖を与えることもあるので，十分なインフォームド・コンセントが必要である．診療室の隅から付添人が覗いている場合など，親と子の関係が垣間みられることもある．

診療終了時の観察

　治療が終了し椅子から降りて歩く様子や保護者と再会したときの様子など観察することによって，次回来院時の状況が推測できる．

その他

　小児の発達状態を正確に判断するためには，標準値との対比が役に立つので，体格，運動発達，言語発達，情動発達などについて把握しておくのが望ましい．

1）体格

　身長，体重の計測を行い，カウプ指数，ローレル指数を用いて，太っている，あるいは痩せているなどの栄養状態を客観的に知るとともに，体のバランスが良いかどうかの判断を行う．これによって，内科的疾患や全身疾患を疑うことが可能となる．

　身長・体重・胸囲・座高の平均値を表1に示す．

表1 身長・体重・胸囲・座高の平均値および標準偏差《学年別》　　　　　　　　　　　　　　　　　　　（平成10年度）

区分	男 身長(cm) 平均値	標準偏差	体重(kg) 平均値	標準偏差	座高(cm) 平均値	標準偏差
幼稚園 5歳	110.8	4.69	19.2	2.77	62.2	2.85
小学校 6歳	116.8	4.89	21.7	3.66	65.1	2.85
7	122.5	5.14	24.4	4.51	67.8	2.96
8	128.2	5.40	27.7	5.51	70.4	3.07
9	133.6	5.73	31.3	6.78	72.8	3.19
10	139.1	6.21	35.0	7.82	75.2	3.35
11	145.3	7.12	39.4	9.00	77.9	3.82
中学校 12歳	152.7	8.00	44.9	9.94	81.4	4.46
13	159.9	7.63	50.2	10.34	84.9	4.43
14	165.3	6.70	55.2	10.42	87.8	3.95
高等学校 15歳	168.5	5.87	59.7	11.07	89.8	3.43
16	170.2	5.77	61.3	10.34	90.8	3.25
17	170.9	5.81	62.7	10.35	91.3	3.28

区分	女 身長(cm) 平均値	標準偏差	体重(kg) 平均値	標準偏差	座高(cm) 平均値	標準偏差
幼稚園 5歳	110.0	4.65	18.9	2.69	61.7	2.82
小学校 6歳	115.9	4.88	21.3	3.51	64.7	2.84
7	121.7	5.15	23.8	4.15	67.4	2.90
8	127.5	5.45	27.0	5.12	70.1	3.07
9	133.5	6.20	30.6	6.25	72.9	3.45
10	140.4	6.72	35.0	7.34	76.2	3.76
11	147.0	6.61	40.1	8.31	79.5	3.87
中学校 12歳	152.1	5.92	44.9	8.51	82.3	3.59
13	155.3	5.36	48.3	8.20	83.9	3.16
14	156.8	5.24	50.6	7.86	84.7	2.98
高等学校 15歳	157.4	5.15	52.1	8.01	85.1	2.93
16	157.9	5.27	53.1	7.87	85.2	2.98
17	158.1	5.22	53.1	7.91	85.2	2.94

注）年齢は，平成10年4月1日現在の満年齢である．なお，胸囲は，平成7年以降行われていない．
資料　文部省「平成10年学校保健統計調査」

2) 運動発達

乳児期前半には，神経発達の始まりとして原始反射が認められ，後半から随意運動の習熟が行われる．

運動発達について，首のすわりは生後4～5か月，ひとりすわりは生後8～9か月，つかまり立ちは生後10～11か月，ひとり歩きは生後1年3か月～4か月で，90％以上の小児が可能となる．

3) 言語の発達

言語は知能と環境に大きく左右され，個人差が著しい．初めて言葉を発するのは，生後8か月～2歳ぐらいの幅があり，文章らしく話せるのは5～6歳である．語彙数が増加するのは3歳頃である．

4) 情動の発達

新生児期には興奮のみであるが，3か月頃に快・不快が，6か月頃には恐れ・嫌悪・怒りが分化する．5歳児になると，未熟ではあるが成人と同様の情動を持つようになる．

5) 発達検査

精神発達を客観的に評価することは，大変難しいが，ビネー式知能検査，ヴェクスラー児童用知能検査によって，ある程度までは把握できる．

参考図書

1) 厚生省健康政策局歯科保健課監修：歯科保健関係統計資料—口腔保健・歯科医療の統計—．財団法人　口腔保健協会，東京，2000．

19 小児の行動鑑別法

■九州歯科大学 小児歯科学講座　木村光孝・西田郁子

　小児への適切な対応法を決定する場合，子どもの外面に現れる行動を直接的，客観的に観察することで，子どもの性格や心理状態を把握し，歯科治療に対してどのような反応を示すのか予測しておく必要がある．観察は，診療態度だけでなく，歯科医院に入るところから待合室での態度，診療室へ入り，診療台に座るところまで行い，さらに，保護者の養育態度を知ることで，より詳細な情報が得られる．

　サイモンズ[1]は，保護者の養育態度を支配と服従，保護と拒否という分類，さらにそれらを組み合わせた過干渉，甘やかし，過酷，無関心の8のタイプに区分している（**図1**）．さらに，ボールドウィンは，養育態度と形成される人格の傾向について述べている（**表1**）が，このほか同胞関係や，出生順位なども複雑に影響を及ぼしている[1]．

　歯科治療時の行動分類の一つにFranklの分類[2]がある．

1度　明らかな負の反応：
　　　治療拒否，強く泣く，あるいは極度の拒否行動を示す明白な証拠があるとき

2度　負の反応：
　　　治療を受けるのに躊躇，非協力，ある種の消極性の証拠があるも，著明でない．すなわち，不機嫌，引っ込み思案

3度　正の反応：
　　　治療の受け入れ．ときに慎重に，術者に同意し従おうとしている．ときに間をとろうとするが，術者の指示に協力的に従おうとする．

4度　明らかに正の反応：
　　　歯科医との良好なラポール，治療術式への興味，笑いがあり状況を楽しんでいる．

　また，Lampshire[3]は小児歯科患者を次の7種類に分類している．

1）協力的

　どんな診療内容でも，常に協力的で，肉体的にも情緒的にも緊張がないような子どもたち

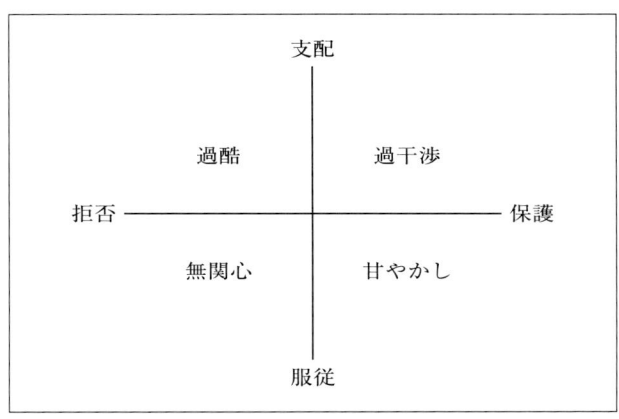

図1　サイモンズの分類．

表1　養育態度別性格形成

養育態度→形成される子どもの性格
支　配　型→消極的・自発性欠如・服従
服　従　型→不従順・無責任・自信過剰
拒　否　型→攻撃的・自己顕示的・劣等感
保　護　型→感情安定・素直・社交的
過　干　渉→幼児的・依存的・神経質
甘やかし→独立的・反抗的・わがまま
過　　酷→避難的・神経質・強情
無　関　心→攻撃的・冷酷・自立的

2）緊張はしているが，協力的

協力的ではあるが緊張しているような子どもたち．この場合には，診療は十分に可能であるので，行動面での特徴はあまりない．

3）不安そうにしている

待合室では母親の影に隠れている．歯科医と目を合わせないように，話しかけられないようにと，なんとなく逃げ腰になっている．このような子どもは，最終的には協力的となってくれる．

4）おびえている

歯科診療の恐怖を克服するためにかなりの援助を必要とするような子ども．モデル学習法，脱感作法，行動変容技法が必要とされる．

5）強情またはわがまま

絶対に口を開けようとしない，診療室から逃げ出そうとするなど，他の場所と同じようにわがままを押し通そうとするような子ども．

6）反抗的

大声で泣き叫び，治療に反抗して歯科医をたたいたり，けったりしようとする子ども．

7）障害児

精神的，肉体的あるいは情緒的に障害のある子ども．

協力的な子どもは，Franklの分類で正の反応の集団に属するもので，年長者や治療経験が多い子どもであることが多い．協力的であるとみなされた患児はTSD法を利用して治療することができ，歯科医が効果的，効率的に治療することを可能にしてくれる．

緊張しているが協力的な子どもは，治療を受け入れているが，その様子から緊張がうかがうことができる．また，緊張の程度によりその対応も若干異なる．情動の外部表出を統率しうる年長児が身体をこわばらせるなどのわずかな緊張を示している場合では，治療は概して容易に行われる．しかし，歯科医と歯科衛生士の動きを目で追ったり，話そうとする声が震えていたり，掌や額に汗をかいていたり精神的緊張が著しい場合，緊張過度のため何らかの歯科治療が原因で，突発的に興奮状態に陥ってしまうことがある．このように緊張状態を見逃し，誤った対応法を行うと，患児を非協力状態へと導いてしまうことがあるので注意が必要である．

2），3），4）の分類の子どもたちは，協力性を示す能力をもっている子どもで，このような子どもは，適した対応法により行動を変化させ，治療に協力的にさせることが可能である．すなわち，歯科医がコントロールすることによって治療可能となる．

5），6）の分類の子どもたちは，非協力的となり，治療困難となることがある．このような子どもたちには抑制的な取り扱いが必要となる．

さらに，コミュニケーションの確立していない3歳以下の低年齢児でも，歯科治療の必要性を理解させることは不可能であり，子ども自身も歯科治療に対応する能力をもっておらず，通常の対応法では治療は困難であり，抑制的な治療が行われることが多い．また，治療経験のない低年齢児では，最初，何ら変化を示さないが，治療を行ったとたん非協力になることも多い．このような子どもたちは，治療を進めていく間，大きな行動の変化はみられない．

以上のように，その子どもの性格を把握するだけでなく，子どもたちの行動や表情などから推察される心理状態を見逃すことなく，それに適した対応法を行うことにより，子どもたちは協力的に歯科治療を受けられるように成長していくと考える．

参考文献
1) 佐藤　誠：子どもの心理について．日本歯科評論，387, 193-197, 1975.
2) Frankl, S., Shiere, F. R., and Fogels, H. R. : Shoud the parent remain with the child in the dental operatary?. J. Dent. Child. 29, 150–163, 1962.
3) Lampshire, E. L. : Control of pain and discomfort. In Goldman, H. M., Gilmore, H. W., Royer, R. Q. et al(cds) : Current Therapy in Dentistry, Vol. 4. St. Louis : C. V. Mosby Co., 1970, pp489–525.

20 行動療法について

■神奈川歯科大学 小児歯科学講座　進士久明

　小児の歯科診療において，最も重要なことは対応法（行動管理）である．小児に対する対応が，うまく行われない状態で，満足のできる治療は望みにくく，対応のまずさは小児に対しても不快な気持ちを残すことになる．小児にとって，不快感を与えられる機会は，歯科治療だけでなく，健康診断や予防接種など多くの場合がある．これらが，嫌悪なものとして学習されてしまうと，歯科治療においても協力的な態度を示さなくなる．したがって，少しでも小児がリラックスできる歯科的環境を作り，すでに学習してしまった不快感を取り除く努力が大切である．一方，不安，恐怖を経験したことがない状態で，歯科治療に来院した小児に対しては，不快，恐怖を与えないようにして正しく学習させなければならない．それには，スタッフの服装や言葉かけ，診療室の色や器具の配置など配慮しなければならない．また，家族構成など小児の生活環境についても把握しておくことが望ましい．

　すでに不安感，恐怖心を持っていて，歯科治療に対して非協力な小児への対応法としては，行動療法的（心理療法的），薬物療法的なもののほか機械的方法があげられる．

　行動療法的なものとは，環境からの刺激によって徐々に歯科治療を受け入れられるように行動を変容させる方法で，これにはパブロフのレスポンデント条件づけより派生して確立された系統的脱感作法とスキナーの確立したオペラント条件づけ法がある．

　系統的脱感作法とは，刺激を弱いものから強いものへ段階的に与えることによって，不安や恐怖感を取り除く方法で，Tell-Show-Do法，Modeling法，Shaping法，Prompt法，Fading法，Chaining法，Feed Back法，Flooding法，情動心像法などが歯科治療に応用されている．

　オペラント条件づけ法には，賞賛，触れ合い，ご褒美，トークン（代用貨幣）などの正の強化因子を与えるものとして，Token Economy法，身体拘束や無視などの負の強化因子を与えるものとして，Time Out法，Response Cost法，Hand Over Mouth法などがある．

　これらの条件づけ法は小児が言葉を理解できるまでに発達（3歳以上）していなければ応用できない．

1）系統的脱感作法

　Tell Show Do（TSD）法：弱い刺激から始めて徐々に強いものに換えていくことで，不安や恐怖を少なくする方法である．歯科治療においては，これから行う治療内容を小児が理解できる簡単な言葉で説明したのち，治療に用いる器具を見せたり触れさせたりして使用方法を理解させ，その後実行するものである．

　Modeling法：平常心を保ち，リラックスした状態で歯科治療を受けている小児（モデル）を見せることで，不安や恐怖を少なくするとともに負けまいとする気持ちを持たせ，治療に適応させる方法をいう．モデリングには，治療中の小児をモデルとして用いる生モデリングとビデオや本をモデルとする象徴モデリングがある．

　Shaping法：目標までの過程を簡単なものから難しいものまで細かく段階的に設定し，一つずつ達成しながら徐々に最終目標を目指す方法である．歯科治療椅子に座ってブラッシングができるようになる，バキュームができるようになる，エンジンによる切削ができるようになるなどの目標を立てて行う．

Prompt法：小児が目的を達成するのに手助けとなるような言葉をかけたり，動作をして見せたりすることによって，行動変容をより強化させることである．歯科治療においては，「カバさんのように大きな口を開けて」，「手はおへその上だよ」，などの言葉かけや人形の口で治療をして見せることによって，小児は目的行動が理解しやすくなる．

Fading法：行動変容がかなり進み，小児が歯科治療に適応できるようになった後，用いている強化因子を次第に少なくしていく方法のことである．

Chaining法：同じことを何度も繰り返し学習することで，行動を変容するものである．歯科治療においては，初回，ブラッシングのみの診療で終了し，次回はブラッシングとエンジン，3回目はブラッシング，エンジンとタービンに慣れさせ，ついには歯の治療を可能にすることである．

Feed Back法：歯科治療に対する適応行動がより強く残るように印象づけることで，ほめることや鏡に治療箇所を写し確認させる方法をいう．

Flooding法：一気に強い刺激に曝すことで，すべてを一度に克服させる方法である．歯科治療においては，不安を持つ小児に嫌な治療を無理矢理体験させる（強制的治療）もので，これによって受けた刺激が，それほどでなければ，行動変容に対する効果は大きい．しかし，逆効果の場合は，後々まで非協力な態度を示すことになるので，慎重に用いなくてはならない．

情動心像法：心に小児の好むものを思い描かせ，あたかも自分がその主人公になったような状況をつくり行動を変容させることをいう．アンパンマンやドラえもんなどのエプロンを着けると，うまく治療に適応できるようになるなどはこの例である．

2）オペラント条件づけ法

Token Economy法：治療がうまくできた場合に，強化因子としてご褒美（トークン＝正の強化因子）を与え，一定量に達したときに何かに交換できる方法である．トークンとしては，コイン，シールなどが用いられる．

Response Cost法：獲得したトークンを来院の度に持ってこさせ，治療に対して非協力となった場合にトークンを取り上げる（負の強化因子）方法．

Time Out法：治療に非協力な場合，小児を完全に無視し，相手にしない方法をいう．無視するために，個室に入れる場合もある．

Hand Over Mouth（HOM）法：突然，非協力となった場合に掌で小児の口を押さえ，泣き叫ぶ声が外に漏れないようにして言い聞かせ，協力することを約束できたら手を離す方法である．小児に与えるストレスが大きいので，推奨できる方法ではない．

3）薬物を用いる方法

有意識化の状態で不安や恐怖感を緩和することができる薬物療法的なものに，前投薬による鎮静法，笑気吸入鎮静法，静脈内鎮静法などの精神鎮静法が，無意識化の状態にするものに，全身麻酔法がある．

前投薬を用いる方法は，精神安定剤を内服薬あるいは座薬として診療前に投与し，来院を楽にして，治療に対する不安や恐怖感を軽減するものである．

笑気吸入鎮静法は，20～30％笑気（N_2O）と70～80％酸素（O_2）の混合ガスを吸入させることにより鎮静効果を得るものである．

静脈内鎮静法は，精神安定剤の静脈内注射によって，鎮静効果を得るものである．

全身麻酔法は，小児を無意識下において集中的に歯科治療を行うことである．特殊な行動管理法ではあるが多くの利点もあるので，有効に活用したい．

4）機械的な方法

機械的方法は，人あるいは抑制具を用いて，強制的に治療を行うもので，負の強化因子として小児に与えるものは大きい．急性症状が認められ緊急に処置が必要な場合以外は，推奨できる方法ではない．

5）その他の方法

その他の方法としては，ヘッドホンで音楽を聴かせることによって，不快な音を遮断して治療を行う聴覚減痛法や催眠を用いる行動療法がある．

参考図書
1) Gerald Z. Wright 編，上原　進監訳：歯科診療における小児の取り扱い．国際医書出版，東京，1982．
2) 大津為夫：障害者歯科のための行動変容法を知る．クインテッセンス出版，東京，1999．
3) 酒井信明，植松　宏 編：障害者の歯科医療．医学情報社，東京，1998．
4) 酒井信明，緒方克也　監修：歯科衛生士のための障害者歯科．医歯薬出版，東京，1996．

21 非協力児の分類

■東京歯科大学 小児歯科学講座　久保周平・藥師寺 仁

「非協力児」とは

「小児患者の対応」は，患者の多くが成人を対象としている歯科医にとって苦手な分野の一つとしてあげられる．しかし，小児患者の歯科診療を行うにあたっては，大変重要なことであり，「小児患者の対応法」を熟知することなく，小児患者の歯科診療を成功に導くことはできないといっても過言ではない．

現在では「医療面接」として成人歯科の分野においても患者と適切なコミュニケーションがとれるかということが重要視され，歯学教育の中に組み込まれつつある．しかし，かつては小児歯科学の分野でのみ「小児患者の対応」として教授要綱に取り上げられていた項目であり，成人歯科の分野では，取りあげられてはいなかった．

大学病院の小児歯科で小児の歯科診療に携わっている著者らのもとには，「非協力のため，歯科治療が行えません」，「号泣のため，歯科治療が行えません」などの内容が記載された紹介状を携え，来院時から不安に満ちた顔つきの親子に遭遇することが少なくない．

広辞苑（第3版）によると，「協力」とは「ある目的のために心をあわせて努力すること」と記載されている．すなわち，術者あるいは歯科衛生士などが患児に協力を強いるものではなく，大切なことは「互いに心をあわせる」ところにある．そこに打ち消しの意を持つ「非」が付いて「非協力」となると，たとえ目的となる歯科治療を行うことは理解できても「心をあわせて努力することができない」という意味になる．したがって，「心をあわせて努力することができない」とは，患児と歯科医師の間で信頼関係が成立しないということである．その結果，目的となっている歯科治療を行う努力がともにできなくなり，歯科医療従事者からみて「非協力児」として区別される．もちろん中には目的とする歯科治療自体も理解できない患児も存在する．

「非協力児」について考えるにあたっては，健常児と知的障害やコミュニケーション障害を伴う障害児に分けて考える必要がある．

そこで，健常児と障害児にわけて記載することとする．

健常児について

黒須ら[1]は，歯科治療に対する協力状態から小児を次のように分類している．

1）協力的な小児

各種の治療に積極的に協力する小児．年長児や歯科治療の経験の多い小児である．

2）やや協力的な小児

治療前にはある程度緊張しているが，治療の目的を説明し納得することにより，理解することができ，治療を始めれば我慢して治療が行える小児．

3）やや非協力的な小児

精神的緊張が強く，切削，注射，抜歯などに泣いたり，顔を動かしたりするが，治療を我慢しようと努力する小児で，激励により，ある程度治療は可能である（図1，2）．

4）非協力的な小児

治療を嫌がり，術者や介補者が，治療の目的を説明し，説得すると納得するような態度を示すが，治療を始めようとすると，拒否的態度を示す．介補者

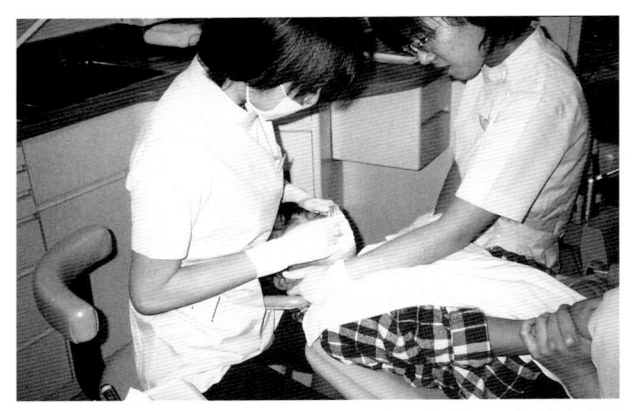

図1 やや非協力な小児の対応．術者の説得により治療を開始する．

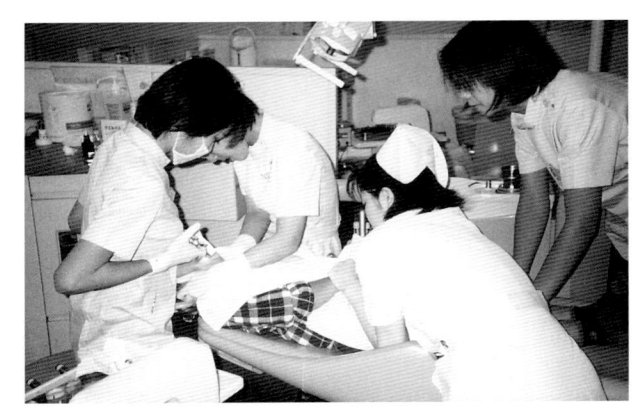

図2 やや非協力な小児の対応．軽い抑制で局所麻酔が可能である．

が頭を抑えたり，開口器を使用することにより治療ができる．

5） まったく非協力な小児

説得が不可能であり，治療を行おうとすると，興奮状態になり，号泣したり，暴れたりする小児．治療を行うためには，ベルトや大きな布，レストレイナー，あるいはそのほかの抑制法を用いなければ治療できない小児．このほか，精神的，肉体的，あるいは情緒的に障害のある小児．

小児患者が歯科診療室を訪れた場合にみせる態度は，以上のいずれかに該当する．健常児において，歯科治療に協力的な状態を示すか否かは，さまざまな要因が考えられるが，通常，小児の心身の発達程度と密接な関係があるといわれている．すなわち，Fisher[2]，Venham ら[3]，穂坂[4]らは小児の暦年齢あるいは発達年齢と歯科治療の適応に関連性が認められたと報告している．これらの報告によると暦年齢で3歳後半以上の年齢であれば歯科治療に協力的な態度を示し適応できるとされている．3歳児は言葉の発達からみると，語彙数の著しい増加がみられ，ある程度質問に答えられる年齢，すなわち会話の適応期に入る．さらに行動発達の面では，自分の名前が言える，質問をするなどであり，社会性の発達面では，自分のものと他人のものが区別できる，友達と遊ぶなどである．以上のように3歳以上では言語を介して他者とのコミュニケーションが成立可能な年齢となる．

したがって，先に記述した小児の協力状態の分類は，おおむね3歳以上の小児の示す状態であり，3歳未満の小児の多くは，非協力な態度を示すのが当然であり，逆におとなしく協力的な小児の場合には，何か泣くこともできないくらい元気がない原因がどこかにあるのではないかと精査する必要がある．この分類に従い，これから始める歯科診療にあたり，小児に対する対応法を選択する必要がある．すなわち「協力的な小児」に対しては，小児患者の一般的な対応法を選択し，「非協力な小児」に対してはその程度により行動変容技法，物理的あるいは神経生理学的な抑制法および精神鎮静法あるいは全身麻酔による対応法のいずれかを選択する．これらの対応法の詳細に関しては別項に記載されている．

障害児について

小児歯科診療機関には身体に種々の障害をもった小児も多数来院する．これら障害児には，健常児と何ら異なることなく歯科診療を実施できる小児から全身麻酔下での対応が必要な小児までさまざまである．そこで笠原[5]は対応法から障害児を次のように分類している．

1） コミュニケーション容易群

知的障害を伴わない肢体不自由児，脳性麻痺児などがこれに属し，基本的な小児の対応法で歯科治療が実施可能な障害児．

2） コミュニケーション可能群

中等度の精神遅滞児，視覚や聴覚障害のある障害児，筋緊張や不随運動が激しい脳性麻痺児などがこれに属し，基本的な小児の対応法に準ずるが，必要に応じて精神鎮静法を併用する必要がある障害児．

3） コミュニケーション困難群

自閉症候群，精神分裂，重度の精神遅滞児などがこれに属し，物理的身体抑制法や全身麻酔を応用した歯科治療が必要な障害児．

4） 全身管理対象群

血液疾患，心疾患，その他の重篤な全身疾患を伴う障害児がこれに属し，基本的な小児の対応法で歯科治療は実施できるが，必要に応じて入院あるいはそれに準じた集中的な全身管理が必要とする障害児．

以上のとおり，障害児においては全身管理対象群を除き，術者と患児との間でコミュニケーションがどの程度とれるかにより区分されており，これは健常児と何ら変わることではない．

したがって小児患者の歯科診療を進めるにあたっては，歯科医療担当者側が小児の生理的な精神発達状態を熟知した上で，常に患児と適切に対応できる能力を持つことが要求される．

参考文献

1) 黒須一夫，土屋友幸：小児の歯科医療心理―小児の発達心理と取り扱いのテクニック―．医歯薬出版，東京，1987, p133-134.
2) Fisher G. C : Management of fear in the child patient, J. A. D. A., 57 : 792-795, 1958.
3) Venham L. L., Murray, P. and Gaulin K. E.,: Personality factors affecting the preschool child's response to dental stress. J. Dent. Res., 58 : 2046-2051, 1979.
4) 穂坂一夫：歯科診療へのレディネスに関する研究 第Ⅰ編 健常児のレディネス．愛院大歯誌, 32, 561-571, 1994.
5) 笠原 浩：障害者の取り扱い方．歯科ジャーナル, 14 : 833-842, 1981.

22 非協力な小児への対応

■東京歯科大学 小児歯科学講座　久保周平・藥師寺 仁

非協力児が示す態度

　日々小児の歯科診療に携わっている歯科医師にとっては，歯科診療時に不適応行動を示す，いわゆる「非協力な小児」に遭遇することが少なくない．たとえば，診療室への入室を拒否する小児，診療台へ登るのを拒否する小児，横臥位をとるのを拒否する小児，口を開けるのを拒否する小児，開口状態を保持するのを拒否する小児，口腔内診査を拒否する小児，歯牙の切削を拒否する小児など，歯科診療を進めていくさまざまな段階において不適切な行動をとる小児が存在する．通常以上のような態度を示す小児は，いま自分がおかれている場所から逃避するための行動をとる．この行動には，術者や介補者に次々と会話を求めてくる小児，大声を出して泣き騒ぐ小児，手足をばたつかせて全身で拒否する小児，さらには治療に抵抗して術者や介補者を叩いたり，蹴ったりする小児などさまざまである．このような態度を示す小児は，歯科治療の必要性が理解できない3歳以下の小児や精神遅滞やコミュニケーション障害がある障害児ではいたしかたない反応である．しかし，3歳以上の健常児においても，過去の歯科治療で記憶に残るような不快な経験を受けた場合や過去に歯科治療経験がなく恐怖心が著しく強い小児では前述したような態度を示すことがある．

非協力児への対応の実際

　このような小児が来院した場合には，一般的対応で歯科治療が受けられるように，行動科学の理論に従った行動変容技法や精神的に歯科治療を受け入れやすい状態にする必要がある．これでもまったく歯科治療を受け入れない小児に対しては，必要に応じて物理的あるいは神経生理学的な抑制法を応用したり，精神鎮静法を併用したり，肉体的に診療を受け入れる体勢を作るために全身麻酔下での歯科治療の選択を余儀なくされる場合がある．

　しかし，健常児においては，社会的経験不足から今から受けようとしている未知の体験に対して抱いている不安や恐怖に対しては，それを軽減，克服するためのアプローチを術者と介補者がともに協力して行う必要がある．

　小児が不適応行動を示す場合には，必ず何か理由があるものである．そしてその不適応行動は，さまざまな段階で発現する可能性があることを十分理解しておく必要がある．我々術者は，往々にして診療台付近での患児の行動のみで判断することが多いが，不適応行動が来院前からみられることも考えられるため，保護者には来院までの様子を問診する必要がある．すなわち家を出るときから嫌がっていたのか，家を出るときは機嫌が良かったが，歯科医院に入るときから機嫌が悪くなったのかなどについて問診する．さらに来院時からの様子は，スタッフにも十分観察するように指導しておく．診療室への入室以後にみられる不適応行動に対しては，歯科治療の必要性を十分に説明を行う．説明に当たっては，小児の年齢に応じ，わかりやすい言葉を用いて冷静な態度で話し，理解・納得させる努力を行う．このような対応により，多くの場合今まで非協力的な行動をとっていた小児も，やや協力的な行動をとり，歯科治療の一部を受け入れられるようになる．ここで注意しなければならないことは，術者の態度，言動，振る舞いの中に，焦り，叱責，嘲笑，無視および強圧

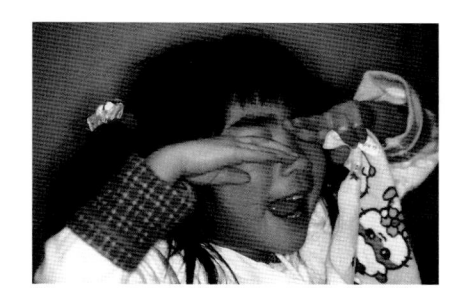

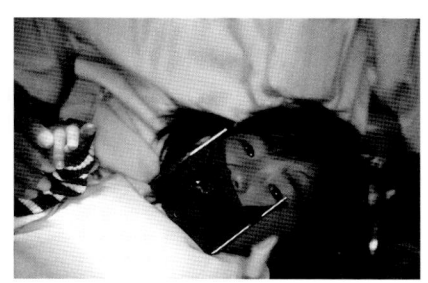

図1　不安を抱き涙を流す小児（左）．
図2　説得を行い，スムースに診療が行える（右）．

的な態度などがあってはならないことである．すなわち術者は常に冷静な態度で，小児の手足の動き，頭の動き，顔色，目の動きおよび泣き声の調子などを観察し，小児が術者あるいは介補者に何か訴えるような行動や言動を見過ごしてはならない．したがって，小児の訴えがある場合には，術者は必ずそれに耳を傾ける余裕が必要である．

さらに術者が耳を傾ける必要があるのは小児の泣き方である（図1）．母親が赤ちゃんの泣き方を聞いて空腹のためおっぱいを要求しているのか，おむつの取り替えを訴えているのかが判別できるように，術者は小児の泣き方に注意を払い，小児が何を訴えているのかあるいは要求しているのかを見極める必要がある．たとえば痛いから泣いているのか，歯科治療に対する不安から泣いているのかなどである．痛いから泣いている場合には，直ちにその原因を見極め適切な除痛法を施すことにより泣きやみ，また不安から泣いている場合には，泣かない小児への対応と同様，優しく話しかけ説得する（図2）．

我々歯科医は，小児が泣くことに困惑することがしばしばである．とくに経験不足の若い歯科医では，小児が泣く理由が判断できず，術者のせいではないかと考えたりする．しかし小児にとっては，先に記述したとおり，これからの治療に対する不安やただ怖いというきわめて単純な理由で泣いている場合が多いようである．したがって，術者は小児が泣くことに対してさほど気にかける必要がなく，やさしい言葉遣いで常に接するように心がけると好結果が得られるものである．

具体的な対応法

以上のように，3歳以上で非協力な小児に対してやさしい言葉（婉曲語法の応用）で，これからの歯科治療について説明を行い，納得させる方法により行動変容を試みる．

さらにその他の方法としては，歯科治療に対して協力的な兄弟や姉妹の診療風景を見せることや兄弟姉妹から歯科治療について怖いものではないと説明させることも効果的である．また，非協力な小児と同年代あるいは年少の協力的な小児の治療を見学させることも効果的である．このような方法をモデル学習法という．

また，オペラント条件づけあるいはオペラント療法といわれる方法がある．この方法は不適応行動の出現率を低下させ，適応行動の出現率を高めようとする行動療法の一方法である．すなわち「非協力児に対しては，適度の叱責や軽度の身体抑制を行うことによりその望ましくない行動を弱め，協力的な小児に対しては，治療後ほめたり勇気づけたりすることによりその望ましい行動を強化する方法」である．この方法は協力児に応用する場合にはほとんど失敗することはないが，非協力児に対して応用する場合には，抑制法や叱責方法により失敗に終わるどころか，さらに非協力な状態となることがあるので注意する必要がある．

しかし，なかには入室前から大声で泣き暴れている小児がいる．このような小児は，術者や介補者の話しかけに耳を傾けようとはせず，説得することが無駄に終わる．このような場合で，緊急を要する処置が必要とするときには，タイムアウト法，ハンドオーバーマウス法あるいは物理的な抑制下での対応が必要となる．

さらに抑制法においても対応が困難な場合には，精神的，肉体的に診療可能な状態にするために全身麻酔下での対応も余儀なくされることがある．

この項であげたさまざまな技法に関しては，後の項でそれぞれ詳細に記載されているので，各項目を参照していただきたい．

23 非協力な保護者に対する対応

■東京歯科大学 小児歯科学講座　久保周平・藥師寺 仁

初診時の保護者

　小児の歯科診療を行うにあたり，保護者の存在は大変重要な位置を占めている．成人歯科においては，主訴，来院動機，全身的既往歴，歯科的既往歴および現症など，初診来院時の問診項目に関しては，患者本人から情報を得ることが一般的である．しかし，小児患者においては，これらの情報は同行した保護者から得ることが主体となる．

　このことは小学校高学年の小児においても例外ではなく，主訴や現症については，術者側の適切な面接方法によりある程度情報を得ることが可能であるが，年少時の全身的既往歴や歯科的既往歴に関する情報を詳細に得ることはできない．したがって，小児の歯科診療を円滑に進めていくためには，術者は小児だけではなく保護者との間にも信頼関係を構築していく必要がある．

　黒須ら[1]は診療室で示す保護者の態度を次の4型に分類している．

　1）正しく症状を観察し，事実を正確に報告する保護者．

　2）歯科医の質問に対し表現力が不十分な保護者．

　3）事実を歪曲したり，隠したりする保護者．

　4）小児の疾患に責任を感じ，放置していたことを歯科医に非難されることを恐れるためおどおどしている保護者．

　上記のなかで，1）の態度を示す保護者なら初診時の問診事項を適切に聴取可能であり，比較的早い時期から信頼関係が成立するが，それ以外の型の態度を示す保護者の場合には，これから始まる歯科治療を円滑に進めることが困難となるだけではなく，信頼関係の成立に時間を要することもしばしばである．

　以上のように，成人歯科においては術者と患者の1対1の関係で，歯科診療が進められるが，小児の歯科診療を安全かつ適切に進めるにあたっては，術者は小児のみならず保護者を含めた信頼関係の構築が必須となり，信頼関係が適切に成立してこそ小児患者の歯科診療が成功したといえる．

保護者への教育

　術者と保護者間で信頼関係を築いていくにあたり，稀に問題点に遭遇することがある．たとえば，保護者，ことに母親自身が歯科治療に対して，恐怖心が強い場合や不安を持っている場合には，たとえ小児のみの歯科治療を目的に来院した場合においても，小児は母親の示す態度を察知して小児自身も同様の反応を示すことがある．このような場合には，まず，母親に対して歯科治療に対する十分な説明と勇気づけとを行い，恐怖心を取り除き，不安感を解決し，自信を持たせる必要がある．母親から恐怖心，不安感がなくなった場合には，その態度が小児に通じるものである．恐怖心や不安感のない母親が示す小児への勇気づけは，歯科医の勇気づけの何倍もの力を持っているものと思われる．したがって小児患者の歯科診療を行うにあたっては，歯科医は保護者の教育も必要となる．

保護者の養育態度のタイプ

　小児が診療室で示す態度や小児の性格，日常の行動の特徴は，母親の養育態度が大きく影響しているといわれている．保護者の養育態度にはいくつかの

表1 親が示す好ましくない態度（戸川行男ほかより改変）[1]

親の態度	小児の反応
拒否型	①自分に注意を引くための行動，②攻撃的，反抗的，加虐的行動，③愛情を求める努力，④安定感・罪悪感・忍耐力の欠如，⑤愛情に対する神経過敏，⑥発達遅滞（とくに知覚と運動能力の遅滞），⑦消極的反応（完全癖，孤立，逃避，白昼夢，転嫁，劣等感，盲従など）
過保護型	①依頼心が強い，②引込思案，③孤独，④幼稚，⑤独創性の欠如，⑥責任感が薄い，⑦集団生活に不適応，⑧身体虚弱，⑨忍耐力の欠如，⑩神経質，過敏，潔癖，⑪不安
過支配型	①自主性・独創性・主体性の欠如，②服従的，従順，行儀がよい，③大人の顔色をうかがう，④陰日向，⑤劣等感，⑥反抗的行動，⑦不適当感・混乱感・当惑感，⑧内向的・暗い表情，⑨逃避的，⑩子供らしさの消失，⑪不安，⑫消極的，無感動，⑬満足感・成功感の欠如
溺愛型	①情緒的発達遅滞，幼稚的，退行的，②内弁慶，③自己中心，④目的を果たすためには手段を選ばない，⑤自制心の困難，⑥日課や規則が守れない，⑦だらしがない，⑧無責任，⑨忍耐力の欠如，⑩友達に威張る，⑪無作法，⑫性的早熟
矛盾型	①反社会的傾向，②反抗的である，③情緒不安，④劣等感
不一致型	①両親に異なる態度をとる，②片親に甘える，③正しい道徳的判断が養われない

パターン化されたとらえ方がなされている．本邦においては戸川らが，好ましくない親の養育態度を拒否型，過保護型，過支配型，溺愛型，矛盾型および不一致型に分類し，それぞれの態度別にみた小児が示す反応を列挙している（表1）．

表中の小児が示す反応は日常生活においてみられるだけではなく，すべてではないが歯科医院来院時において小児が示す態度にも共通するものである．前述したように保護者の教育も必要とはいうものの，我々歯科医が養育態度を変容させることは，臨床経験の少ない歯科医師にとっては，困難な場合が多い．しかし，歯科治療を通して何らかの気づきを感じ取ってもらえれば，その後の歯科治療はよりスムースに進行する．

具体的には，歯科医は来院時の小児と保護者の態度，保護者の小児への接し方を参考に，初診来院時から2～3回来院するまでの間に，その保護者はどのようなタイプに属するかを判断する必要がある．それにより我々歯科医療従事者は小児への対応法を選択すると同じように，保護者への対応法をも選択する必要がある．

歯科診療を進めるなかでの問題点

小児の歯科治療を行うにあたって，チェアサイドに保護者を付き添わせるか分離するかは，歯科医師の考え方，診療室および診療台周囲の状態，歯科衛生士などの介補者が必ず診療補助が行えるか否かなどの診療形態，保護者の考え方および小児の態度や性格などが要因となり決定される．一般に，3歳未満の小児は，保護者，とくに母親に対する依存心が強いため，保護者をチェアサイドに同席させたほうが安心感があり歯科治療を効果的に進めることができる場合が多い．しかし，たとえチェアサイドに同席させた場合でも，母親には不必要な同情や甘い言葉かけは行わないように治療開始前に注意をしておく必要がある．

励ましの言葉は術者と介補者が行い，母親にはできるだけ静観してもらうようにする．しかし，歯科医が小児に対してある質問を行った場合，小児は母親のほうに顔を向け，母親に質問に対する回答を求めたり，質問に対して母親が回答をするように促したりすることがある．これでは歯科医と小児との間の信頼関係の成立に時間を要する．これは小児側の問題であるが，似たようなことが母親にもみられる

ことがある．すなわち歯科医が小児に対して質問を行っても，間髪入れず母親が回答してしまう場合がある．この場合にも歯科医と小児との間の信頼関係の成立は困難となる．このようなタイプの母親には，診療中は静かに小児を見守るように説明を行い，小児自身の自主性の向上を図る．

歯科診療が始まって

2～3回の来院の後ようやく小児および保護者とも信頼関係が築かれつつある段階においても，保護者が示すさまざまな態度に困惑する場合がある．黒須ら[1]はこの時期に示す保護者のタイプを次の3型に分類している．

1）歯科医の指示を忠実に実行する保護者．
2）自分自身の考えで，素人療法を行う保護者．
3）周囲のものの意見を入れて，歯科医の指示に従わない保護者．

上記のなかで2）や3）のタイプを示す保護者として，予約制診療体制をとっているにもかかわらず，約束時間を厳守できない，無断キャンセルをするなどの約束事項に関することから，来院前にブラッシングを行わないで汚れた状態で来院する患児，咬合誘導装置の使用にあたって使用方法の注意事項を厳守できない場合などである．このような態度を示す保護者に対しては，前述したと同様，保護者への教育が必要となる．

以上のとおり保護者が示す種々の態度は，十分な情報を得ることが困難な小児の歯科治療を安全，確実，効果的に進めていくために複雑に関与してくることが考えらる．したがって，我々歯科医療従事者にとっては，小児のみならず，保護者への教育も大変重要なこととなる．

参考文献
1）黒須一夫，土屋友幸：小児の歯科医療心理—小児の発達心理と取り扱いのテクニック—．医歯薬出版，東京，1987，p88，89，131-133．

24 先天性心疾患を有する小児の対応

■日本大学松戸歯学部 小児歯科学講座　前田隆秀

はじめに

　小児歯科医が遭遇する頻度の高い小児の循環器疾患としては，先天性心疾患があげられ，その発生頻度は出生1,000につき8～10であり，とくにDown症候群，Turner症候群，Marfan症候群などの染色体異常や先天異常では外表奇形だけでなく内臓奇形が健常児と比較しきわめて高いことに留意しなくてはならない．また後天性心疾患では，リウマチ性心疾患が多く，つづいて感染性心内膜炎，心筋障害，不整脈，川崎病後遺症などがある．誤解しないように蛇足であるが，感染性心内膜炎は先天奇形を有する小児では高い発症頻度であるが，心奇形がない小児にも発症するのである．

　ここでは，なぜ先天性心疾患児には抗生剤の術前の予防投与が必要であったり，必要でなかったりするのか，あるいはどのような点で健常児の対応と異なるのかの理解を深めたい．

先天性心疾患
Congenital heart disease（CHD）

　まず，小児歯科医が多く関わる先天性心疾患について解説する．多く診る症例は，心室中隔欠損，次いで心房中隔欠損，動脈管開存，Fallot四徴である．

　これらの先天性心疾患の発生原因は不明であるが，形態形成期での発現遺伝子の異常によるものであろう．それを起こす誘因として，胎生期のウイルス感染，あるいは染色体異常を伴う小児に高頻度に見られる．なお，先天性心疾患を有する親から先天性心疾患児が産まれる頻度は3～5％と明らかに高い．

　先天性心疾患にはチアノーゼ（cyanosis）が出現しているか否かによって，チアノーゼ性心疾患，非チアノーゼ性心疾患に分類するのが理解しやすい．いずれにしろ先天性心疾患の心音，心雑音は特徴的であるものが多く，聴取し慣れることを奨める．

1）チアノーゼ性心疾患

　チアノーゼとは本来シアン（cyan）からきており「青い」あるいは「青紫」の意で，口唇などに認められる青紫色を示した用語である．

　チアノーゼは皮下毛細血管内を流れる血液中の還元ヘモグロビン量が5g/dl以上になると出現し，動脈血中の酸素飽和度が80％以下のときに認められる．したがって毛細血管が豊富な皮膚や粘膜で認められやすいことから，口唇，手足の爪床あるいは眼瞼結膜を見るとよい．

　このようにチアノーゼは還元ヘモグロビンの絶対量が重要であることから，赤血球増多症（多血症）ではヘモグロビン量が多く，容易に還元ヘモグロビン量が5g/dl以上になるのでチアノーゼが出現しやすく，あるいは常に出現している．逆に貧血の場合は出現しにくく，極度な貧血で還元ヘモグロビン量が5g/dl以上は酸化ヘモグロビンがほとんどなく生存不可能となる．

〈チアノーゼの種類〉

　チアノーゼは後に記する右→左短絡のある先天性心疾患にだけ発現するものではない．その種類として，

(1) 心臓性チアノーゼ（右→左短絡性チアノーゼ）
(2) ヘモグロビン異常性チアノーゼ
(3) 末梢性チアノーゼ
(4) 肺性（呼吸性）チアノーゼ

がある．

（1） 心臓性チアノーゼ

先天性心疾患でチアノーゼが出現するメカニズムは、たとえばFallot四徴の心疾患では心室中隔欠損があり、かつ右心室が左心室より内圧が高いために右心室の静脈血が左心室の動脈血に入り込み混合し、動脈血中の酸素飽和度を下げ、末梢の毛細血管中の還元ヘモグロビンが増加することによる。このことを右左短絡（R→L Shunt）という。

逆に、通常は左心室が右心室より内圧が高いため、たとえ心室中隔欠損があったとしても左心室の動脈血が、右心室の静脈血に入り混合することから動脈血中の酸素飽和度は下がらず、末梢の毛細血管中の還元ヘモグロビンも上昇しないことからチアノーゼは認められない。このことを左右短絡（L→R Shunt）という。

（2） ヘモグロビン異常性チアノーゼ

メトヘモグロビン、スルフォヘモグロビンのように異常なヘモグロビンにより末梢への酸素運搬が十分できず、毛細血管中に還元ヘモグロビンが増加し、チアノーゼが出現する。

（3） 末梢性チアノーゼ

動脈血酸素飽和度が正常でも寒さにより末梢血管が収縮し末梢への血流が不足すると、還元ヘモグロビンが増加しチアノーゼが出現する。例としては、夏、子どもが長い間プールにいて震え、口唇が青紫色になり、親に出てきなさいといわれ、陽当たりにいると間もなく口唇が元の赤色になる。

（4） 肺性チアノーゼ

肺胞での換気不全によって右心室からの静脈血が肺で酸素化が十分行われずに左心へと入り動脈血と静脈血が混合し、末梢での還元ヘモグロビンが増加する。

なお、心臓性チアノーゼか肺性チアノーゼの簡便な鑑別としては、酸素吸入させる。肺性では劇的にチアノーゼが改善されるが、心臓性では軽度な改善をみるにすぎない。

〈太鼓ばち指 clubbed finger〉

なぜチアノーゼを伴う患者は指の先端が太く、爪が丸みを帯び、少し黒ずんだ、いわゆる太鼓ばち指を呈するのであろうか。

これは、持続する低酸素血症に対して、末梢ではさらなる酸素化された血液を求めるため、幹細胞が反応して赤血球産生が亢進して多血症となり、生体の末梢でうっ血が生じ肥大したために起こる。したがって手術によりチアノーゼが改善されると、自然に太鼓ばち指は消退する。

2）非チアノーゼ性心疾患

心奇形で頻度が多いのは非チアノーゼ性の左右短絡で、心室中隔欠損、心房中隔欠損、動脈管開存などがある。

3）無短絡群

大動脈狭窄、肺動脈狭窄あるいは特発性心肥大や右胸心のような心臓の位置異常などの先天性心疾患では短絡はない。

〈後天性心疾患〉

先天性心疾患のみならず後天性心疾患にも歯科治療には留意しなくてはならない。

（1） リウマチ性心炎（rheumatic carditis）

リウマチ性心炎はリウマチ熱に伴う心炎で心内膜炎、心筋炎、心膜炎を総称したものである。

リウマチ熱はA群β溶連菌感染の続発症として起こる全身性の炎症性疾患で、本症の約半数は心臓を侵し、また再発しやすい。

典型的な臨床症状としては、咽頭炎、扁桃炎、猩紅熱などの溶連菌感染後1～3週目に発熱、関節痛、全身倦怠感などを伴って発症する。検査所見としては、赤沈亢進、CRP陽性、白血球増加、またASO、ASKが陽性となる。

（2） 川崎病

川崎病は1967年に川崎富作博士によって発見された熱性発疹性疾患で、4歳以下の乳幼児に好発し、原因不明の疾患で、臨床所見としては、発熱、発疹、眼瞼結膜の充血、口唇発赤、イチゴ舌、頸部リンパ節腫脹、などがあげられる。

この川崎病は急性期ならびに後遺症として心血管障害が生じることで小児歯科医として留意しなくてはならない後天性心疾患である。

〈感染性心内膜炎（infective endocarditis）〉

なぜ先天性心疾患を有する小児の観血処置前に抗生剤による術前投与をしないと感染性心内膜炎を発症し易いのだろうか。

従来、亜急性細菌性心内膜炎（subacute bacterial

endocarditis：SBE）と呼ばれることもあるが，感染の原因として細菌以外に真菌，リケッチアなどもあることから感染性心内膜炎という用語が一般的となった．

感染性心内膜炎は健常児・者に発症することもあるが，先天性心疾患患児あるいは後天性心疾患患児に多く発症する．発症する心奇形としては，心室中隔欠損，動脈管開存，Fallot四徴が多く，これらは血行動態の異常を起こしていることに起因する．具体的に言うと，たとえば心室中隔欠損では左心室と右心室が欠損部を通じて交通しており，左心室のほうが右心室より内圧が高いことから，左心室が収縮するたびに左心室から右心室に血流の一部が勢い良く噴射され（Jet流），そのため右心室の同一部位の心内膜にJet流があたり心内膜に疣贅（vegetation）ができている．

通常，血液中は無菌であるが，抜歯などの観血処置によって菌血症が発生し，細菌にとって好都合な培地のような疣贅に触れると細菌などは増殖し，炎症を惹起する．これが感染性心内膜炎の機序である．

心臓カテーテルや一般外科処置などの医科的な処置は術中は無論のこと術後も無菌的に対応することが可能であり，菌血症の発生はきわめて低い．しかし，抜歯をはじめあらゆる歯科処置は術中，術後に無菌的操作は不可能であり，必ず菌血症を伴う．

その際，右左短絡では右室の細菌感染巣が存在する疣贅の一部が左室に入り，大動脈から全身に飛び，脳膿瘍，腎膿瘍などを合併することになる．左右短絡では左室の細菌感染巣が存在する疣贅の一部が右室に入り肺動脈をから肺に行き，そこで濾過される．であるからどちらの心疾患にも留意しなくてはならないが，右左短絡はさらに重篤となることがあることを忘れてはならない．したがって，術前に抗生剤の投与が必須となり，術後の創傷があり感染の危険性があるものでは術後の抗生剤の投与が必要になる．

参考文献
1）調　亟治ほか：心疾患とは何か．歯科ジャーナル，35：125-131，1992．
2）犀川哲典ほか：感染性心内膜炎．歯科ジャーナル，35：133-138，1992．
3）柳澤正義ほか編：小児科学．南山堂，東京，1996．

25 安全性を重視した対応法

■岡山大学歯学部 小児歯科学講座 下野 勉・尾形小霧

1）出生前の対応法

従来，市町村と保健所で，別々に行われていた1歳6か月児健康診査，3歳児健康診査乳幼児歯科相談や妊婦教室などが，母子保健法の一部改正により，平成9年度より保健所業務の市町村への移管に伴って，連続性をもった健診事業として行われるようになった．したがって，妊婦や若い母親の指導にあたっても永続性のある，また，有効性のある日常の生活習慣の一部となり得るような行動変容をもたらす対応が必要となってくる．

妊娠期は，つわりや嗜好，食習慣の変化などによって妊婦の口腔環境が急変する時期である．この時期における歯科保健指導のなかでも母親に対する歯磨き指導は，母親自身の歯周疾患や齲蝕の予防のみならず，母親から乳児へのミュータンス菌の伝播の抑制や幼児期に必要となってくる子どもに対する母親磨きのリハーサルとしても有効である．妊娠中の口腔内を完全に清掃するのに必要な歯ブラシの選択や技術は，そのまま乳幼児の母親磨きのテクニックに通じるものであり，歯ブラシによる事故防止や歯磨き嫌いの子どもを作らないためにも重要である．

2）乳児期の対応法

乳児の対応に際して重要なことは，治療の対象となる疾患に対する診断のために，保護者に十分に問診をする必要がある．問診項目の中には，子どもの心理発達や身体の成長，機能発達を熟知した上で対応がなされるような工夫が必要である．この時期は，エリクソンのいう母と子の絆「基本的信頼」を確立しなければならない重要な時期であり，治療計画の立案の際にも十分に考慮する必要がある．たとえば，この時期によく遭遇する症例として，先天性歯による授乳困難があげられるが，母親と乳児，双方の立場に立ってその対応を考えなければならない．すなわち，先天性歯だからといって，いきなり抜歯を試みるのではなく，母親側の痛みのために授乳できないのであれば，搾乳したものを与えるなどで経過観察し，母親の心理的不安を軽減しながら治療計画を立てる必要があり，一方乳児自身がリガ・フェーデ病のような状態で授乳ができないのであれば歯牙切端部の鋭利な部分の削合やキャップ接着を試みて経過をみながら治療計画を立てる必要があるだろう．その他口唇口蓋裂や心臓疾患などを有する場合には，原疾患の治療の妨げとなる齲蝕を徹底的に予防するために，齲蝕活性試験や質問紙によりリスク分析を行い，計画を立案しなければならない．この時期における対応にあたっては，母親の育児不安や混乱を生じさせないように特別な配慮が大切である．

3）幼児期における対応法

この時期はエリクソンのいう自律の時期にあたり，いわゆる第一次反抗期といわれるように，自己中心性が強く，大人の思いどおりにならないなどの特徴がある（図1）．

そういった時期には，母親が孤立無援だったりすると育児ノイローゼに陥り，ひどい場合には幼児虐待にまで発展することがある．最近その件数が増加しつつあり，とくに，歯や粘膜の外傷を主訴として来院するケースにおいて，慎重な対応が必要である．また，この時期の母親の関心事として指吸いの問題がある．幼児期前半での指吸いは，生理的なものと考え，異常と診断する前に母子を中心とする家族関係に注目し，幼児に過度のストレスがかかっていないかを見極める必要がある．

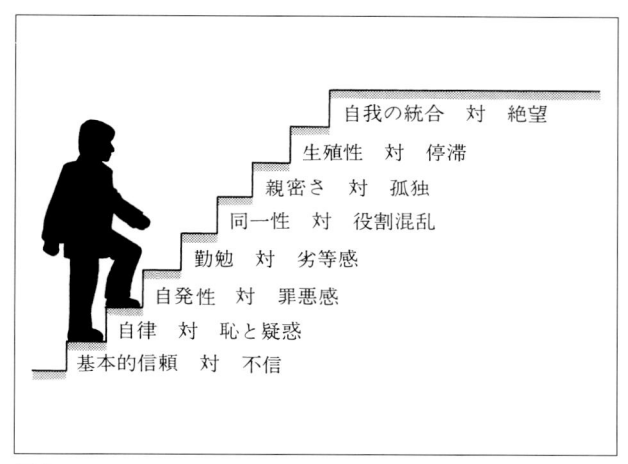

図1 エリクソンの人間の8つの発育段階.

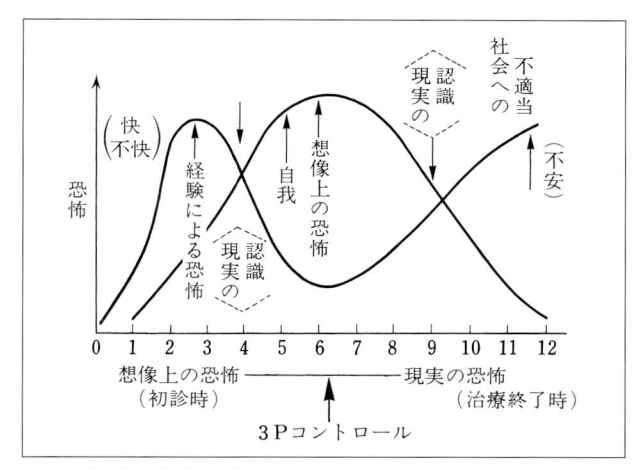

図2 恐怖の対象と年齢.

一方，この時期はピアジェのいう前操作期にあたる．ヤカンに触れて熱かったり，先のとがった物に触れて痛かったといった経験をしながら，知覚と知識が結び付き，経験による恐怖が生じるとともに，現実の認識や自我の目覚めにより，想像上の恐怖がしだいに増大してくる時期でもある（図2）．

他方この時期は観察力が鋭く，模倣が得意であり，モデリング法やTell-Show-Do法のリハーサルの開始できる時期でもある．したがって，この時期の対応にあたっては，最大限，子どもの心理発達を考慮した取り組みが必要であり，歯科診療における歯科医や歯科衛生士の対応は，不安や恐怖を極力排除して，安心感を与えるものでなければならない．この時期における治療計画は予防－抑制－治療の流れを常に念頭に置き，より侵襲の少ない処置から開始し，段階的に診療に慣れさせるための行動科学的アプローチから始める必要がある．たとえ緊急処置が必要な場合でも，いきなり見知らぬ診療室へ呼び入れるのではなく，待合室で十分な問診をして，外科的処置よりも内科的処置を優先し，最小限のチェアタイムで行えるように器具などの準備を行ってから診療室へ誘導する．また，固定などの介助においても，やさしく，しっかり行い，決して恐怖感を与えるようなものであってはならない．安易なハンドオーバーマウス法や抑制具による治療は幼児の心的傷害（トラウマ）の要因となる可能性も指摘されており，欧米諸国では児童虐待としてとらえる国もある．事実，我が国においても抑制治療中，死に至った事例も報告されている．

4）学童期から思春期にかけて

この時期の子どもは次第に論理的思考ができるようになるため，実際に触ったり，操作できる具体的な事例に対して安全に対処する方法を習得できる時期である．すなわち，インフォームド・コンセント（説明・納得・同意）に基づいた対応が，より重要になってくる時期である．さらに，思春期にかけては，思考がより論理的・抽象的になり，不安や恐怖の対象も具体的な物から抽象的な物へと変化していくなどの心理発達を念頭においた対応法が要求される．最近，学校歯科検診でよく指摘されるようになった歯列不正に対する咬合誘導や矯正治療においても，患者の心理をよく理解して行わないと醜形恐怖症の発症のきっかけをつくることにもなり，慎重な対応が必要である．さらに，小児が学校や社会への不適応などのさまざまな問題を背景に有している可能性を考え，心理学的に十分配慮した歯科治療を心掛けることによって，過換気症や心因性ショックなどの不測の事故を避けることができる．

以上，歯科治療において，子どもの健やかな心身の発達を妨げない安全性を重視した対応法が望まれる．

参考文献
1) Erikson, E. H.: Ego Identity and the Life Cycle. Psychological Issue No1. International Univ. press. N. Y. 1956.
2) エリクソン：自我同一性．小此木啓吾（訳），誠信書房，東京，1973.
3) ピアジェ：知能の誕生．谷村・浜田（訳），ミネルヴァ書房，京都，1987.

26 定期検診時における対応

A. 歯科医師の対応

■日本歯科大学附属病院 小児矯正科 荻原和彦

小児歯科臨床における最も重要な分野のひとつに定期検診[1]がある．小児歯科医療はイコール定期検診といっても過言ではないだろう．小児における一般的な臨床対応について考案されなければならないことは今まで述べられてきたが，ここでは定期検診時[2]における歯科医師とコ・デンタルスタッフの対応ならびにエックス線診査時の注意点について述べる．

定期検診時においての対応として歯科医師が基本的に考慮しなければならないことに著者は2つあると考えている．年齢と歯齢を考慮すること，および初診時においての主訴によりその対応に差が生じる．ここではこの2つの点からその対応について述べる．

年齢・歯齢別対応法（表1）

1） 低年齢（図1）

乳歯萌出期あるいは乳歯列期においては主に齲蝕予防を主体とした対応が主要である．家庭内でのおやつの与え方，歯ブラシの指導などがよく行われているかどうかの確認も行う．また一方では，指しゃぶりなどの悪習癖などもチェックする．

2） 永久歯変換期

この時期では永久歯の萌出に伴った前歯の歯列の不正の対応（図2）が大切である．もちろん，齲蝕予防管理システムも平行して行われなければならない．とくに歯列に関しての検診では，切歯の萌出方

表1 Hellman の歯齢と歴齢

Hellman の歯年齢		歴齢
IA	乳歯萌出開始期	
IC	第二乳臼歯萌出開始期	
IIA	第二乳臼歯萌出完了	
IIC	第一大臼歯萌出，前歯交換開始期	6歳前後
IIIA	第一大臼歯萌出完了期	
IIIB	側方歯群交換期	
IIIC	第二臼歯萌出開始期	
IVA	第二臼歯萌出完了期	12歳前後
IVC	第三臼歯萌出開始期	
VA	第三臼歯萌出完了期	

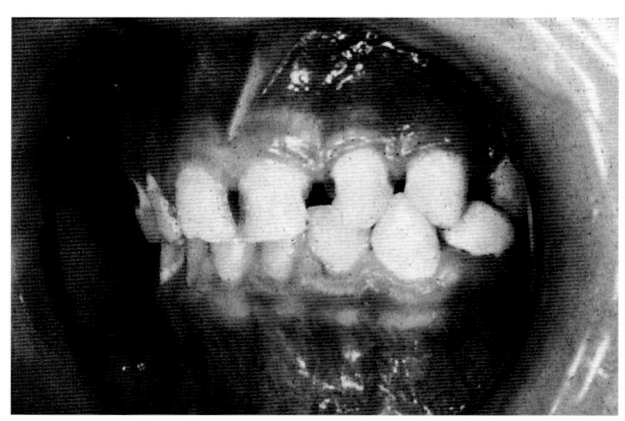

図1 低年齢の口腔内．

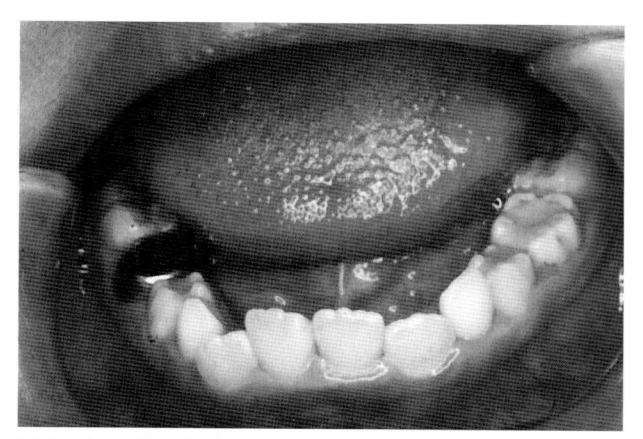

図2　切歯部の歯列不正（右図：正面観）．

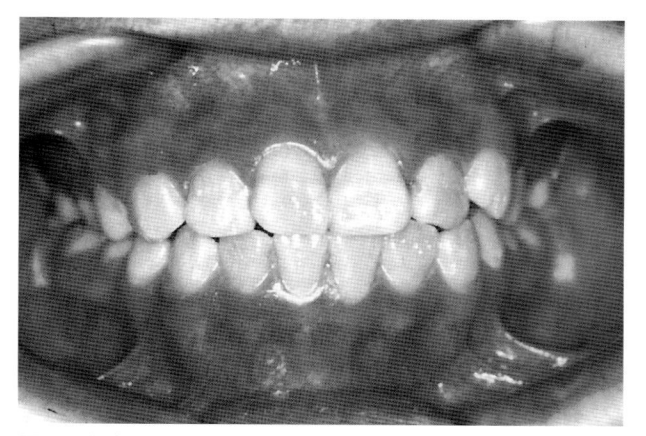

図3　永久歯列期．

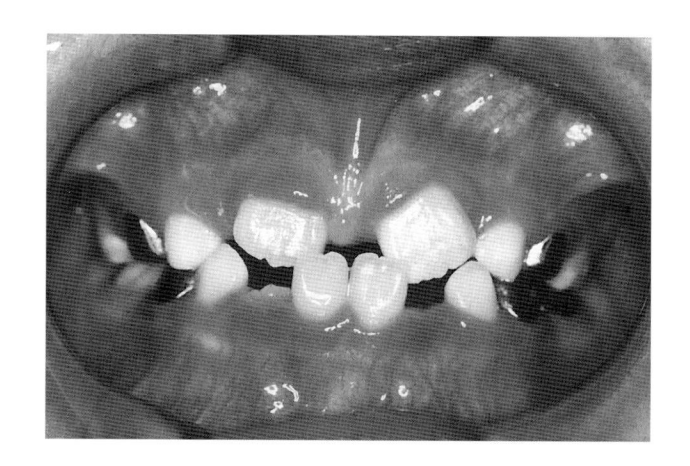

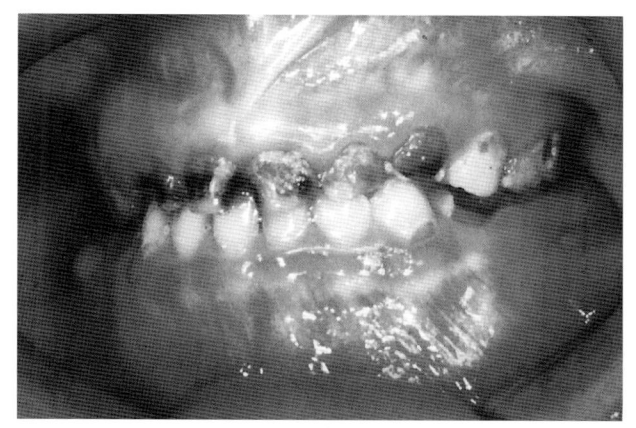

図4　重症齲蝕型．

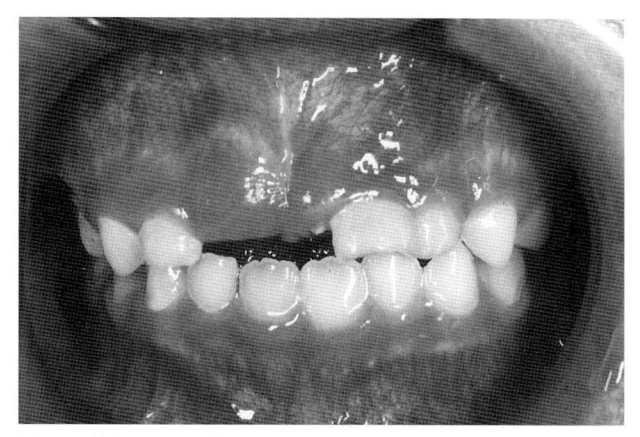

図5　外傷による前歯．

向など将来咬合の問題が生じる可能性も考えなければならない．また第一大臼歯が萌出する時期でもあるので，齲蝕予防に対応しなければならない（方法として，フッ素の塗布，窩塡法[1]などがある）．

3）永久歯列期（図3）

第二大臼歯を含め，すべての永久歯が萌出完了する年齢は12歳である．この時期では第二大臼歯の萌出が完了し，永久歯列期を迎える．小児歯科患者として，そろそろ卒業する時期でもある．齲蝕の診査と歯口清掃を徹底することである．この時期は将来の歯周疾患に対する予防法に関して指導，教育する最も大切な時期であろう．

主訴別対応法

1）重症齲蝕（図4）[3]

重症齲蝕型で来院した患児であるから，齲蝕治療を中心とした小児期の対応である．この場合，主に不協力児が多い．そのため患児に対しては，治療中で頑張ったことを常にほめてあげると同時に，口腔衛生指導はもちろんのこと，定期的な診査が重要であることを常に念頭に対応する．

2）外傷（図5）

外傷患児の場合，初診児において話すことの大切なことのひとつは，後継永久歯に与える影響である．そこで，外傷を受けた小児に対しては，永久歯の萌出に対する注意と考慮が大切となる．もし，定期検診時に，永久歯の萌出に問題が生じるときには今後

図6 噛み合わせの不全.

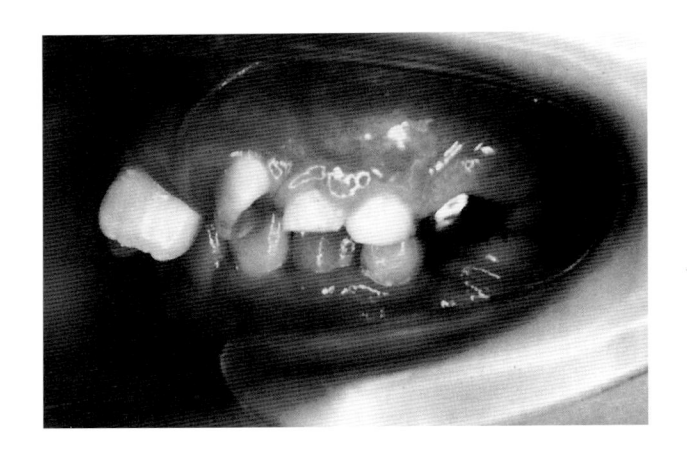

の対応について，歯並びの問題についての早期の説明が重要である．

3） 予防

齲蝕予防で定期診査に来院する対応としては，保護者の期待は齲蝕の発生がないことである．このとき，大切な対応は予防填塞とC_0への対応である．早期の予防填塞に対し，保護者に説明するとともにC_0に関しては，このままフッ素塗布とプラークコントロールによって進行していかない方法も説明しておくとよい．また，決して齲蝕が発見されたとしても「しかりつけてはいけない」．患者側も努力しているのであるから，やむを得ないこともあり，許してあげる対応も必要である．

4） 噛み合せ（図6）

噛み合せを主訴としている患児の定期検診の対応としては，いつから開始するかについての話しが必要となる．観察することの意義といつ治療を開始するか適切な時期を定期検診のときに話すのがチャンスである．同時に口腔内の清掃法や齲蝕の予防にも対応していかなければならない．

参考文献
1) 荻原和彦ほか：標準小児歯科学．デンタルフォーラム，東京，1998．
2) 黒須一夫ほか：現代小児歯科学—基礎と臨床—．医歯薬出版，東京，1993．
3) 長坂信夫：小児歯科アトラス．クインテッセンス出版，東京，2001．

B．コ・デンタルスタッフの対応

■日本歯科大学附属病院 小児矯正科　荻原和彦

　コ・デンタルスタッフの役割は小児歯科医療を行う中心的な存在で，その診療を成功させる上で重要である（**図1**）．コ・デンタルスタッフは受付，助手，歯科衛生士などがその任を果たすのである．それらの役割分担は定められてはいるものの，三者がスムーズに連絡を取りながら定期検診時に対応していかなければならない．

受付での対応（第1回目の定期診査時）

　久しぶりに定期診査として来院するのであるから，患者サイドにおいては不安や楽しみなどそれぞれ異なった気持ちである．受付では，来院したときそれを早く読み取って言葉をかけてあげることが大切である．患者さんの名前を覚えてあげることも必要であろう．
　「×××ちゃん，久しぶりネ．ずいぶん大きくなったネ，今日はお口の中を見せて」などと，親しく声をかけてあげることによって久しぶりに来院したときの印象は，とても今後の長いつき合いになってくるときに効果的である．とくに第1回目の定期検診の対応は今後の定期検診を成功させていく第一歩となる．

歯科衛生士の対応

　定期診査時での業務として，口腔内の衛生状態のチェックはもちろんのこと，ブラッシング指導，PMTC（Professional Mechanical Tooth Cleaning）などの重要な業務がある．PMTCは口腔清掃を行うことはもちろんであるが，フロッシングの使用時に，見逃されやすい隣接面のカリエスをチェックすることができる利点がある．口腔内診査をするときには必ずチャート用紙を利用し，コメントなどを記入しておけば，次回来院時に比較でき，より効果的な指導が可能である（**図2**）．

　歯科衛生士がブラッシング指導を行う際に，低年齢であれば「おねえちゃんがちゃんと教えてあげるから」などと自分を「おねえちゃん」という表現により患者に心やすさを与えるようにするのもよい．しかし，年齢が高くなるにつれて「おねえちゃん」から「先生」へと変えるようにするのもよい．患児には「先生」という意識を与えるほうがより一層よい効果が得られると考えている．したがって歯科医師も歯科衛生士を患者さんの前で呼ぶときも「先生に指導してもらいましょうネ」というようにしている．

助手の対応

　助手の対応は，今まで述べてきたコ・デンタルの中で受付や歯科衛生士などと異なり，その役割分担の範囲は大きい．したがって，患者さんへの対応は定期検診時のときの診療の流れを十分に熟知しスムーズに配慮する心掛けが大切であろう．

その他の対応例

　定期診査に来院する患者さんが第1回目，2回目

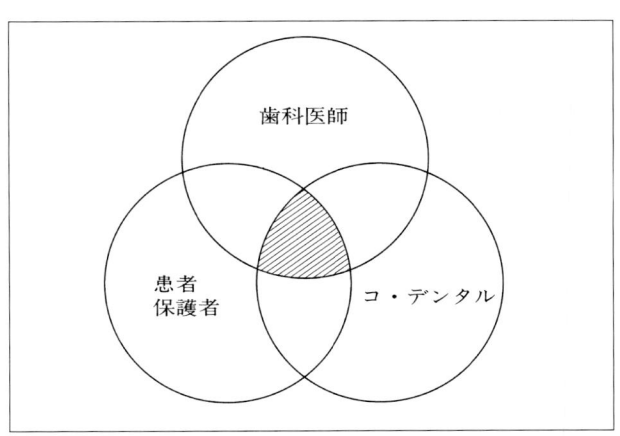

図1　小児の定期検診を成功させる3つの輪．

指導管理　　　　　　　　　No. ＿＿＿＿＿

年　　月　　日

プラークの付着	✕	✕	✕	✕	✕	✕	✕	✕	✕	✕	✕	✕	✕	✕	✕	✕
	8	7	6	5	4	3	2	1	1	2	3	4	5	6	7	8
プラークの付着	✕	✕	✕	✕	✕	✕	✕	✕	✕	✕	✕	✕	✕	✕	✕	✕

歯科衛生士による指導　有・無　　衛生士氏名　　　　　　指導時刻

指導内容（口腔清掃について）＿＿＿＿＿＿＿＿＿＿＿＿＿＿＿＿＿＿＿＿
＿＿＿＿＿＿＿＿＿＿＿＿＿＿＿＿＿＿＿＿＿＿＿＿＿＿＿＿＿＿＿＿＿＿
＿＿＿＿＿＿＿＿＿＿＿＿＿＿＿＿＿＿＿＿＿＿＿＿＿＿＿＿＿＿＿＿＿＿

その他＿＿＿＿＿＿＿＿＿＿＿＿＿＿＿＿＿＿＿＿＿＿＿＿＿＿＿＿＿＿＿＿

年　　月　　日

プラークの付着	✕	✕	✕	✕	✕	✕	✕	✕	✕	✕	✕	✕	✕	✕	✕	✕
	8	7	6	5	4	3	2	1	1	2	3	4	5	6	7	8
プラークの付着	✕	✕	✕	✕	✕	✕	✕	✕	✕	✕	✕	✕	✕	✕	✕	✕

歯科衛生士による指導　有・無　　衛生士氏名　　　　　　指導時刻

指導内容（口腔清掃について）＿＿＿＿＿＿＿＿＿＿＿＿＿＿＿＿＿＿＿＿
＿＿＿＿＿＿＿＿＿＿＿＿＿＿＿＿＿＿＿＿＿＿＿＿＿＿＿＿＿＿＿＿＿＿
＿＿＿＿＿＿＿＿＿＿＿＿＿＿＿＿＿＿＿＿＿＿＿＿＿＿＿＿＿＿＿＿＿＿

その他＿＿＿＿＿＿＿＿＿＿＿＿＿＿＿＿＿＿＿＿＿＿＿＿＿＿＿＿＿＿＿＿

年　　月　　日

プラークの付着	✕	✕	✕	✕	✕	✕	✕	✕	✕	✕	✕	✕	✕	✕	✕	✕
	8	7	6	5	4	3	2	1	1	2	3	4	5	6	7	8
プラークの付着	✕	✕	✕	✕	✕	✕	✕	✕	✕	✕	✕	✕	✕	✕	✕	✕

歯科衛生士による指導　有・無　　衛生士氏名　　　　　　指導時刻

指導内容（口腔清掃について）＿＿＿＿＿＿＿＿＿＿＿＿＿＿＿＿＿＿＿＿
＿＿＿＿＿＿＿＿＿＿＿＿＿＿＿＿＿＿＿＿＿＿＿＿＿＿＿＿＿＿＿＿＿＿
＿＿＿＿＿＿＿＿＿＿＿＿＿＿＿＿＿＿＿＿＿＿＿＿＿＿＿＿＿＿＿＿＿＿

その他＿＿＿＿＿＿＿＿＿＿＿＿＿＿＿＿＿＿＿＿＿＿＿＿＿＿＿＿＿＿＿＿

図2　口腔衛生指導管理チャート．

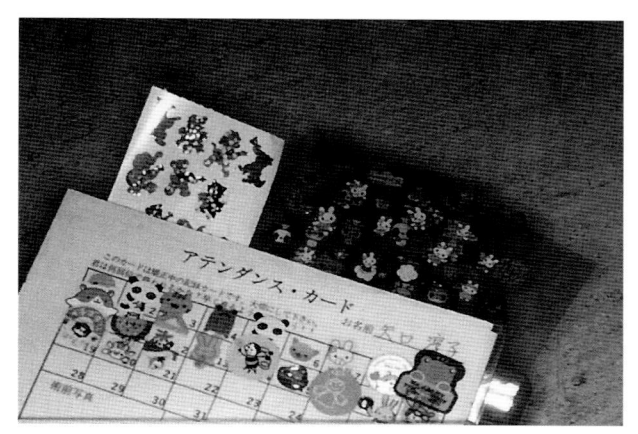

図3 シール（定期検診のためのカードの利用も効果的）．

図4 証．

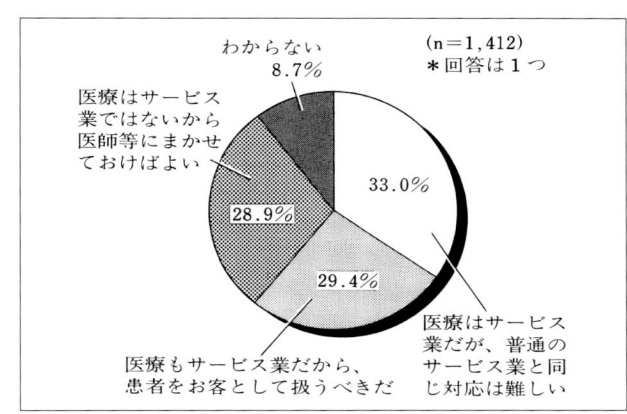

図5 21世紀の医療は"サービス"という考え方（平成7年版「厚生白書」厚生省編）．

と回を重ねてゆく．そこで，定期検診ごとにシールをあげることも大変よいことである（図3）．患者サイドにしてみると，定期診査に来院したときの最後の対応として，このようなことをすることにより，次回来院が楽しみになる効果がある．このような意味からすると受付のアポイントメントカードはシールが付け加えられるように工夫するのもよいと思われる．

長期的に来院した患者さんに対して，永久歯列が完成した時点でよく頑張ったことを示す，証を与えるのも小児が喜ぶと思われる（図4）．

また，定期的な診査時の診療室の対応としてクリスマスにはクリスマスツリーを飾り，診療室の雰囲気を盛り上げるのも効果的な対応かもしれない．

これらの対応は，コ・デンタルスタッフの助けなしにはできないことである．

おわりに

歯科医院の21世紀は医療を「サービス業」と考える．平成7年度版「厚生白書」厚生省編によれば，国民の意識は医業もサービス業という認識が年々増加している[1]（図5）．患者さんが来院したときの基本的な対応の心は「患者様は王様である」という気持ちを持つことが基本ではないだろうか．

参考文献
1）永山正人：新歯科医院経営のすべて．一世出版，東京，2000．

C. エックス線検査時の注意点

■日本歯科大学附属病院 小児矯正科 荻原和彦

定期検査時におけるエックス線診査は，非常に重要な役割を果たす．現代の小児のおかれた現状は生活環境，成長発達，文化も変化し，核家族，モータリゼーション，漫画，TVゲームなど新たな問題に直面している．このような時代の中での定期検診時におけるエックス線検査時の注意点について述べる．

低年齢児で非協力児の場合

定期検診で来院した場合，齲蝕などの隣接面カリエスの発現の場合なるべくエックス線写真を撮影するのでなく，他の方法（フロスシルクなど）で行うほうがよいが，どうしても撮影しなければならない場合，エックス線被曝の問題が生じる．筆者は，患児と母親の二人に被曝防具を用いている（図1）．このようにすることにより，小児も安心し正確なエックス線写真を撮影することができる．

永久歯の萌出異常が疑われる場合

正中過剰歯による前歯の正中離開や側切歯，第二小臼歯の先天性欠如は襲来の不正咬合の原因のひとつにあげられる．乳歯と永久歯との関係を診査するとき，このような意味においては，全顎のパノラマエックス線写真は有効な方法である（図2）．

一般的注意事項

1） エックス線診断の限界を知る

確定診断をするときには臨床症状を十分に検討した上で行う．

2） 国際化の時代

近年，外国で生活した人が日本に帰国するケースが目立ってきた．外国で生活した人々はとくにエックス線の被曝に対してかなり敏感となっている．これは国状の相違もあると考えられるが，日本の状況なども説明した上でエックス線の撮影を行わないとトラブルを生じることがあるので，注意が必要である．

3） 正確なエックス線写真を撮影

口腔内エックス線撮影の種類をあげると**表1**のようである．それぞれの特色を生かした撮影をすることが大切となる．

たとえば，根管長を測定するときには，二等分（面）法，歯槽骨の吸収程度を診断する．隣接面の齲蝕の有無などは咬翼法がある．咬合法の場合，小児には大きいので適当な大きさにフィルムを切って

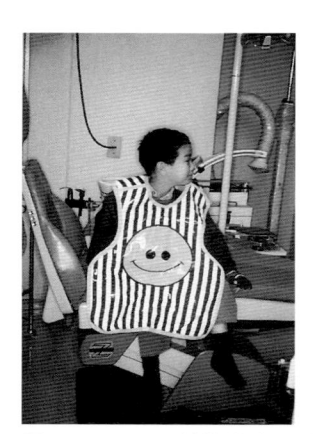

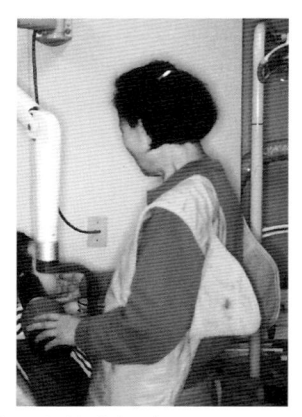

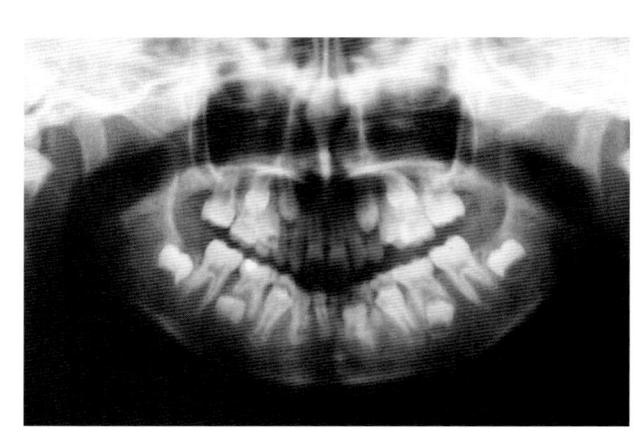

図1 エックス線被曝防具（小児用と補助者用）．

図2 パノラマエックス線写真．

表1　口内法エックス線撮影の種類

二等分（面）法
　a．垂直的角度（等長法）
　b．水平的角度（正放射投影，偏心投影）
歯頸部投影，歯槽頂投影
平行（投影）法
咬翼法
咬合法
口内法による特殊な撮影法
　a．偏心投影法
　b．立体撮影法
　c．二重撮影法
　d．幾何作図法
　e．軸投影

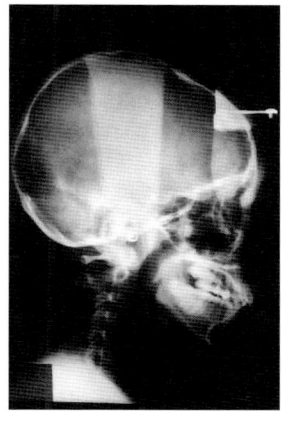

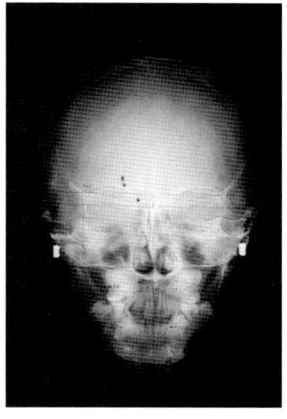

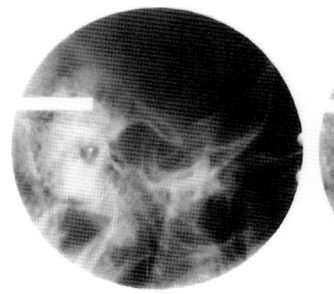

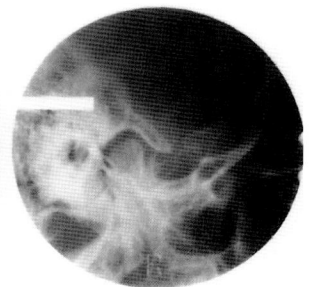

図3　頭部エックス線規格写真．

図4　顎関節規格写真（右側）．

用いる．また口外法による方法には頭部エックス線単純撮影法（図3），顎関節側面の撮影（Schüller法）（図4），断層撮影法，パノラマエックス線撮影法などがある．

4）放射線被曝[5]

ICRP（国際放射線防護委員会）では，基本的な考え方として，3つあげている．(イ)正当化（プラスの利益を生む），(ロ)最適化（経済的，社会的要因を考慮し低く保つ），(ハ)制限（線量制限）．

以上3点を注意しながら撮影に対応する．小児歯科臨床においては，胚や胎児への被曝は母体を通しての胎内被曝であるので，その影響を受けやすい．

小児期ではなるべく被曝を避けたほうがよい．その理由として代謝が旺盛なため放射線の感受性が大きい．骨髄（赤色髄）の分布の割合も多くさらに生殖腺の被曝の危険が多い．したがって十分な防護衣を着けると同時に，撮影回数を減らすことが肝要と考えられる．

胚と胎児への危険度についても考慮されなければならない．放射線感受性は胚発生の時期に応じて異なる．その時期と線量との関係はICRP（1990年）の勧告では表2に示したとおりである．

その他の注意事項

エックス線の撮影枚数を減らすことにより被曝量が避けられるが，そのためには正確な撮影法により失敗を防ぐことである．必要で最小限の枚数を撮影することが大切となる．

参考文献
1）古本啓一ほか：歯科放射線学．医歯薬出版，東京，1995．

表2　被曝時期ならびに線量と発生確率（古本ほか）[1]

	影響の種類	しきい線量と発生確率	問題となる被曝時期
確定的影響	胚（胎芽）死亡	しきい線量　約0.1Gy以下	着床前〜前床直後
	奇形・発育異常	しきい線量　約0.1Gy	奇形：受精後2〜8週 発育異常：すべての時期
	精神発達遅滞	しきい線量　約0.12〜0.2Gy以上 発生確率　0.4〜0.1Sv^{-1}	受精後8〜25週
確率的影響	小児癌の誘発	発生確率　$(5.0 \times 10^{-2}Sv^{-1}) \times (2〜3)$	すべての時期
	遺伝的影響	小児と同程度	すべての時期

27 診療中における対応

A．歯科医師の対応

■北海道医療大学歯学部 小児歯科学講座　五十嵐清治・廣瀬弥奈

基本的な考え方

小児歯科の臨床では，歯科診療時の対応は小児の来院時から始まっていると考えるのが望ましい．家を出るときや待合室での保護者と小児の感情，入室時の相互の反応なども，術者や歯科医療従事者（スタッフ）の初期対応を左右する要因となる．診療室への入室時にすでに種々の抵抗を示す小児，時には泣き叫んでいるような小児では，初回の受診前に驚かされたり，拘束あるいは痛みなど，恐怖心を抱かせる何らかの不幸な体験をしていることが考えられる（表1）．したがって，このような場合には診療に適応し難い心理状態にあることを術者やスタッフは認識しておく必要がある．

一方，小児は好気心が旺盛で何にでも興味や関心を示すことがある（表2）．初めて診療室に来院した場合など，物珍しそうにあちこちを見回したり，待合室や診療室の装飾物や雰囲気，さらには治療用ユニットや小器具に興味を示すこともある．このような小児では過去に恐怖心を抱かせるような体験をしていないことが推察される．したがって，このようなケースでは術者やスタッフが行動変容法（行動療法，表7）などを駆使して適切な診療への導入を図れば，診療に適応できる小児，診療に協力的な小児へと導くことが可能である．しかし，反対に対応が不適切であれば，診療に適応できない小児（非協力児）をつくってしまうことになるので，十分に心して対応する必要がある．

また小児のものの考え方（表2）や情緒の特徴（表3）も十分に把握しておくことが大切である．小児は心身ともに未熟であり，考え方や理解の仕方，発想も単純である．具体的な表現をしないと理解できない．さらに自己中心的で抑制がきかず，突発的な行動をとるのも特徴の一つである．したがって，表1～3に示す小児の特徴を十分に把握・理解した上で対応することが望ましい．

表1　恐れや不安を引き起こす原因

1．模倣，教示，暗示に基づく恐怖
2．驚愕経験に基づく恐怖（不幸な経験）
3．社会的未成熟に基づく恐怖
4．成人をおどかす手段としての恐怖
5．病的な恐怖

表2　小児のものの考え方

1．好気心が旺盛
2．考え方や理解の仕方が具体的
3．自己中心的
4．抑制がきかず突発的な行動

表3　小児の情緒の特徴

1．情緒の持続時間が短い
2．一過性である
3．強烈で爆発的である（パニック）
4．喜怒哀楽の変化が激しい

表4　小児患者の受診状態と対応

小児の協力度のタイプ	治療時の小児の反応	治療時の対応	
・協力的な小児	積極的に協力する小児	治療器具や内容の説明	一般的対応法に準ずる，時として抑制具を使用
・やや協力的な小児	緊張は見られるが，協力しようとする小児	説明と説得（TSD方式の応用）不意の動きに対する対応処置の考慮	
・やや非協力的な小児	緊張は強いが我慢しようとする小児	説得と説明（TSD方式の応用）本人の了解のもとに時により抑制具使用	
・非協力的な小児	治療を始めようとすると拒否する小児	説得と説明 抑制具の使用	抑制的対応法に準ずる
・まったく非協力的な小児	興奮状態にありまったく協力できない小児	抑制具の使用	

（黒須一夫：小児の歯科医療心理．医歯薬出版，東京，1987より作成）

表5　治療時の一般的対応法と注意事項

1. 恐怖心を与えないように配慮する（TSDの応用，信頼関係，無痛治療，他）
2. 年齢に合せた積極的な話しかけを行う（親しみとラポールの形式）
3. 治療時間を可及的に短かくする（10〜30分以内）
4. ラバーダム防湿を行う（無用な刺激の排除，軟組織の排除，手術野の明示と確保など）
5. 診療態勢を整備して治療の効率化を図る（4 handed dentistry，器具の整理整頓，治療手順の整備など）
6. 痛みを与えない（診査時の無用な刺激の排除，局麻時の表面麻酔の利用など）
7. 緊急を要さないときは簡単な処置から始める
8. 抜歯などの外科処置は患児が慣れてから行う
9. うそやごまかしをいわない（信頼関係）
10. 初診時以外は母子分離を行って，術者と患児のコミュニケーションを図るようにする
11. 治療終了時には励ましやほめことばをかけ（正の強化），次回来院時の親密感をもたせる

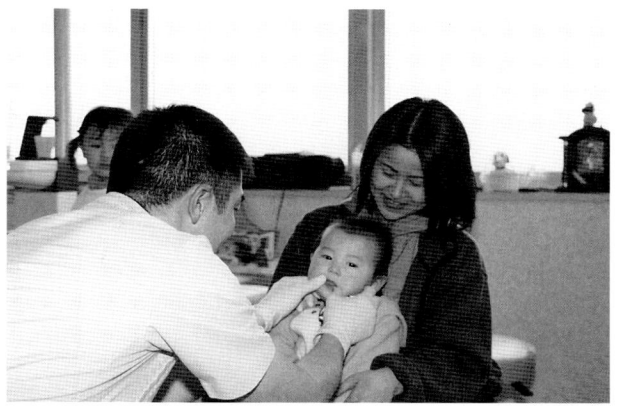

図1　乳児と低年齢の幼児の場合は母親の協力を得て，抱かれたままで診査を行うこともある．

小児患者の受診状態と対応法

来院した小児は協力的な者から治療環境にまったく適応しない者までの5つのタイプに分類することができる（表4）．

小児によっては自宅を出る前から，あるいは治療に先立つ待合室においてすでに緊張し，不安や恐怖，あるいは疼痛を予感しているなど，種々の情動変化が生じている．そしてこれらの変化は診療室に入り，実際の歯科治療が行われるときには最高潮に達し，歯科診療時の協力度合に種々の差を生じさせる．したがって，診療時の一般的対応法（表5）に準じ，無用な我慢や緊張の持続を強いることのないように注意する．とくに治療中に恐怖心を与えぬよう対応に十分配慮する必要がある．

小児への対応法

1）　生後1歳未満の乳児の場合

術者やスタッフとの会話はまったく不可能で，乳児自身も診療に関してはまったく無関心な状態である．しかも，口腔やその周囲に触れられただけで強い拒否反応を示す．したがって，母親に抱かれた状態でかまわないから手早く診査・処置を行い（図1），不快な味や臭い，痛みなどの刺激を極力与えないように配慮する．乳児は刺激を受けると泣き叫ぶことを認識しておくことが必要であろう．

2）　1歳以上3歳未満の幼児の場合

この年齢の幼児はよほど単純な内容のものでない限り，術者との会話は不可能である．しかし，話せないから，理解できないからといって「声かけ」を行わないと，小児とのコミュニケーションは得られない．声の調子や表情などで意志の疎通を図るようにする．診療中の術者やスタッフの優しい言葉づかいや「○○ちゃん」などの声かけで小児との意志の交流を図り，簡単な処置を手早く行うようにする．

表6 歯科治療時の代用語

タービン	ジェット機
電気エンジン	自動車
バキューム	電気掃除機
スリーウェイシリンジ	シャワー
気銃	風さん
水銃	水鉄砲
ラバーダム防湿	レインコート
注射	ムシさんを眠らせる薬，しびれ薬
エックス線	歯のカメラ
乳歯冠	歯の帽子
ロビンソンブラシ	先生の歯ブラシなど

しかし，過去の歯科診療で痛い体験をしたり，受診時に急性症状を伴っているような場合には，相当の緊張と恐怖感を持っているものである．したがって，小児の心の動きや反応，行動には十分配慮して対応する．緊急を要しない場合は，手用歯ブラシによるブラッシング（Br.）や齲蝕進行抑制処置など，単純で不快感の少ない処置を手早く短時間で行うようにする（表5）．要は診療時間を可及的に短縮し，診療から早く解放してやることである．

一方，急性症状を伴っている場合には，症状の緩和・改善を図るためにも強制的な対応は止むを得ない処置と思われる．ただし，診療中における偶発事故を防止するためには突発的な身体の動きを抑制し，局所麻酔（局麻）下で無痛的に手早く処置を完了する．さらに診療後の対応では行動療法（表7）を取り入れて，よくできたことを強調し，ほめるなどの強化因子を与える配慮が必要である．この対応は2歳後半以降の小児にはとくに必要であり，重要な点である．小児歯科専門医の中には拘束下での治療（強制治療）による「小児の心の傷」を危惧される方もおられるが，症状を改善するためには止むを得ない対応と思われる．小児の情緒の特徴である未熟性，情緒の持続時間が短く一過である特性（表3）に期待し，愛情を持って対応する．さらに小児の気分転換を図り，心の傷を可及的に残さないように配慮し，帰るときにはバイバイができ，次回も来院するように対応するのがポイントである．

3） 3歳以上6歳未満の幼児の場合

3歳以上になると幼児は自分を認識するようになり（自我の確立），簡単な言葉を1,000語近く理解して使用できるようになるので（会話可能期），積極的に話かけ，意志の疎通を図るように努める．小児歯科診療ではよく使用される治療用器具の代用語（表6）を使用してコミュニケーションを図り，系統的脱感作法（TSD法を含む），オペラント条件づけ法，モデリング法などの行動療法（表7）を適宜応用し，小児が診療環境に適応できるように配慮する．初めて歯科を受診する者には恐怖心を与えぬように配慮し，すでに恐怖心を持っている小児に対しては行動療法を適応して診療環境に慣れさせることが大切である（表5）．さらに急性症状のある者に対しては，前述したように，症状の改善を図るために局麻下で無痛的に迅速に対応する．この際，小児の心の傷を極力少なくさせるために，治療後の対応にはとくに配慮することが重要である．

表7 小児歯科臨床で用いられる行動変容技法（行動療法）

1. レスポンデント条件づけ（パブロフ型，古典的）：環境や言葉遣いに配慮
2. オペラント条件づけ法（スキナー型，道具的）
   - オペラント強化技法
      - 正の強化……トークンエコノミー（Token Economy）法など
      - 負の強化
   - オペラント消去技法——消去法（強化除去）……タイムアウト（Time Out）法
      - 過剰修正法（ちらかしたら整理させるなど）
      - 反応コスト法（望ましくない行動に対しトークンを取りあげるなど）
      - 随判練習法（望ましくない行動にペナルティを課すなど）
      - 嫌悪療法
      - ※別に項目：ハンドオーバーマウス（Hand Over Mouth）法
   - レスポンデント技法——脱感作療法（TSD法，ボイスコントロールなど）
      - フラッディング（Flooding）法など
   - モデリング法
      - 生モデル（チェアサイド）
      - 象徴モデル（ビデオ，本など）
   - TEACCHプログラム（Treatment and Education of Autistic and Related Communication Handicapped Children
   - 遊戯療法（治療の模擬体験など）

（日本障害者歯科学会ニュース・レター，2000年6月発行より作成）

B. コ・デンタルスタッフの対応

■北海道医療大学歯学部 小児歯科学講座 五十嵐清治・北医療大医科歯科クリニック 小児歯科 野呂大輔

基本的な考え方

1) 必要な補助者の協力

成人でも同様であるが，とくに小児においては可能な限り診療時間や拘束される時間の短いことが望ましい．成人では疼痛（齲蝕など）や歯の動揺（歯周疾患や外傷など）などの不都合な歯科疾患を改善するために自分の意志で来院していることより，歯科医（術者）や歯科医療従事者（コ・デンタルスタッフを含む：補助者）の指示を守るし，当然守ろうと努力するので，診療では協力的である．しかし低年齢児の場合は，保護者（母親）が齲蝕などの歯科疾患に気づいて小児を受診させるのがほとんどである．このため，なかには歯科に来ることも知らずに来院するので，診療に対する心構えや認識はまったくなく，緊張や違和感，不安や恐れを持ち，診療環境に溶け込めない小児も多い．したがって，初診で来院する小児では恐怖心などを持っていなくても協力的でないのが普通である．しかし診療を円滑に進め，治療を確実に行うためには，受付も含めた補助者の適切な協力が必要不可欠である．

2) 4 handed dentistry

診療を効率的に行うためには術者と補助者の4つの手による診療，いわゆる4 handed dentistryでの対応が必要である（図1）．このシステムは術者と補助者の協調動作によって診療を進めるため，術者の小児歯科診療に対する考え方や対応法を理解した上で，補助者は小児の特徴，性格や協力の度合，恐怖心の有無や程度を把握し，診療が円滑に進むように常に配慮しなければならない．個々の患児の診療目標を理解し，診療内容を把握した上で器具や材料の手渡し，バキュームやスリーウェイシリンジの操作を行う必要がある．適切な時期に必要な補助を行い，術者と補助者が一体となって，協調した作業が進行することにより，短時間での効率的な診療が可能となる．

3) 小児・保護者と医療者側との関係

小児歯科の臨床では，術者のみならず補助者においても，診療を受ける小児と付添人（保護者：母親）との対応が必要である（図2）．すなわち，小児を中心にして，術者や補助者と保護者による3者の人間関係が存在するなかで診療が進められる．そこで，小児に対しては「○○ちゃん」などの声かけのもとに，理解できる平易な言葉と優しい言葉遣いで接する．適切なタイミングによる優しい声かけや対応は，小児とのラポール形成（親近観や信頼感の育成）に

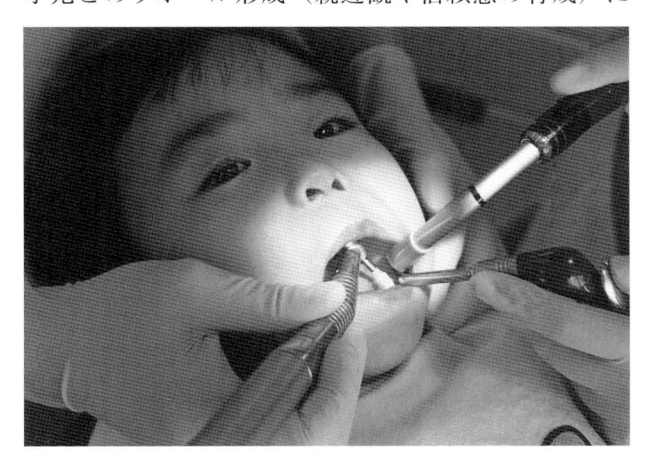

図1 4 handed dentistry．初めて診療を受ける場合には歯面清掃，スプレー，バキューム操作などを事前に体験させ，協力的な小児となるように行動療法などを適応して導入を図る．図はラバーカップにて歯面を清掃し，バキュームとスリーウェイシリンジにて洗浄・吸引しているところである．

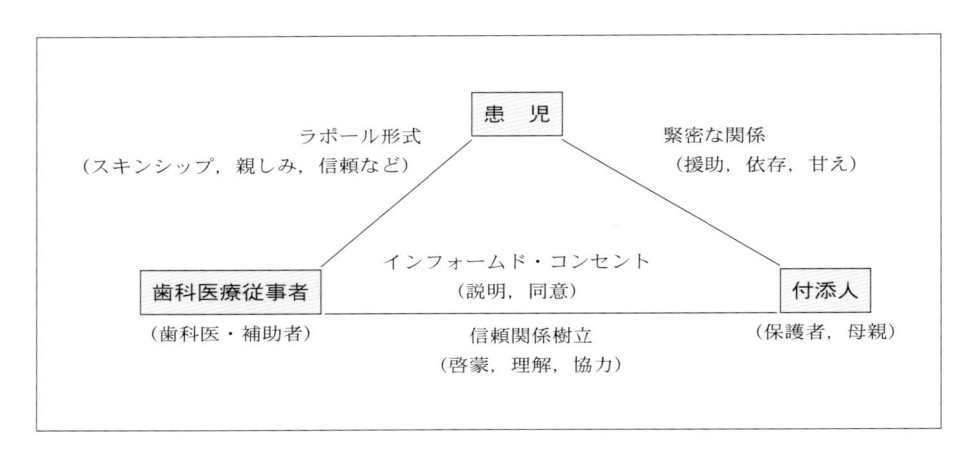

図2 患者,歯科医療従事者,保護者の関係.

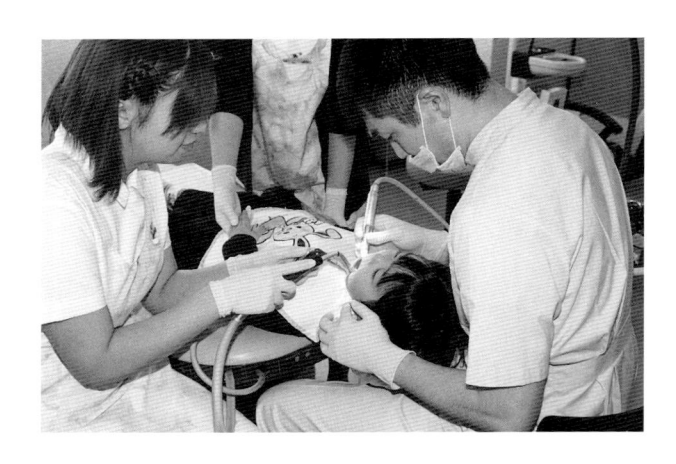

図3 診療中の突発的な動きに対しては補助者は患児の手を軽く握るなどする.図は4 handed dentistryにて歯面清掃を行っており,もう1人の補助者が患児の手を軽く握っている.

必要不可欠である(図2).また小児の突発的な動きを予測して軽く手を握ったり,身体に優しく触れるなどの対応で小児の体動をある程度制御でき,小児とのスキンシップも高めることができるので,補助者は常に声かけを行い,身体に優しく触れるように対応することが望ましい(図3).

一方,保護者(母親)にもいろいろなタイプの方がおり(表1),術者や補助者はその人の考え方や特徴をいち早く把握し,母親の信頼と協力を得るように努めることが重要である.術者や補助者の母親への対応の適否がその後の診療の成否を左右することから,保護者や母親に対する好ましい対応も補助者の重要な職務といえる(図2).

低年齢児であれば必ず保護者(母親)が付添ってくるが,このこと自体は医療者側からみれば大変好都合なことである.主訴,現病歴,患児の性格や家庭内での状況,兄弟関係,成長・発達や既往歴など,診療上必要な情報が得られることはもとより,インフォームド・コンセント(患者・保護者への診療内容の説明と同意)の観点からも保護者の存在は必要不可欠な要素といえる.小児歯科診療に理解を示して指示を守るなど,協力的な保護者がいる反面(表1),恐怖心が強く指示を守らず,清掃不良や齲蝕発生などを小児の責任にしたり,さらには歯科医師や補助者を「押えつけたり,注射をしたり,歯を抜く」などの恐しい存在として,日常生活のしつけのなかで我々医療者側を恐しいと思わせる言動をしている保護者もいるので(表1),その対応には十分心して当らなければならない.すなわち,術者や補助者は緊張感や違和感,不安や恐怖を持った小児との人間関係を良くし(ラポール形成),一方では保護者に治療の目的や内容,診療に対して拒否反応を示した場合の対応などを理解して頂いた上で(啓蒙,教育,理解など),小児の診療を円滑に進めるために協力的になるよう,保護者の教育にも努めなければならない(図2).

対応の実際

1) 1歳前後の乳幼児の場合

小児の診療を円滑に進めるためには,来院した小

表1　付添って来院する保護者（母親）の診療に対する反応や態度

A．デンタルIQが高い場合
・保護者自身が術者や補助者の説明に対して理解を示し，指示を守る（協力的）
・保護者自身の歯科診療に対する知識を基に，小児の診療に対する意見や希望を一方的に述べ，術者や補助者の説明や指導を受け入れない（協力的でない）

B．デンタルIQが低い場合
・症状を正しく把握し，的確に伝えられない（情報が得られない）
・術者や補助者の説明が理解できない，質問もしない（無知・無関心，協力的でない）
・歯科診療に対し悪いイメージが先行し，恐怖の対象として見ている（対応が困難，注意を要する）
・歯科疾患や診療，予防に対して無関心

C．その他
・過保護，放任などにより，診療の進行に妨げとなる（非協力）
・歯科診療に対し，自分の意見を述べずすべて任せてしまう（無関心，無責任）
・事実を歪曲したり隠したりする（奇形や感染，特殊な疾患の場合）

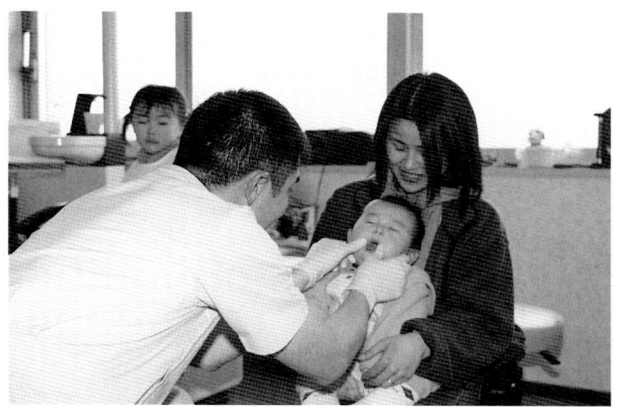

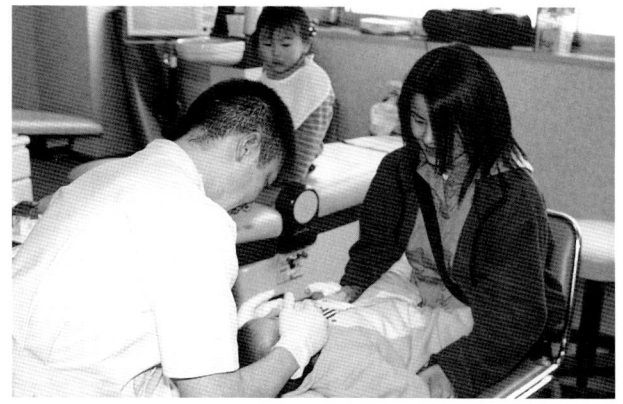

図4　1歳前後の乳幼児の場合は診査は母親の協力を得て行う．左図は母親に抱かれた状態で診査，右図は術者と母親が向い合って座り，小児の下肢は母親の腰に当て，両手を握り，両腕で小児の下肢を固定して診査する．

児が診療を受け入れ，できれば協力的になることであるが，このためには術者や補助者が恐しい存在であってはならない．反対に，優しく親しみの持てる存在であるというラポール形成の育成が必要である．さらに保護者の信頼と協力のもと，術者と補助者が一致協力して診療に当る必要がある．しかし，1歳前後の小児の場合は，情動の分化やその成熟の度合は未熟で未発達なことにより，術者や補助者は「見知らぬ人」という存在でしかない．また会話によるコミュニケーションはまったく図れない対象である．しかし，実質的診療の前には無関心ゆえに緊張しないのが普通である．したがって，診療に当っては母親の協力を得て行う必要がある．診査などは母親に抱かれた状態か（図4の左），術者と母親が向い合せに座って患児の頭部を術者側に，患児の下肢は母親の腰に，上肢は母親の両手で固定して行うが（図4の右），補助者は診査や処置が迅速に行えるように適宜対応する．

2）1〜3歳未満（低年齢の幼児）の場合

低年齢の幼児の場合も情動は未分化未発達なことより，非常に単純で平易な言葉しか理解せず，術者や補助者はやはり「知らない人」でしかない．したがって，事前に保護者より必要な情報を得た上で，小児と手をつないで入室したり（図5の左），抱きあげて入室し（図5の右），「○○ちゃん」という愛称による声かけを行いながら手早く診療台に乗せる．積極的な小児では必要最小限の指示や誘導で自信を持たせ，神経質で躊躇するような小児ではまず診療

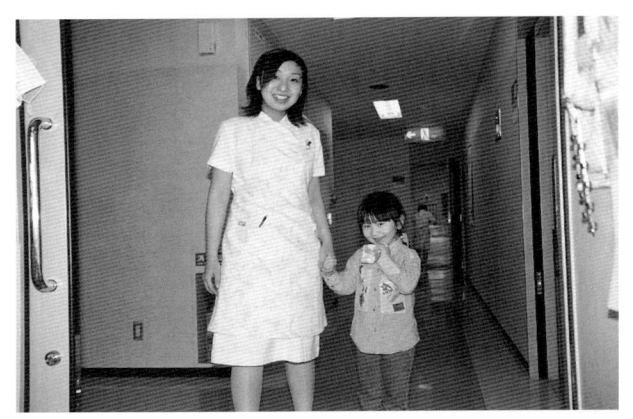

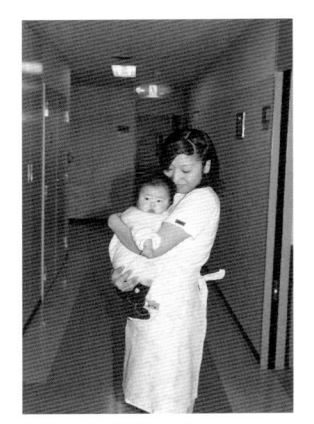

図5 小児を診察室へ入室させるとき，左図は低年齢の幼児の場合，右図は乳児の場合．

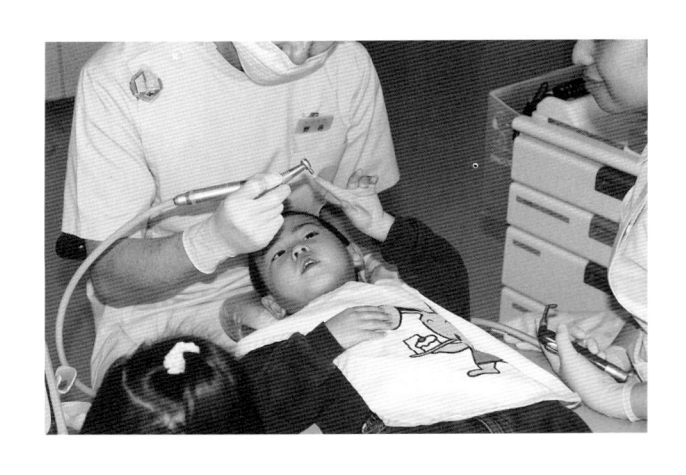

図6 診療台上でTSD法による診療への導入を図っているところ．術者はエンジン用ブラシ（ロビンソンブラシ）にて小児の手指（爪）を清浄し，その後歯面清掃を行うなど，段階を踏んで恐しくないことを体験させる．

台に乗せ，それから落着かせるのもよい．非常に単純なことしか理解できず，見知らぬ場所や物，人に対しても興味よりは恐れを抱くので，補助者は術者の意を汲んで，処置が手早く行えるように配慮する．小児の対応には流れがあり，その流れをつくり調整しているのは術者なので，術者の考え方や対応法，何をどのように処置するかなどを日常臨床より学び，その方針に沿えるように研鑽する努力が補助者としては肝要である．

3） 3歳以上6歳未満の幼児

3歳以上になると簡単な言葉は理解し，コミュニケーションは図れるので（会話可能期），3歳未満児の対応法とは異なる．自分と他人を区別することができ（自我の確立），自己中心的で自分の思うとおりにならないと反抗的になる（第一次反抗期）．しかし，コミュニケーションを図ることで術者や補助者の指示を理解し，協力的になる．ほめられることにも関心を示すので，「○○ちゃん上手ね」などのほめ言葉や励ましの言葉を上手に使い，術者の方針や考え方をサポートするように対応する．また術者と協力して種々の対応法（P.79の表5，P.80の表7）を駆使し，小児が診療を受け入れやすい状態や環境をつくり，4 handed dentistryのもと，小児が診療室で制約や拘束される時間を可及的に短くするように心がける．初診時であったり，急性症状のない場合には，TSD法を応用し（図6），急性症状のある場合には一時的に拘束して，局麻下で応急処置を行うこともあるが，診療中の声かけと励ましを怠らず，帰院するときには治療がよくできたことをほめ，優しい笑顔で次回の来院を約束させるのも補助者の役目の一つである．さらに保護者には診療内容を伝えると同時に，患児がよく頑張ったよい点を強調することも必要な対応である．いずれにしても患児と保護者への対応に十分配慮する必要がある．

C. 予防処置時の対応

■北海道大学大学院 歯学研究科 口腔機能学講座 小児歯科学分野 小口春久

歯口清掃

歯口清掃の目的は，口腔内に存在する多くの細菌やそれらによる産出物，プラーク，歯石などの沈着物および食物残渣などを除去して，齲蝕や歯肉炎の発症を防ぐことである．

1） ブラッシング（刷掃法）

小児歯科臨床においては歯科疾患の年齢特性に対応したきめ細かなブラッシング指導が大切である．

ブラッシングの原則は，①汚れている箇所の確認，②正しい歯ブラシの当て方，③効果的な歯ブラシの運動，④刷掃順序の決定であり，それらを確実に行い実効をあげることが重要である．

2） プラークの染め出し法

プラークと歯は同じ色をしているため，歯の汚染箇所を肉眼で見分けることは難しい．染色液はプラークを赤く染めるため，歯のどの部分を磨いたらよいのかを患児や保護者に明示することができ，目標設定とブラッシングの動機づけになる．また，歯科医師らにとっては，プラークの付着状態の判定と口腔清掃状態の評価ができる利点がある．

患児に染色液を用いる際，口唇などにワセリンやココアバターを塗り，誤って口唇などに染色液が付着してもすぐ取り除くことができるようにする．染め出しは，赤く染まった部分を確認させて刷掃させるだけでなく，再度染め出しを行い，プラークの除去の難しさと必要性をしっかり認識させる．

3） 歯ブラシ

歯ブラシの毛先をどのように正しく全歯面に当たるように持っていくかがポイントとなる．患児に最適な歯ブラシを勧めるときは，刷毛部の形態，植毛状態，毛束の刈り込み，毛先の形状，刷毛の長さ・太さ・硬さ，毛の性状および頸部と把柄部の形態に配慮する．

歯ブラシを歯面に当てて動かす方法には，水平，垂直，回転，描円および振動の各運動がある．効果的な運動法を併用すべきである．ブラッシングの順序を決めておくことも大切である．順序を決めずにブラッシングを行うと，磨き残しが起こりやすくなる．診療中のブラッシングの要点としては，

1） 来院時に必ず歯ブラシを持参させる．その際，毛先が開いていないか，よく見る．

2） 口腔内の歯と歯列に応じた歯ブラシを選択し，最適なブラッシング法を指導する．

3） どの歯，どの歯面を磨いたらよいのか，よく考えて磨かせる．

4） まず最初に患児に磨かせ，不十分なところを術者または介補者が補う．その際，必ず保護者にも十分でない箇所を確認させる．

5） 歯ブラシの毛先が正しい位置にあり，歯ブラシと歯面の角度および接触状態が正しいか，手鏡などで確認させる．

6） ブラッシング時間を測定させる．

7） 小児へのブラッシング指導は，磨き残し部分を指摘するのではなく，磨けているところをまず最初にしっかりほめて，やる気を起こさせることがきわめて重要である．

8） ブラッシングは，最初から完全を要求しない．段階的に最終目標に到達するように指導していく．

9） 歯ブラシの使用により，口腔軟組織の裂傷や擦過傷がないか，歯肉からの出血や歯肉の退縮がないか，口腔内を常に観察する．

10） 現在までのブラッシングの問題点と今後の改善点を説明して，協力を得る．

4） 歯間清掃

歯ブラシでは除去できない隣接面のプラークを除去することを目的としたものである．小児では，主にデンタルフロスを用いる．使用上の注意点は，

1）ワックスの付いていないほうがよい．
2）勢いよく接触点に通し，歯肉を傷つけないように注意する．
3）被フロッシング面に十分に圧接し，歯頸部から咬合面（切縁）方向に移動させ，プラークや食物残渣を除去する．その際，どの部分をきれいにしているのか常に考えて行う．
4）デンタルフロス部分の汚染した部分は二度と使用せず，順次新しい部分を用いる．
5）フロッシングが終了したら水洗するか本人に口を濯がせプラークや食物残渣を口外に排出させる．

5） 歯磨剤

汚れた歯の表面を清掃する際により効果的であり，フッ化物配合歯磨剤は齲蝕予防にも有効である．低年齢児では歯磨剤の使用をいやがる場合も多い．発泡作用があるため口が泡だらけになって，すぐ口をすすぎ，刷掃時間が短くなる傾向が強いので注意を要する．

6） 洗口法

水を口に含み，口腔周囲筋を強く動かして口内の水を移動させて吐き出し，口腔内の食物残渣などを除去する方法である．洗口は2歳頃から習慣づけるのがよい．

4歳以上になれば，水ではなくフッ素添加溶液で洗口できるようになり（フッ化物洗口法），齲蝕予防あるいは抑制効果が期待できる．齲蝕性の初期脱灰がエナメル質に生じた場合，唾液による再石灰化を促進させるのに極めて効果的である．しかし，誤って飲み込むことがないように注意を要する．

薬物局所応用法

1） フッ化ジアンミン銀

齲蝕の進行を抑制するため乳歯に適用されるが，歯質が黒変する．使用に際し，インフォームド・コンセントが必要である．

2） フッ化物歯面塗布法

本法は，他のフッ化物応用法が困難な人や，齲蝕リスクが高い人が適応対象となるが，高濃度のため，乳幼児に応用する際は厳密に使用量を守らなければならない．塗布間隔は年に2～4回で，萌出直後の歯面はフッ素の取り込みがよいので，その時期の適用はきわめて効果的である．歯面塗布の術式は，綿球塗布法と歯ブラシ・ゲル法が一般的である．注意事項としては，

1）塗布時間は3～4分とする．
2）上顎から塗布する．
3）口腔内の余分なフッ素液（ゲル）は吸引するか，吐き出させる．
4）低年齢児への適用においては，過剰のフッ化物を誤飲させないように十分注意する．
5）使用器材には，ガラス製品を用いない．
6）簡易防湿で用いるロールワッテを飲み込ませて窒息させることがないように注意する．
7）塗布後30分間は飲食・うがいをしないように指示する．
8）フッ素塗布のみで齲蝕の発症が抑えられるわけではないことを保護者に認識させ，定期健診の重要性を理解してもらう．

窩溝塡塞法

齲蝕罹患性の高い小窩・裂溝を封鎖することによって，齲蝕の発生を予防する．種類としては，グラスアイオノマーセメント系と Bis-GMA-レジン系があり，現在，光重合型のものが一般的である．レジン系シーラントはラバーダム防湿が必須であるが，セメント系シーラントは必ずしも必要としないため，萌出直後の幼若永久歯への適応に適している．注意点について以下に述べる．

1）前もって齲蝕のリスク診断を行う．
2）極力ラバーダム防湿を行う．
3）裂溝内の清掃は可能な限り十分に行う．
4）萌出途上の歯にはフッ素徐放性光重合型グラスアイオノマーセメント系を用い，ラバーダム防湿が可能な歯にはフッ素徐放性のレジン系シーラントを用いる．
5）塡塞は必要十分な量を用い，気泡を入れずに裂溝部全体を隙間なく確実に封鎖する．
6）水平治療の場合，臼歯部の塡塞は遠心から近心に向かって行う．
7）塡塞後，咬合関係を確認し，必要に応じて咬合調整を行う．
8）予後観察を確実に行う．

D. 歯科麻酔時の対応

■北海道大学大学院 歯学研究科 口腔機能学講座 小児歯科学分野 小口春久

はじめに

小児が歯科治療に協力的であるためには、恐怖心を与えずに無痛的に処置を行うことがきわめて重要である。そのため小児歯科臨床においては、成人の場合より局所麻酔を使用する場合が多い。麻酔法としては全身麻酔法と局所麻酔法が存在するが、ここでは頻度の多い局所麻酔についてのみ述べる。

問診

初診時、保護者に主訴・現病歴および既往症などを問い、とくにアレルギーの有無、服用薬剤などを聞き、正しい情報を得てカルテに記載しておく。患児が加療中の場合には、病名、既往症、現在の全身状態、服用薬剤、局所麻酔使用の有無および注意事項などについて必ず担当医と文書で対診すべきである。

小児への局所麻酔法

局所麻酔法は、表面麻酔、浸潤麻酔および伝達麻酔に大別される。

1）表面麻酔

浸潤麻酔を行う際、注射針を挿入しても痛みを感じないように、表面麻酔を行う。

小児の表面麻酔剤の性状としては、ゲル状か軟膏が適している。

a．口腔領域における適応

（1）浸潤・伝達麻酔時の注射刺入点
（2）粘膜表面の外科処置（表在性粘膜下膿瘍切開など）
（3）粘膜表面の除痛（アフタなど）
（4）クランプの試適・装着時
（5）嘔吐反射の強い患児のエックス線撮影と印象採得時
（6）脱落寸前で動揺が著しい交換期の乳歯の抜去時と歯の破折片の除去時
（7）萌出性腐骨の除去時

b．注意事項

（1）臭いがきらいな小児もいるので、表面麻酔剤の選択を誤らない。
（2）一般に濃度が高くて、塗布時間が長いとより高い麻酔効果が得られる。
（3）塗布粘膜面はきれいに清掃し、乾燥させる。
（4）必要な部位以外の薬剤は速やかに除去する。
（5）粘膜からの吸収は速いので、ショック・アレルギー反応に十分注意する。
（6）麻酔感の持続時間は15～25分であり、咬傷などを起こさないように注意を促す。

2）浸潤麻酔

小児は成人と比較して骨が多孔性で麻酔薬の浸透性がよく、麻酔効果は十分期待できる。そのため、目的に合った必要最小限の麻酔薬を使用するべきである。

a．小児への対応

患児にとっては、歯科治療それ自体よりも注射が恐怖の対象となり、とくに5歳頃からその傾向が強くなってくる。逆に痛くない注射で麻酔効果が完全であれば、恐怖心が強かった小児にとって歯科治療はけして恐いものではなくなり、協力的になる。

b．痛くない注射

（1）保護者に、日常生活で注射を恐怖の対象とするような言動をしないよう協力を依頼する。
（2）表面麻酔を確実に行う。
（3）小児の目に触れる場所に注射器を置かない。
（4）注射を行う前に小児に言葉がけを行うなど、身体をリラックスさせて恐怖心を取り除いておく。

(5) 左手で患児の顔を覆うなどして，小児に注射器を見せないようにする．保管場所と安全な手渡し方法を前もって決めておく．

(6) よく切れる針を使用する．

(7) 顎の固定や口唇・頰粘膜の排除などは手指でしっかり行い，注射針の先端が患児の体動により移動しないようにする．

(8) 刺入は，大きく息を吸っているときに行う．その際，同時に別の指で粘膜を押して刺入したのが分からないようにする．

(9) 小児では，歯根吸収が著しい乳歯の処置でなければ刺入点は歯肉頰移行部に設定する．

(10) 刺入点になる部位の粘膜を緊張させる．

(11) 局所麻酔薬を使用するとき，体温と同じ位にすると，注入時の疼痛は軽減される．

(12) 骨膜下注射は避ける．

(13) ゆっくりと注入し，強圧にしない．

(14) 注射針はできるだけ細いほうがよい．通常，浸潤麻酔には30Gの短針，伝達麻酔には27Gの長針を用いる．

c．注意事項

(1) 来院時の患児の健康状態を毎回正確に把握して，当日治療が可能か否か判断する．

(2) 神経質な患児には，注射する前に耳たぶをつまんで「この位チョット痛いのと，治療中ずっと痛いのとどちらが良いか」を選択させ，説明と同意を得た後に行う．

(3) 血管収縮剤エピネフリン添加の麻酔薬が使えるか否か，必ず確認する．

(4) 小児の麻酔薬の最大使用許容量をあらかじめ把握しておく．

(5) 麻酔薬の適切な注入部位と量を守る．

(6) 刺入点は少なくする．

(7) 感染をさせない．

(8) 麻酔薬を口腔内に漏らして小児に不快感を与えて非協力にさせない．

(9) 麻酔効果が十分発現するするまで3～5分待つ．

(10) 小児に注射と悟られるような言葉は慎み，介助者とは暗号を決めておくとよい．

(11) 下顎舌側への浸潤麻酔はできるだけ避ける．

(12) 針先を屈曲させて使用すると，針の破折を起こすことがあるので危険である．

(13) 刺入時に血管や神経を損傷しないように注意する．

(14) 注射をしているとき，患児の手足が不自然な状態で上がって静止していたら，リラックスするように声がけをして緊張をとる．

(15) 術中，痛みを連想させるような言葉を発しない．

(16) 麻酔をすると口唇・頰粘膜などがしびれてきて，すぐに元の状態に戻れないことを話して理解させておく．

(17) 麻酔薬の量によるが，術後1～2時間飲食を禁止し，口唇・頰粘膜および舌などに咬傷を起こさせないように注意を喚起する．

(18) 麻酔終了後，針先の指刺し事故には十分注意する．また，使用済みの針とカートリッジの廃棄は所定の方法で行う．

(19) 注射針とカートリッジの使用は1回限りとする．

3） 伝達麻酔

通常は多数歯の重症齲蝕や外科処置を除いて，通常の齲蝕治療においては浸潤麻酔で十分である．必要に応じ下顎孔伝達麻酔を行う．

〈注意事項〉

(1) 注射器の固定と最大開口時の状態の保持を確実に行い，針先は曲げない．

(2) 患児が動かないようにする．

(3) 血液の吸引がないことを確かめた後，麻酔薬の注入を行う．そのため，吸引可能な伝達麻酔用注射器を用いる．

(4) 麻酔効果はきわめて良いので，薬液量は必要最小限にとどめ，術後咬傷を起こさないように注意を要する．

E. 防湿を行う上での注意点

■神奈川歯科大学 小児歯科学講座　内村　登

　防湿法にはラバーダム防湿法と，いわゆる簡易防湿法とがある．簡易防湿法には，コットンを巻いて自作したロール綿あるいは市販のロールを用いる方法があり，市販のロールの保水力は高くなってきている（図1）．

　上顎は簡易防湿，下顎はラバーダム防湿と使い分ける向きもあるが，小児は小さい口腔内に多量の唾液が流出するので，ラバーに対するアレルギーのある場合を除き，乳歯，幼若永久歯を問わずすべてラバーダム防湿下での治療が望まれる．

　ラバーダム防湿を嫌う患児の要求に負けて簡易防湿下で治療を行うと，その後もラバーダム防湿が行いにくくなる．術者も簡単に諦めると，ラバーダム防湿を行わないケースが増加してしまう．

　装着は簡単で，慣れれば短時間で完了できるので，唾液のコントロールに終始していた状況よりはるかに時間のロス，手間やリスクが少なくなる．

単独歯の防湿

　1歯の治療や窩溝填塞には単独でよい．ただし，第一乳臼歯は，歯帯の発達が著明なため通常の円弧状の歯頸部ではなく，近心に膨らんだ歯頸線を呈している．第一乳臼歯用クランプのビーク部はこうした形態に合わせて市販されている（図2）．しかし，この歯は形態的に変異型が多いため，クランプのビーク部の不適合もみられ，歯肉損傷を招くことがある．

　このような場合あるいは第一乳臼歯遠心隣接面齲蝕に対しては，第二乳臼歯にクランプをかけた複数歯防湿を行う．

　第二乳臼歯および乳犬歯は，単独の防湿が可能である（図3）．

複数歯の防湿

　第二乳臼歯近心隣接面齲蝕，乳前歯隣接面齲蝕の場合は，クランプが形成や充填の障害となるので複数歯を同時に防湿する（図4）．

　以下，注意点を列記する．

　1）ラバーダム防湿の必要性を十分説明する．マスクをすると治療しやすく，患児も気持ち悪くな

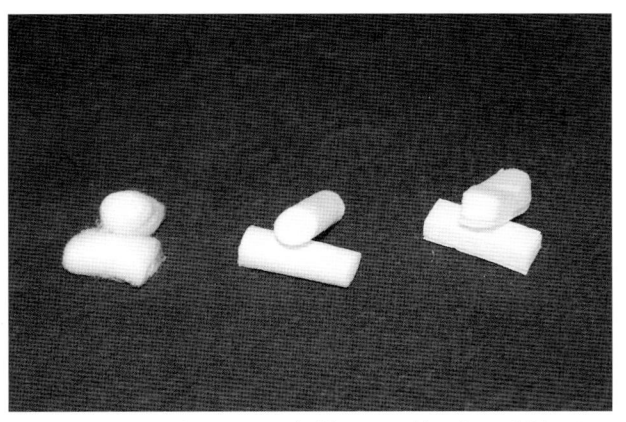

図1　簡易防湿法に用いる各種ロール綿．左：手製，中：市販ロール綿（丸型），右：市販ロール綿（角型）．

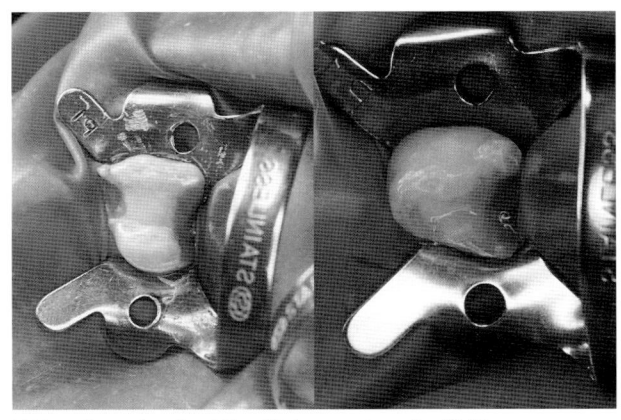

図2　左：D｜，右：｜Dに対するラバーダム防湿．

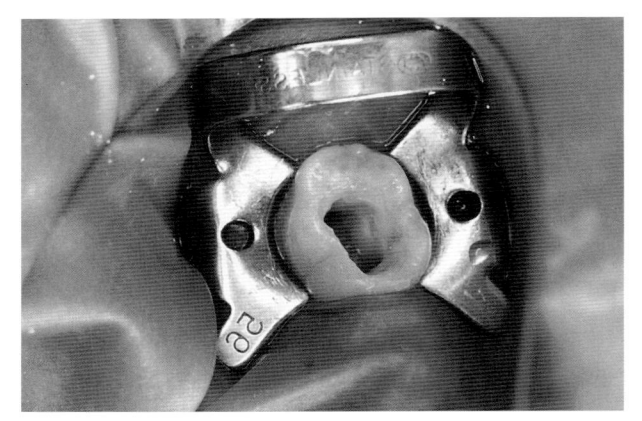

図3 E̲のラバーダム防湿．

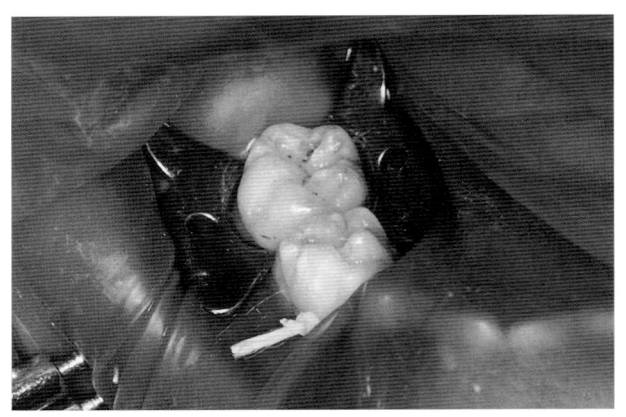

図4 複数歯の防湿．

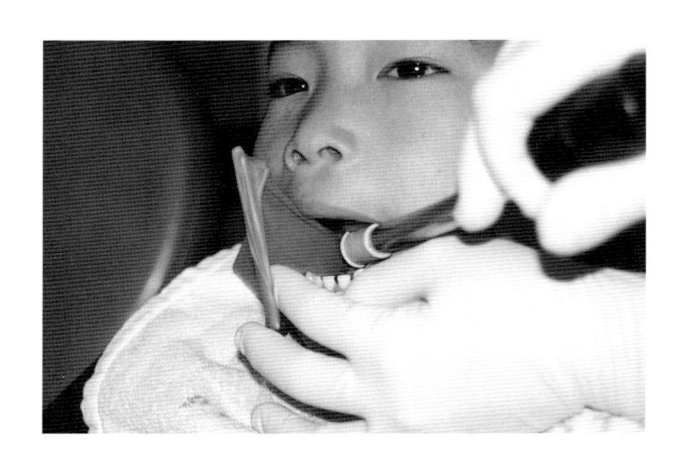

図5 ときどきバキュームで唾液などを吸引する．

らず，楽に治療が受けられることを伝える．

2) ラバーダム防湿している周囲の患児の治療風景を見せる（モデリング法）ことも効果的である．

3) 術中にはずれることのないよう，クランプの適合性を試適する．クランプの誤飲（嚥）を避けるため，フロスで結んでおくほうが安全である．

4) ラバーダムパンチの小さめの穴を選び，確実にパンチする．パンチ穴が大きすぎると防湿が不完全となり，パンチホールが不確実だとラバーが裂けやすい．

5) 複数歯を同時に防湿する場合，パンチ位置の方向や間隔に注意し，シートが斜めにならないよう正確な位置にクランプを装着する．

6) 複数のパンチ穴の間隔があまり狭いとラバーが伸びて隙間が生じ，防湿が不確実になる．

7) クランプ装着の際は歯肉を傷つけないよう舌面にビークを合わせ，次いで頰面の適合を図る．

8) アシスタントの協力を得て，手際よくシートを均一に張る．このとき，鼻腔を塞がないよう注意してフレームをかける．

9) 完全な防湿が果たされているか，クランプの適合性なども併せて再確認する．

10) 薬液がラバーの隙間から漏洩したり，ラバー内面に廻って口唇などに付着することがある．上述の注意点を守っていればこの危険性は少ないが，ときどきはフレームを離してその隙間からバキュームで唾液を吸引する必要がある（図5）．

ラバーダム防湿法は唾液から隔離でき，乾燥状態が保たれ汚染を防ぐことのほか，明視野で行える．また，突然の体動に対する事故防止に有効である．

術者にとっても患児にとっても利点の多いラバーダム防湿は，医療上のトラブルを未然に防ぐ有力な防禦方法である．

F. 歯内療法時の対応

■神奈川歯科大学 小児歯科学講座　内村　登

　歯内療法を行う上での正確な診断法は、現在のところない。臨床診査のいくつかを組み合わせて冷静に診断する能力および心構えが要求される。しかし、いくつかの診査項目のなかでも、エックス線写真は歯内療法を行う上で不可欠である。

エックス線写真診査

　歯内療法が必要と思われる患歯のエックス線写真は、根尖を含めて撮影する必要がある。また、一方向だけでなく偏心投影が役立つ場合がある。
　エックス線写真から次の項目を判断する。
　1）齲蝕や充塡物の状態と歯髄腔の形態およびその距離的関係
　2）歯冠歯髄部の石灰化物の存在
　3）歯根吸収状態や根管の内部吸収の有無
　4）周囲歯槽骨の吸収状態
　5）歯根膜腔の肥厚の状態
　6）乳歯と後継永久歯との位置的関係
　とくに、根尖病巣の診断や感染根管治療などに有益な情報をもたらすが、エックス線写真から得られた所見は絶対的なものではない。たとえば、乳臼歯の歯根吸収は根内側から進行するので、エックス線写真像で認められる歯根長より根管は短い（**図1**）。
　幼若永久歯では、歯根長とともに根尖の形成状態によって治療方法が異なるので注意が必要である。

治療内容の説明と準備

　患児にこれから行う治療について、要領よくわかりやすく説明する。この間、歯科衛生士は手際よく治療が遂行できるよう準備しておく（**図2**）。準備の際、注射など小児に恐怖心を与えるような言動や器具の音などにも注意する。

除痛法

　歯内療法を手順よく成功裡に遂行するために、確実なペインコントロールは必須である。
　通常、浸潤麻酔は根尖部に刺入するが、骨膜下に強圧を加えると痛いので、粘膜下に少しずつ注入する。表面麻酔を併用したほうがよい。恐怖心の強い小児には笑気吸入鎮静法も有効である。

ラバーダム防湿

　ラバーダムを装着する前に、歯冠周囲歯肉の状態を視診、触診しておく。ラバーダム防湿および施術

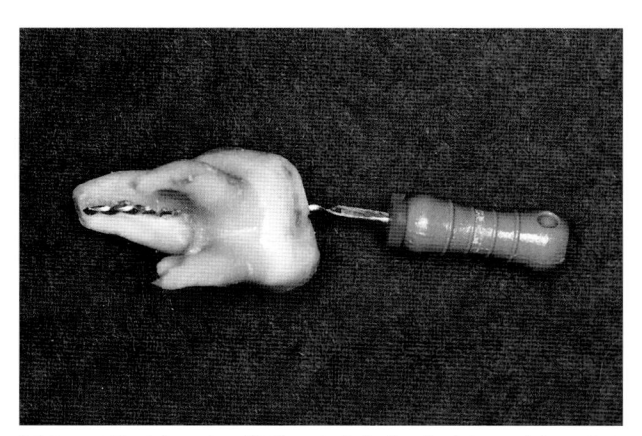

図1　予後不良のため抜歯した乳臼歯。根内側の吸収が著明。

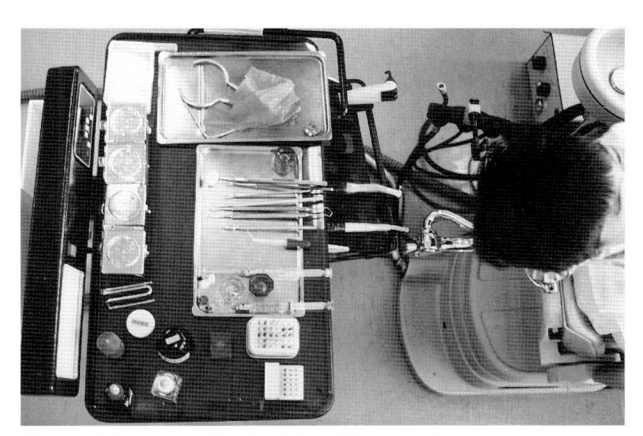

図2　患者の視野外で整然と準備しておく。

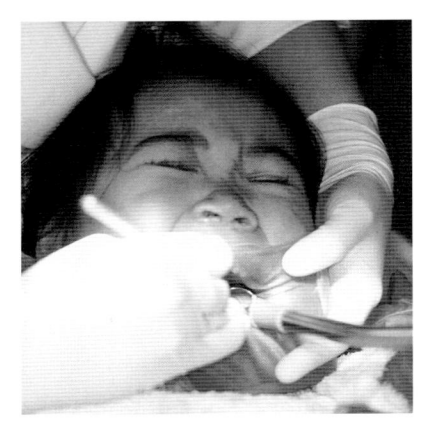

図3　患者の表情変化に留意する．

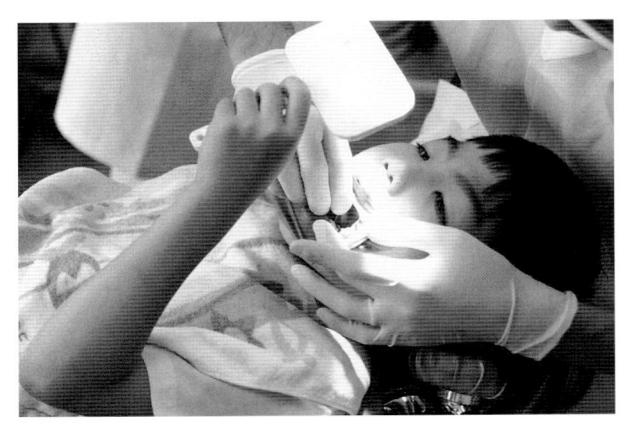

図4　TSD法．

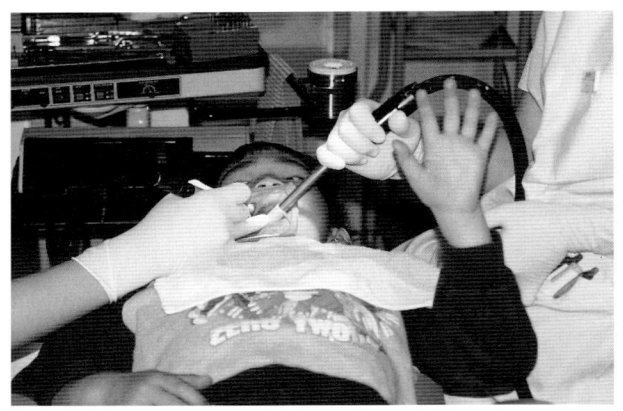

図5　疼痛時，挙手をするなどの約束事を決めておく．

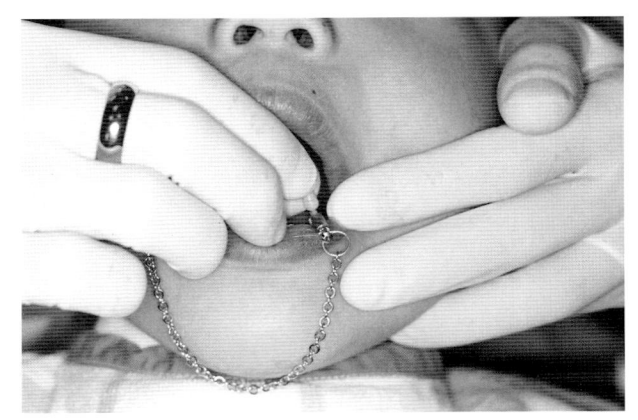

図6　誤飲（嚥）防止対策が必要である．

器具の滅菌，消毒は，歯内療法の処置結果を大きく左右する．

　ラバーダム防湿下では顔面の半分ほどが隠れ，コミュニケーションがとれにくくなる．しかし，眼を中心とした表情変化で患児からのサインは十分読み取れる（図3）．拒否行動としてのおしゃべりも回避できるので，必ず装着する．

歯内療法時の注意点

　TSD法を基本に，極力不安感の軽減を図る（図4，5）．「痛かったら教えて」と反覆話しながら治療を進めるより，「大丈夫だからね」と繰り返し話し掛けながら治療していくほうが恐怖心の軽減に繋がり，被暗示性の強い患児には効果がある．

　以下，歯内療法時の注意点を列記する．

　1）　暫間的間接歯髄覆髄法を除き，罹患歯質は完全に除去する．

　2）　歯髄切断法の場合は天蓋を十分に除去し，根管口を明示させる．また薄い髄床底であることに注意し，薬剤は根管口および髄床底全体に貼付する．

　3）　ラバーダム防湿不可能な歯冠崩壊の著しい歯に対する根管治療では，リーマーなどの誤飲（嚥）を防止する対策が必要である（図6）．

　4）　リーマーやファイルは針を連想させ，恐怖心を惹起する恐れがあるので，極力，患児の視野外で用いる．

　5）　ミニウムシリンジも注射器と誤解する恐れがあるので，あらかじめその用途を説明しておく．

　6）　ミニウムシリンジの先端部が加圧時にはずれることがあるので，十分点検しておく．

　7）　使用する薬剤の漏洩により不協力となる．また，薬剤臭や腐敗臭にも気を配る．

　乳歯，幼若永久歯に対する歯内療法は，決め手となる診断法がないので非常に難しい．したがって，処置時の状態に応じて再診断（2次診断）と治療方針の変更を余儀なくされることがある．また，処置後のエックス線撮影による確認も不可欠で，数日経過後の写真から重要な情報を得ることがある．

G. 窩洞形成中および修復時の対応

■福岡歯科大学 成長発達歯学講座 成育小児歯科学分野 久保山博子

　小児歯科診療では，治療時の疼痛ばかりでなく切削時の騒音や振動，診療室の環境など小児に強い情動反応を誘発する要因が数多く存在する．黒須らは，小児の歯科治療において，不安や恐怖などを発生しやすい治療内容は，切削，注射，抜歯などで，とくにエンジンやタービンは回転音を聞いただけでも不快感を引き起こすと述べている．

　このように歯科医師は，小児患者に対して窩洞形成や歯冠修復において小児が示す恐怖，不安などの情動反応の発生要因や発達心理学的な関係を十分理解して対応していく必要がある．それには，小児患者，歯科医師，保護者の人間関係を成り立たせ，いかに診療過程において協力させるかが大切である．

　まず，術前での対応の注意点は，小児の年齢別発育段階ごとに特徴をよく理解して，優しく，穏やかに，治療の内容および必要性を理解できるように，診療行為や器具を小児が日常生活で慣れている言葉に置き換えて，説明を行う（TSD 法やモデリング法の併用）（**図1**）．不安感や恐怖心の強い非協力的な小児の場合は，笑気吸入鎮静法，ハンドオーバーマウス法，タイムアウト法，身体の抑制法，前投薬，静脈内鎮静法などを保護者の了解のもとに対応する必要もある．

　治療時間については，年齢差はあるものの30分以内に終わらせるように努力する．そのためには，治療計画に基づいた治療手順と必要な器具，器材の前準備，術者と介補者のチームワークのとれた診療体制が必要となる．

　治療中の保護者の同席については，小児の年齢や状況によって判断すべきである．

　以上の点をよく把握した上で，窩洞形成や歯冠修復の術中における対応上の注意点について述べる．

表面麻酔・浸潤麻酔

　無痛的処置は，小児患児の協力度を高める上で重要なポイントを占めている．それには患児に疼痛を与えないあらゆる手段を講じる必要がある．まず，表面麻酔薬を浸潤麻酔を刺入する部位に塗布する．次にできるだけ小児に注射器とくに注射針が見えないように注意しながら，軽圧でゆっくり麻酔薬を注入する．唾液などの流出によって表面麻酔薬および浸潤麻酔薬が舌に付着することによる薬の苦みの経験は，後の処置を左右することも多いので十分注意をする．低年齢児，非協力児や障害児の浸潤麻酔時は，急な体動に対処できるよう介補者は軽く小児の手を握っておいたほうがよい．麻酔後は患児が興奮状態にある場合が多いので，うがいをさせ一呼吸置いて次の処置へと進んでいく．

ラバーダム防湿

　窩洞形成や歯冠修復を行う際には，ラバーダム防湿を行うことは不可欠である．これは手術野が明視されるだけでなく，緊張による唾液の流出の防止，

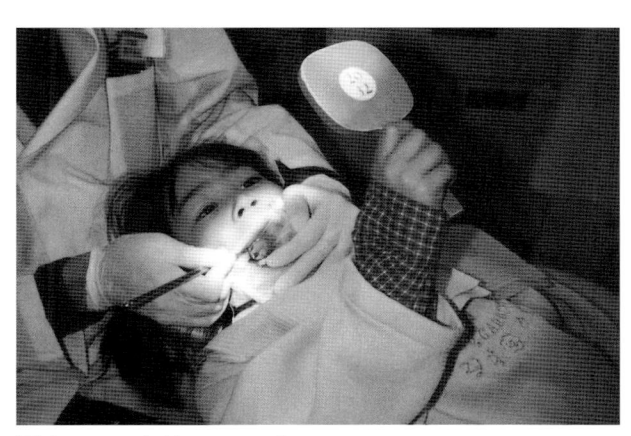

図1　TSD を行っているところ．

タービンの水や苦みのある薬剤からの不快な刺激の回避，切削器具や薬剤から舌や頬粘膜，口唇，歯肉などの保護，エアや水からの刺激の遮断など，あらゆる不快事項から患児を守ることができる．したがって，ラバーダムの施行により，確実で能率的な治療が行える．このことは，今後の歯科治療への協力性の向上にもつながっていく．しかし，ラバーダムの着脱に際しては，十分な熟練を積んでおかないと不要な疼痛を与えることによって，反対に治療を拒否する態度を示される場合もあるので十分注意する．

窩洞形成・歯冠修復

エンジン，タービンの回転音，切削音，振動は，患児にとって不快なものである．それらの不快事項を軽減するには，小児の好きな音楽を診療室内やヘッドホンで聞かせたり（オーディオアナルゲジア），一般的な日常会話や出来事，治療が終了した際のご褒美の選択など，患児の治療に対する集中力をできるだけ分散させて，リラックスさせるように心がける．切削器具なども比較的切れるものを使用し，フェザータッチで切削し振動をできるだけ与えないようにする．また，切削する前に鏡を持たせて見せながらタービンを空回ししたり，バキュームで水を吸ったりする練習の後，実際に説明しながら治療を行ったほうが適応しやすい（TSD法）．不安，恐怖心が強い小児では，笑気吸入鎮静法を併用することも有効である．もし，術中痛みがある場合や口腔内に唾液が溜まった場合には，手を挙げるように事前に伝えておき，実際に手を挙げたら一端処置を中断して対応する．このとき痛みがあるかどうかは，顔やボディランゲージを見て判断する．しかし，治療中非常に危険を伴うような患児では，前述した非協力児の取り扱いに準じて対処したほうが安全である．

印象採得

印象採得に際しては，印象材の硬さ，量に注意し，患児にゆっくり鼻で呼吸をするように指示し，大きく息を吸って止めたときか，呼気に変わったときに採得する．この際，印象材の残りを患児の指や手掌に乗せ，印象材が固まるまで我慢するという目標を作っておき，できるだけリラックスさせるように努力する．嘔吐反射の強い非協力児では，印象材が咽頭へ流れ込まないように注意し，すぐにバキュームによる吸引ができるようにしておく．術前に嘔吐反射のあることがわかっている小児では，トレーを口腔内に入れる練習から始め，徐々に負荷をかけていく（系統的脱感作法）．また，笑気吸入鎮静法の併用も効果的である．

咬合採得・咬合調整

咬合採得・咬合調整する際，一般的な取り扱いができる小児では，鏡を見せながら何回か咬合の練習を行うことである程度可能であるが，低年齢児や，非協力児では，正常位で咬合することが非常に困難な場合が多い．その場合は，術者が正常位へ誘導して咬合採得を行う．

インレー・乳歯冠装着時

体動の激しい患児では，インレーや乳歯冠の試適時に修復物を誤飲させないように常に唾液を吸引しながら，装着する側に顔を傾けて着脱するようにする．また，装着時では，セメントの硬化まである一定時間我慢させなければならないため，オルゴール，砂時計やタイマーなどを用い，我慢する目標を作っておくとよい．また，セメントの酸味などを避けるため必ずロールワッテなどで簡易防湿を行っておく．体動が激しい小児では，誤飲防止のためラバーダム防湿の上で装着したほうがよい．

治療終了後

治療終了後は，治療中に泣いても少しでも頑張ったことをほめたり，ご褒美をあげたりして，笑顔で診療室を後にさせる．

このようにして，術者は患児とのコミュニケーションをはかりながら歯冠修復処置を行っていく．

参考文献
1）黒須一夫，土屋友幸：小児の歯科医療心理．医歯薬出版，東京，1987．

H．抜歯および外科処置時の対応

■福岡歯科大学 成長発達歯学講座 成育小児歯科学分野　小笠原榮希

　小児にとって，抜歯をはじめとする外科的治療は，初体験のことが多い．未知のものに対する不安，家族の体験話から，無用な恐怖を植えつけられていることもある．不用意に治療すれば，強く抵抗するであろうことは想像に難くない．同様に，保護者にとっても治療のためとはいえ，我が子の体の一部を傷つけられる外科治療に対する不安は一般の歯科治療以上に大きいと考えられる．

　このような患児と保護者を対象に外科治療を行うにはいかにすべきか，その対応について以下に述べる．

外科治療を行う前に

　保護者に患児の健康状態，既往，薬の使用の有無などについて十分問診する．小児は抵抗力が弱いため，全身状態に注意し，アレルギー，血液疾患，糖尿病，内分泌疾患などがある場合は，かかりつけの専門医に意見を求め対応を決める．診査，診断の後，担当医は保護者に患児の現状，治療のメリット，デメリット，予後などについてわかりやすい言葉で丁寧に説明し，納得が得られた上で治療に入らねばならない．

　外科治療が必要な症例であっても，初回の来院時の外科治療は避けたほうがよい．緊急を要しない場合は，まず簡単な治療から開始して，徐々に治療に慣れさせ，小児と担当医の信頼関係が確立した後に，外科的治療を行うことが望ましい．これは患児だけでなく，保護者の不安を減少させ，担当医に対する信頼を得るためにも有効である．さらに保護者が精神的に安定することにより，患児の心身も安定し，外科治療に関係するトラブルを未然に防ぐことにもなる．

　また，外科治療を行う際は小児にもその内容を前もって伝えるほうがよい．4，5歳になれば担当医とコミュニケーションがとれ，自分の体のこと，歯科治療の必要性も理解できるようになる．外科治療に対する恐怖は当然あるが，小児にわかりやすい言葉で説明し，納得した上で施術すべきである．予告なく自分の体を傷つけられることは担当医へ対する不信感となり，以後の治療を困難にする．小児をだましたり，ごまかしたりして抜歯などを行うべきではない．

　急性症状があるときは抗生剤，消炎酵素剤を投与し，発熱，疼痛などの症状を緩和し，消炎後に外科治療を行う．外傷などで緊急を要し，患児がコミュニケーションが不可能な低年齢児の場合はやむを得ずアシスタントに体を押さえてもらい治療する．その際はできる限り無痛的に短時間で治療すべきである．上記以外で外来での治療が困難な症例は全身麻酔の適応となろう．

外科治療当日の注意事項

　低年齢児は空腹時，食後を避け，体調の良い午前中を選ぶ．当日は患児，保護者の両方の不安を軽減するために保護者の同伴が望ましい．患児に無用な恐怖心を持たせないよう，家庭での話題に注意して頂くことも必要である．

　外科治療当日の小児は，信頼関係が確立している場合でさえ，普段以上に緊張しているものである．担当医は時間的，心理的余裕をもって外科治療に望みたい．治療のみに気をとられたり，あせったりして患児の心身の変化に気づかないと，重大な医療事故を招きかねない．また，短時間で治療を終えるため，必要器材をすべて準備し，治療途中で慌てることのないようにしたい．

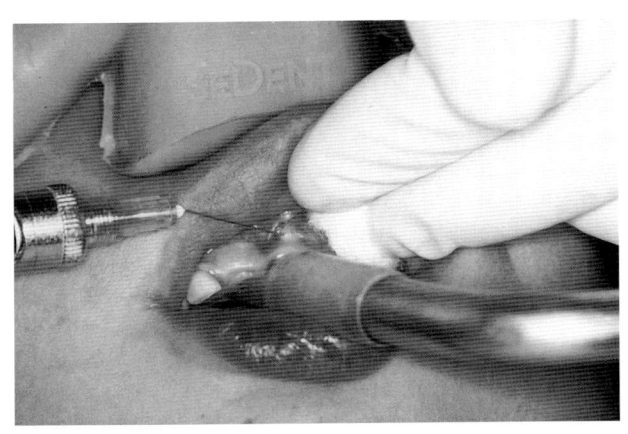

図1 綿花，バキュームを使用し，苦味を与えないように麻酔を行う．

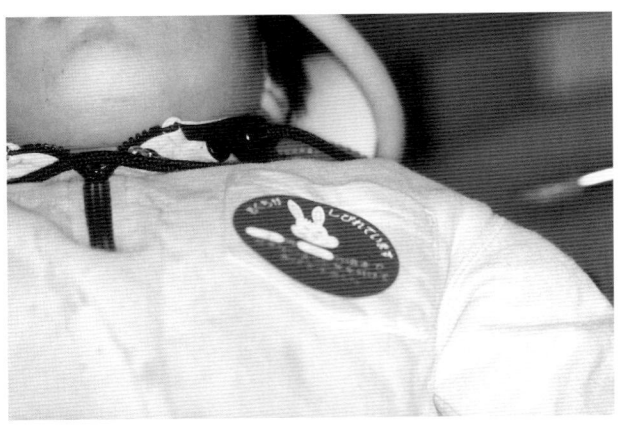

図2 胸などに咬傷防止シールを貼り，保護者，患児の注意を促す．

外科治療時の心理的配慮

患児に話しかけるなどして注意をそらせて局所麻酔を行い，注射器，抜歯鉗子などの器具は視野に入れない．また"注射"，"歯を抜く"などの痛みを連想させる言葉を不用意に使用してはいけない．術中は婉曲語法を使用し，声かけをしながら治療を進める．患児が頑張っているときには，すぐにほめ，正の強化を行う．恐怖心が強い患児には笑気吸入鎮静法，前投薬が有効である．

外科治療時の対応（抜歯を例とした）

表面麻酔を使用し，麻酔液注入時に抵抗が少ない歯肉頰移行部に刺入点を求める．患児には手を出さないよう言い聞かせ，アシスタントに軽く手を握ってもらう．液の注入は，軽圧でゆっくり行い，小児に麻酔液の苦味を与えないよう，綿花や，バキュームを使用する（図1）．頰側の歯間乳頭部まで麻酔の後，そのまま徐々に針を進め，舌側を麻酔する．常に患児の表情の変化に気をつけ，痛みを与えたと感じた際には手を止める．

数分間待ち，探針で麻酔効果を確かめながら環状靭帯を切離する．歯根吸収の進行した乳歯では歯根の破折を招かないよう，ヘーベルを注意深く使用する．小児はヘーベルの圧迫感を痛みと感じることもあるので，使用の際には"少しギューと押されるよ"と伝えておくと頑張れることが多い．ヘーベルが口唇などを圧迫して無用な痛みを与えぬよう十分に注意する．

上下顎の乳臼歯では無理な力を加えず，歯根を分割して抜去するほうが，患児の負担が小さく，根尖部の破折も少ない．ただし，分割時に永久歯胚に障害を与えないよう注意を要する．分割抜歯後，歯を合わせ，不足部分がないか確認も必要である．また，鉗子でしっかり歯をつかみ，口蓋にガーゼをおいたり，バキュームを添えてもらい，抜去歯の誤飲，気道への吸引に注意する．とくに患児が泣き叫んでいるときは危険である．もし不良肉芽があれば永久歯胚を傷つけないように除去する．

外科治療後の対応（抜歯を例とした）

抜歯後，ガーゼで圧迫し，止血を確認の後，帰宅させる．当日は長時間の入浴，過激な運動をさけ，安静にさせる．感染防止のため，抜歯窩を手で触れないよう，また，口唇を噛んで咬傷とならぬよう，保護者に伝える．咬傷防止シールなども有効である（図2）．

必要に応じて，抗生剤，消炎酵素剤，鎮痛剤を投与する．投与量は年齢，体重により決定し，低年齢児にはシロップを与えるなど，剤形にも注意する．小児の手の届かない所に薬剤を保管するよう保護者に指導し，帰宅後に後出血，疼痛などが起こった際の連絡先を伝えておく．

I. 咬合誘導および矯正治療時の対応

■九州大学大学院 歯学研究院 口腔保健推進学講座 小児口腔医学分野　中田　稔
■九州大学歯学部附属病院 小児歯科　山﨑要一

はじめに

　小児期の歯列や咬合の異常は，その形態的な歪みだけが問題となるのではなく，下顎運動などの咬合機能の発達過程にもさまざまな障害を引き起こす．総合咀嚼器官の育成という視点から，これらの対応が図られることが大切である．

　そのためには歯列咬合の異常について早期に対応することが望まれる．多くの場合，一時的な対応で問題のすべてが解決することは少なく，年齢の経過とともに新たに発生する異常に応じた軽度で適切な処置を積み重ねていく必要がある．したがって，保護者や患児にもこのように長期にわたる歯科的管理のもとで咬合誘導や矯正治療を行うことの利点について説明し，理解を得ておくことが望ましい．

　小児歯科臨床では，齲蝕予防だけでなく，成長とともに移り変わる歯や歯列，咬合の管理を行うために定期診査がなされている．これは咬合治療を行う際に，患児や保護者の信頼を得る上でもたいへん役立つ診療システムである．定期診査を着実に行うことにより，歯列咬合の問題が顕著になる前に適切な時期に適切な対応を図ることが可能となる．そうすれば永久歯列期に本格矯正治療が必要になった場合でも，その治療の難易度はすでにかなり軽減されている場合が多い．

　ここでは，咬合治療の入り口として重要な幼児期の歯列咬合異常について，治療がなされず放置されれば，成長とともに上下歯列や顎骨に大きな異常が引き起こされることが予測される乳歯列期の側方交叉咬合，臼歯部鋏状咬合，過蓋咬合をともなう下顎後退咬合の3症例について早期の対応方法を提示する．

[症例（1）　乳歯列期の側方交叉咬合]

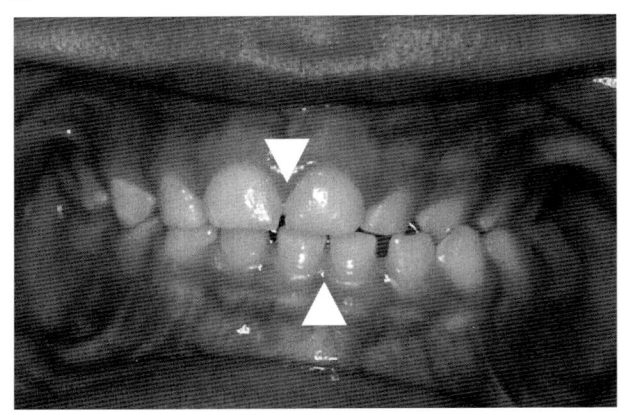

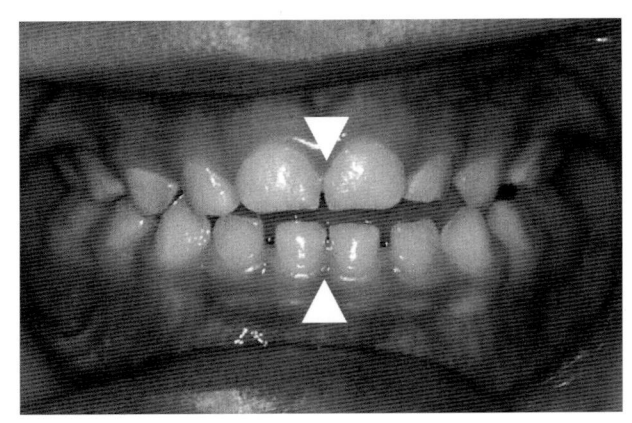

図1　左：初診時．3歳4か月，女児．左拇指吸引癖により下顎が左側へ偏位して，左側交叉咬合となっていた．
右：上下正中を一致させると両側乳臼歯の頬側咬頭および乳犬歯が干渉し，乳切歯部に開口がみられた．

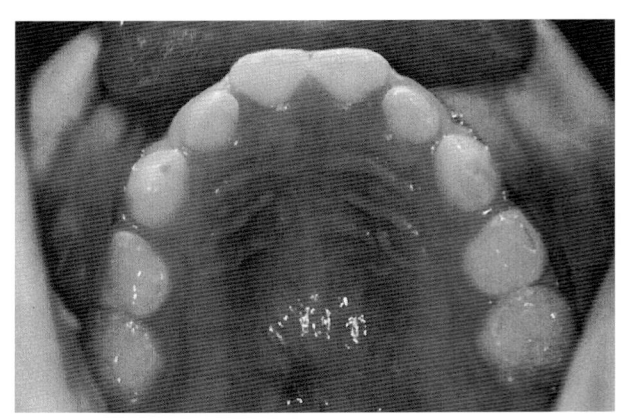

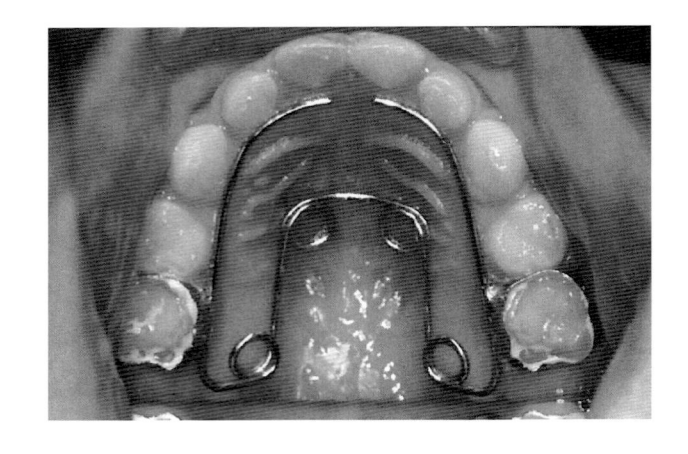

図2　左：上顎歯列弓幅は狭窄し歯列弓長は拡大していた．
右：3歳7か月時，乳側切歯から第二乳臼歯までを側方に拡大するため，乳歯列用のクワドヘリックスアプライアンスを装着した．乳中切歯は，後に唇側線を鑞着して口蓋側への移動をはかるため，ワイヤーが接しないように調整した．

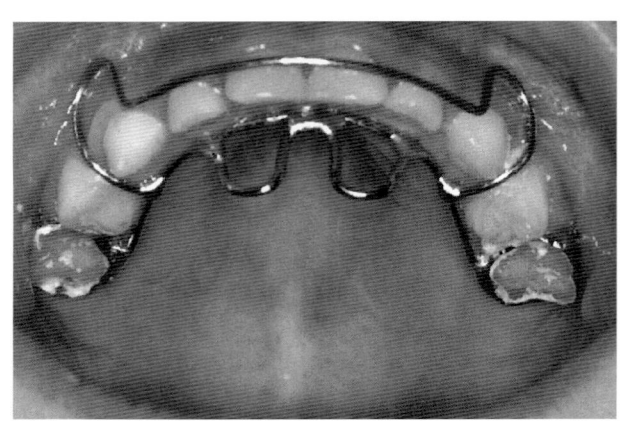

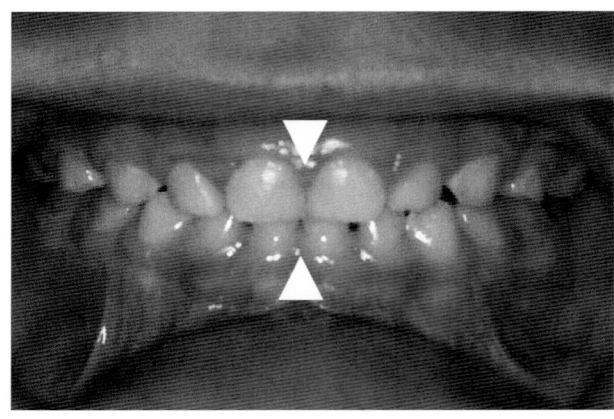

図3　左：4歳1か月時．上顎側方拡大後の保定用リンガルアーチを装着し，歯列弓の形態を整えるために唇側線を使って前突した乳切歯の口蓋側移動をはかった．また，吸指癖を防止するためフェンスを鑞着した．
右：3か月間の保定後，すべての装置を撤去した．

27．診療中における対応

[症例（2）　乳歯列期の臼歯部鋏状咬合]

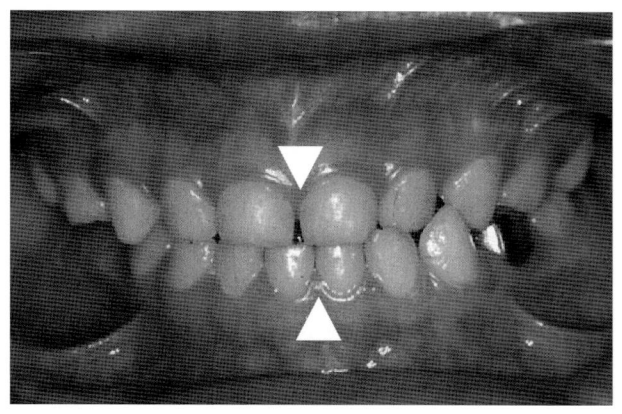

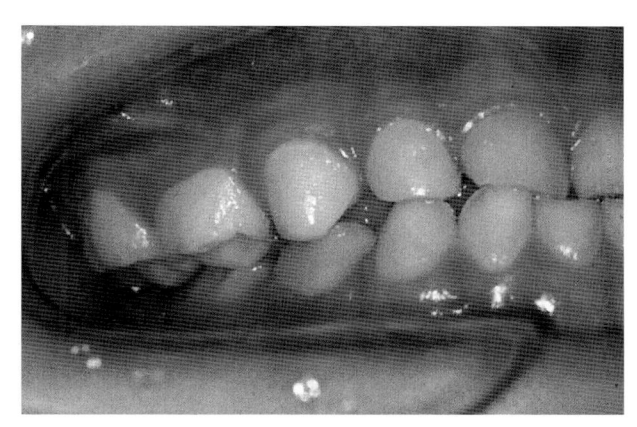

図4　左：初診時．3歳11か月，男児．下顎が左側へ偏位し，左側乳前歯部に交叉咬合と右側乳臼歯部に鋏状咬合が観察された．
右：右側鋏状咬合は上顎乳臼歯の頰側傾斜と下顎乳臼歯の舌側傾斜により起こっていた．

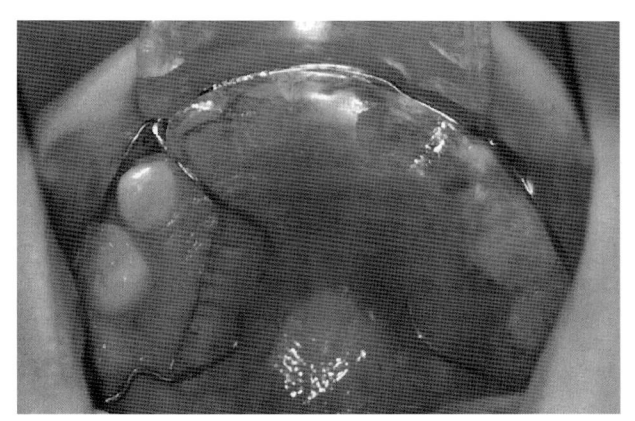

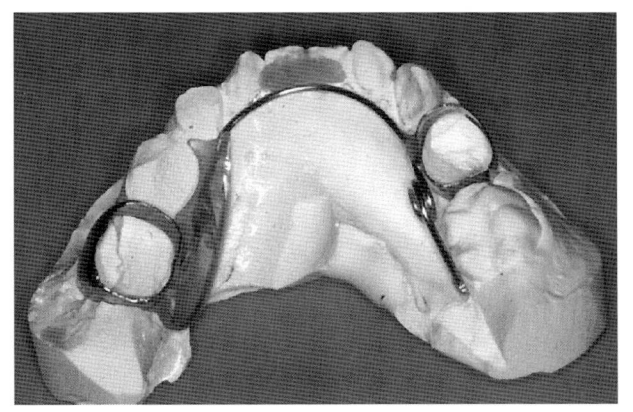

図5　左：4歳1か月時．患側である右側乳臼歯の垂直被蓋が大きく，傾斜移動時の干渉が強いと予想されたため，上顎には右側の側方歯以外の咬合面を被覆する床装置を作成し，右側乳臼歯を舌側傾斜させる可動式ワイヤーアームを付与した．
右：下顎右側乳臼歯の頰側傾斜を図るために，左側乳臼歯部にアンカーレジン，右側第二乳臼歯近心にヘリカルループを付与したリンガルアーチ型拡大装置を作成した．

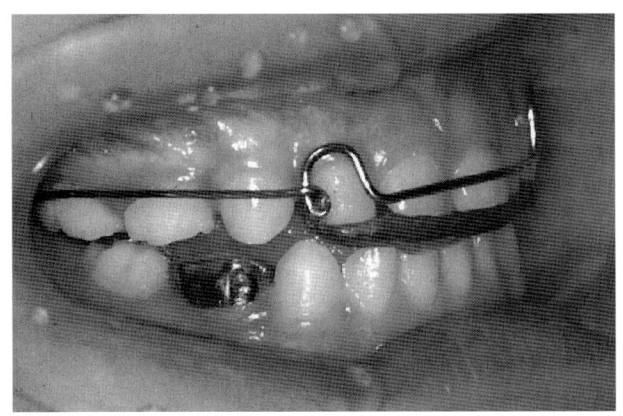

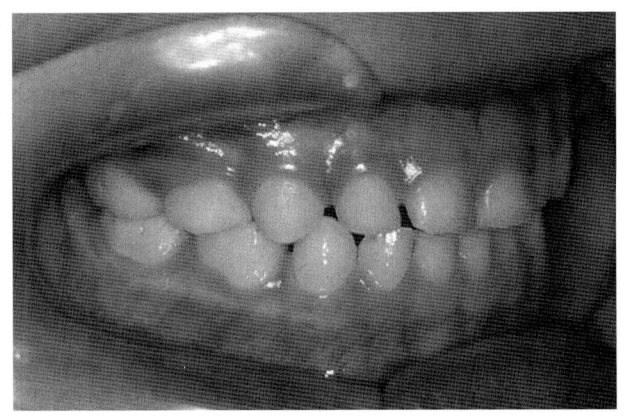

図6　左：上下歯列に咬合誘導装置を装着し，患側の咬合干渉を排除して乳臼歯の傾斜移動を開始した．
右：1か月後，患側だった右側乳臼歯の良好な嵌合関係が獲得された．

[症例（3）　乳歯列期の過蓋咬合をともなう下顎後退咬合]

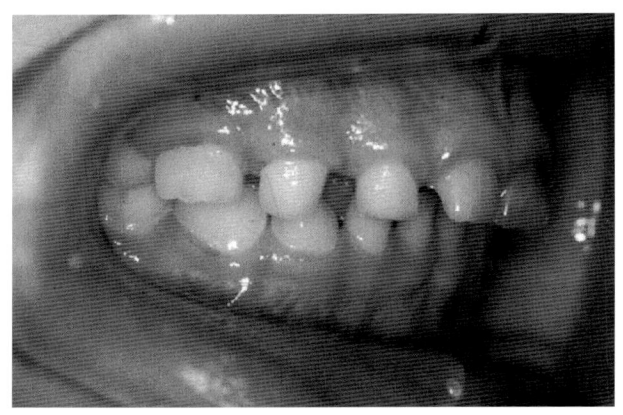

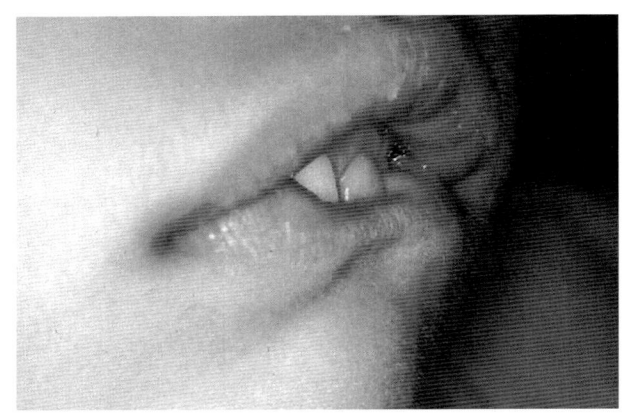

図7　左：初診時．3歳11か月，男児．下口唇吸唇癖のため，過蓋咬合をともなう下顎後退咬合を呈していた．
　　　右：短い上口唇とオトガイ唇溝部内側の吸唇癖，および下口唇の咬唇癖が観察された．

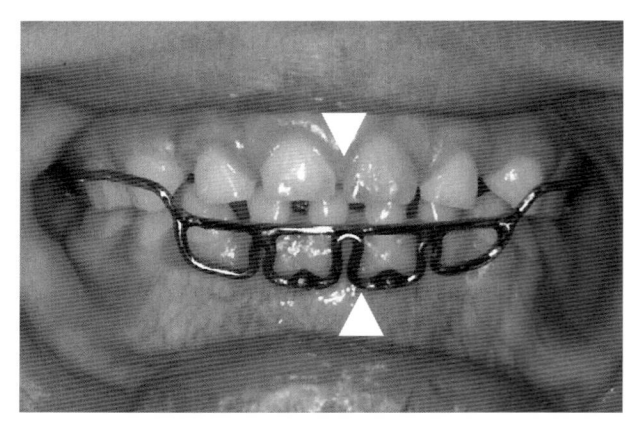

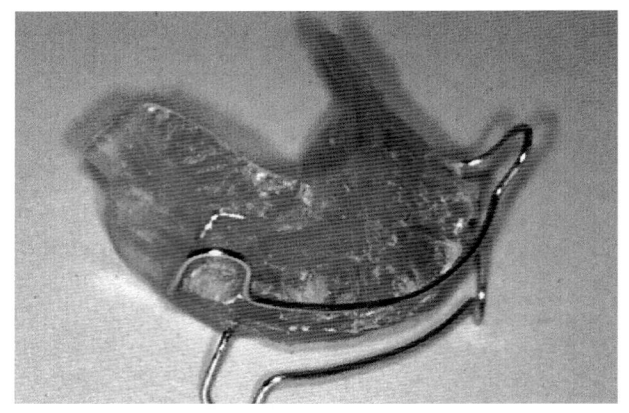

図8　左：4歳7か月時．しばらくの間咬合誘導に協力が得られなかったが，8か月の定期管理期間を経て習癖防止装置を装着した．
　　　右：5歳4か月時，口唇習癖がほぼコントロールできたので，過蓋咬合と下顎後退咬合の改善のために，乳歯列用のファンクショナルアプライアンスを作成した．

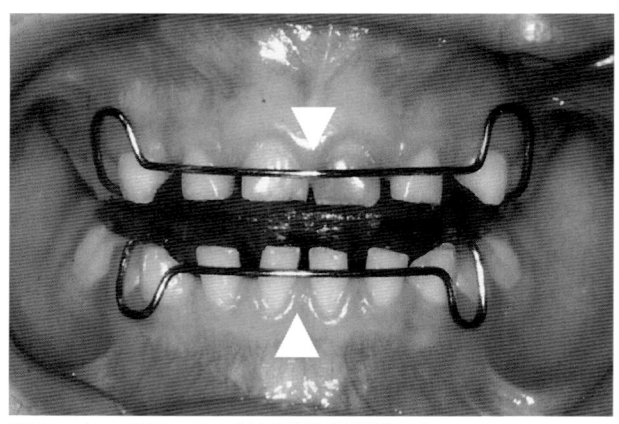

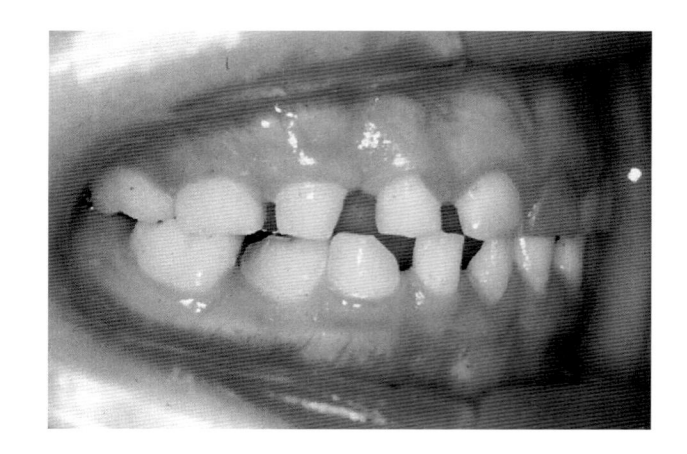

図9　左：夜間のみの装置装着を指示した．
　　　右：6か月後に異常咬合は改善され，良好な咬合関係が達成された．

J．外傷時における対応

■福岡歯科大学 成長発達歯学講座 成育小児歯科学分野　本川　渉

はじめに

　歯の外傷で来院する小児患者の多くは急患として，アポイント外に来院するケースが多い．したがって，その対応に術者が戸惑うこともある．小児歯科で対象となる外傷歯は，1～3歳児の乳前歯と7～8歳児の幼若永久前歯が多い．とくに対応で問題となるのは1～3歳児の低年齢児であり，当然その対応には困難を伴う．しかも外傷により患児，保護者とも気が動転しており，なかには十分に問診がとれないほど子どもの怪我で冷静さを失っている母親もいる．術者の冷静な対応が要求される．それには普段からの外傷に対する十分な知識を持ち，いつでも対応できるように診療室の態勢を整えておくことも重要である．

　夜間来院したため，診療室の十分な対応ができずに，やむなく抜歯されることもある．なかには保存可能な乳歯であっても，安易に抜歯されてしまった症例に遭遇することもあるが，絶対にこのようなことがあってはならない．

　小児の外傷における対応で問題となるのは低年齢児であるので，ここではそれを中心に述べる．

外傷患児の診査時の注意

　まずいつ，どこで，どのようにして受傷したか保護者や付き添ってきた人から詳しく問診する．もし頭痛，嘔吐，けいれん，めまいなどの全身症状があれば，直ちに専門医に依頼する．また顎骨骨折が疑われるような場合は口腔外科へ紹介する．

　外傷で来院した小児に対しては，緊急にしかも迅速に行う必要があり，低年齢児では，通常小児歯科の診療室で行われている対応法は，強制的対応法以外は適応されにくいことが多い．なかでも脱落歯では，1秒でも早く再植しなければならない．したがって強制的な対応法を行わざるを得ない．もし十分な補助者がいない場合は，安全のためにレストレイナーなどを使用することもある．外傷の診査には，エックス線写真が必ず必要である．もし顎骨の骨折が疑われるような場合では，可能であればパノラマエックス線写真撮影も行う．しかし低年齢児では，通常撮影は困難であり，診査に適した写真を撮影することは，大変難しい．したがってレストレイナーを使用しながらエックス線写真の撮影を行ったり，あるいは母親に患児を後ろからしっかりと抱いてもらって撮影することもある．

　また，外傷患児では，歯の外傷以外に舌や口唇などの裂傷を伴うことも多く，なかには痛みを伴っている場合もあり，診査の際に更に痛みを与えないように注意する．外傷歯では，処置後あるいは経過観察中に生じる歯髄の変化による歯の変色などが明確にできるように初診時の口腔内写真の撮影も重要である．

外傷患児の処置時の注意

　乳歯列の外傷では，破折よりも脱臼が多く，なかでも陥（嵌）入や唇舌的転位例が多い．もし程度が軽度であれば，再萌出を期待して経過観察を続ける．しかし動揺が強い場合や転位が大きい場合は，整復後接着性レジンとワイヤーを用いた固定方法を行うのが一般的であるが，症例によってその方法が異なることもある．

　下顎の歯の固定では，接着性レジンおよびワイヤー固定時の防湿が困難である．このような場合には手際よく処置を行わなければならず，処置中は当然患児の頭が動かないように補助者がしっかりと固定しなければならない．

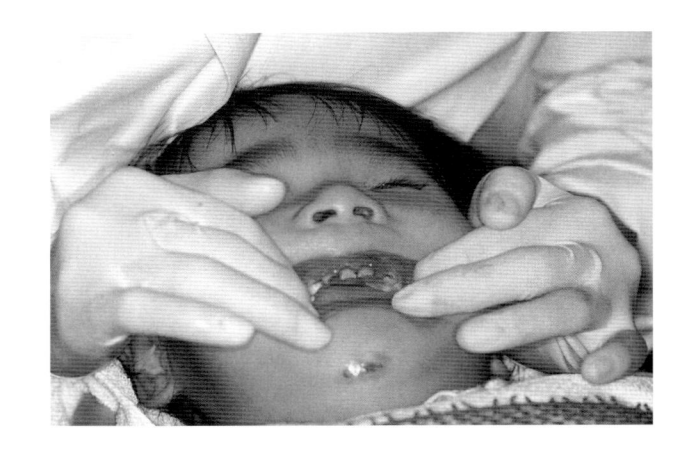

図1　2歳4か月の男児．1月3日に階段から転倒し，|Aが完全脱落したため急患で来院した．脱落歯は牛乳中に入れて持参した．直ちにレストレイナーを使用して，再植，固定処置を行った．

　また歯が脱落している場合は，とくに素早く再植，固定を行わなければならない（図1）．したがって外傷歯の固定のための材料を常に用意しておくとよい．

　以前2歳児の脱臼した上顎乳前歯を固定中に，患児が大きく動いたために患歯が脱落し，それを患児が誤飲したことがあった．直ちに患児を逆さにして，口腔内に手を入れ，催吐させて取り出すことができ，幸い大事に至らず事なきをえた．

　まさに小児の治療は，危険と紙一重である．このことを常に肝に銘じて細心の注意を払って対応しなければいけない．

28 診療後における対応

A．歯科医師の対応

■徳島大学歯学部 小児歯科学講座　西野瑞穂

子どもが涙を流しながら帰るなら その治療は失敗である

　1895年，McElroyは「治療内容が完璧であっても，子どもが涙を流しながら帰るならその治療は失敗である」と述べている．"診療後における対応"についてはこの言葉がすべてを言い尽くしているといえよう．

　診療台上で泣くことは一向にかまわない．不安や恐怖があれば子どもは泣くし，緊張しているときや反抗しているときも泣くことがある．泣かずに受診できる環境を整えるのは歯科医療従事者側の務めであるし，「あなたは強い子だから泣くのは止めなさい」という言葉は熟練した小児歯科医なら決して発しないであろう．子どもが泣くことを受容してやり，泣く原因は何であろうかということに思いを致し，その児にとって泣かなくてもよい環境を整えていくことが小児歯科医療に従事する専門家の務めである．

　たとえ診療台上で泣いたとしても，子どもにやり遂げたという満足感を感じさせる（self-esteem）ことができたならば子どもたちは診療室を去るときには笑顔で「さようなら（バイバイ）」と言って帰るのが普通である．子どもが涙を流しながら帰るならそれは医療従事者側に問題がある．

　以上のことは3歳頃〜小学校低学年くらいまでの児にあてはまる．2歳児くらいまでの乳幼児はどんなときにもよく泣くし，診療台から抱き上げてやるとすぐ泣き止む．思春期の子どもたちはたとえ外部行動として泣いたり怒ったりしていなくても心の中に涙あるいは反発を覚えている児もいる．小児を診るときは児のちょっとした表情の動きやしぐさを注意深く観察し，歯科医師が適切なときに適切な言語的，非言語的共感を児に伝えることにより小児およびその保護者と歯科医師との間に全人的信頼関係が生まれ，それ以後の歯科診療が受診者とその保護者にとっても歯科医療従事者にとってもストレスの少ないものになる．

　子どもの診療は手こずるので気が進まないと考えている診療経験の少ない臨床家は子どもの持つ能力を信用していないこと自体に大きな問題がある．

　子どもと痛みの関係について研究している専門家達[1,2]は，歯科治療に対する恐怖心は幼児期に始まると考えている．幼児期に，歯科受診に対する積極的姿勢をつくっておくことが成人になってからの歯科受診に対する積極的な態度につながる．このことが行動科学的視点からみた子どもに対する歯科診療時の留意点のすべてともいえる．

すべての小児に対して成功する という対応法はない

　小児の歯科診療の経験の少ない歯科医師に共通する誤解の一つは同世代の子どもは皆似たようなことを考え，同じ考え方をすると考えてしまうことである．実際には社会的，精神的発達にはかなり大きな

個人差がある．

　小児の対応は科学的な方法，すなわち行動科学に基づいたものでなければならず，子どもをその場その場で"処理"していくために，"ボイスコントロール，Tell-Show-Do，正の強化"などの個々の方法を適当に応用するというのではなく，小児と歯科医師との間に信頼関係を築き，小児の不安や恐怖を軽減するために包括的な方法を適用するという姿勢が大切である．種々の発達段階にある子どもたちは歯科医療に対してさまざまな行動を示すため，歯科医師は個々の小児に適した対応法をとるために高度な知識と技能とを身につけている必要がある．

　子どもたちは泣いたり手足をバタバタして歯科医を困らせることが決して良い結果につながらず，治療に協力したほうが良い結果につながることを十二分に承知している．それゆえ時には，治療中一生懸命我慢していたのに，治療が終了し治療椅子で起き上がった途端緊張が解けワーンと泣き出す児もいる．このようなときに決して「今まで我慢できていたのに，もう治療が終わったのに何故泣くの？」と言ってはならない．保護者がよくこのように言うので制する必要がある．思い切り泣かせてやることが大切である．このときストレスを発散させてやり，上手に治療ができたことをほめてやることにより診療室を出るときには子どもたちは笑顔でバイバイということができる．

　診療は好意的な声の調子で終わり，子どもの協力的な態度に感謝しほめることである．ある場合には子どもがただ診療台に寝ただけでほめることもある．1回の診療時間は短くする．短いと「うまくできた」とほめることができる．そうすると児はもう少し長くても我慢できたかもしれないと思う．子どもが協力してくれたことに対して大いにほめ（積極的な勇気づけ），子どもが目標を達成できたのだという自信を味わえるよう（self-esteem）な援助をする．よく頑張れたことを具体的に指摘し，そして歯科医師からの感謝の意を示す．漠然と「よく頑張れたね」と言うのではなく，「大きな口を開けてくれて歯医者さんはとても助かりました．ありがとうね」というように具体的にほめる．また保護者にも帰路積極的にほめてもらうよう依頼する．

　筆者はよく保護者の方々に，「明日ほめても駄目ですよ．診療室を出て帰るときに"○○ちゃんは歯医者さんが歯にレインコート（ラバーダム）をかけている間大きな口を上手に開けていたわね．見ていてお母さんもびっくりしちゃった．○○ちゃんてすごいのね"という具合にほめて下さい」とお願いしている．以前，無脾症候群で重篤な心疾患を有し多数歯に齲蝕があるが治療するにも号泣でチアノーゼを呈するとのことで紹介されて来た3歳2か月児が，初診時にはやはり号泣していたが5～6回目の来院時には診療協力度がきわめて良好になり，「歯医者さん大好き」というので驚いて「どうして大好きなの？」と聞いたところ，「歯にレインコートを付けたらいつもとてもほめてくれるから」という答が返ってきて二度驚いたことがある．ラバーダム装着が好きという児はめったにいない．子どもたちは大人が考える以上の能力を有し，たとえ泣きながらの治療であっても歯科医師が泣いたことを決して責めず，泣きたい気持ちに具体的な言葉で，たとえば「先生だって歯にレインコート付けたとき泣きそうだったからあなたの気持ちはよくわかるよ」というように共感を示してやり，できたことに対し心からほめ感謝の念を示すと子どもたちは達成感で満たされる．子どもが状況を自分でコントロールしているという感触を得，「やり遂げた」という満足感を得ることが大切である．

　前述のとおり，診療の終了時に今日のすばらしかったことをほめ，次回の行動を予測しほめる．すなわち「○○ちゃんはきっとこの次も今日と同じくらい歯医者さんがやりやすいように歯医者さんを助けてくれると思うよ．先生はあなたのことを信じていますよ」というような意味のことを言う．子どもたちは，歯科医師の信頼と期待とに驚くほど応えてくれる．

効果的にコミュニケートする

　小手先の対応ではなく，子どもはそれぞれ個性をもった人格化された存在であるとの認識を持ち，子どもの理解できる言葉で話す．このことは決して赤ちゃん言葉で話すということではなく，それはむしろ避けるべきことである．歯科専門用語を別のもの

に例えてわかりやすく説明するということである．

筆者は以前ラバーダムのことを雨がっぱの意味で「カッパさん」と言っていたが，雨がっぱを見たことのない歯科臨床実習生が「カッパさん」を「河童さん」と間違えて「？？？」と考え込んでしまったことがあり，最近では「ゴムのレインコート」と言っている．子どもに話す言葉は時代とともに変える必要がある．

小児と歯科医師との関係は会話，声の調子，顔の表情などから作り上げられる．非言語的コミュニケーションは子どもと親しくなるのに大切である．子どもと視線を合わせることが大切で，視線を合わせない子どもは治療にあまり協力的でない．肩に手を触れるなどで暖かさを伝えることも大切であるが，そのような行為は自閉症児には多くの場合迷惑であることも知らねばならない．

多くの小児歯科医は治療後に子どもたちに小さな贈り物を与えている．この贈り物は子どもの適切な行動に対して与えられる．たとえ泣いたとしてもその他の良い点，たとえば口を開けてくれたので検診ができたなど，を見い出し，与えられる．一般的に贈り物は有効に働くものであり，その子どもを歯科医師が受け入れたことのあらわれである．子どもたちは小さなシールや塗り絵などをとても喜んでくれるし，塗り絵に色をつけて次の来院時に持ってきてくれることも多い．そのでき上がった塗り絵を歯科医師は心からうれしく受け取り診療室の壁に貼る．このような交流を通じて子どもと歯科医師との間には信頼と友情とが生まれる．この関係が成立すると子どもたちは保護者が驚くほどの耐忍性を示す．

小児歯科診療における行動変容技法とは決して子どもたちの行動を歯科医療従事者の都合の良いように変容させるものであってはならず，子どもたち一人ひとりに合わせて，歯科医療従事者が変容しそれに反応して子どもたちが自然に歯科診療に適応するよう変容していくというものでなければならない．

保護者の責任

歯科医師は実施される歯科医療に対し責任を負うことは言うまでもない．それとともに保護者もまた小児の行動管理，診療オプションの選択（インフォームドチョイス）および危機管理に対して責任を有することは言うまでもない．したがって診断，予防，治療，健康増進を成功させるためには歯科医師，小児および保護者の協力関係がきわめて重要となる．

齲窩や疼痛などで治療すべきところがあると小児自身が自覚しているとき，あるいは以前に医科や歯科で不快なおもいや痛いおもいをした経験がある小児，あるいはまた家庭で両親が歯科受診時の不快感を話し合っているのを頻回聞いている小児などでは初診時非協力的である．初診時の小児の非協力的な行動はこのような小児自身の不安や恐怖のほかに多分に保護者（とくに母親）の歯科受診不安と関係している．保護者の不安度が高いと小児は歯科診療台上で非協力的になる．

それゆえ歯科医師は初診時，待合室での様子や問診の段階から診療終了までの間の受診児本人はいうに及ばず保護者の表情，態度，言語的表現などを注意深く観察し保護者の歯科不安・恐怖の程度を洞察し，初診終了時には必ず訪問前に抱いていた不安が解消または軽減しているか否か評価する必要がある．保護者には児に受診不安を与えないという責任があるし，歯科医師には保護者の受診不安を解消または軽減する責任がある．児が痛いおもいをするのではないか，泣いたり暴れたりして迷惑をかけるのではないか，治療に何日くらい要するのだろうか，費用はいくらくらいだろうか等々保護者はさまざまな不安をかかえている．初診時および毎再診時，とくに初診時の保護者の評価を忘れてはならない．

以上のような待合室から診療室，そして帰宅するまでの小児およびその保護者の様子，行動，歯科医療従事者の対応法とその効果などをカルテに記録している小児歯科医は少なくない．しかし，次の来院までの家庭での児の言動を記録している歯科医師に少ないと思われる．「ラバーダムが嫌いで，来院前にラバーダムを装着するか否か繰り返し尋ねる」という記録があればラバーダム装着時に子どもを協力的に参加させるのに非常に役に立つ．これらの情報を知らないとかなり不利である．したがって，診療後には保護者にこのような趣旨の説明を行い，家庭での小児の口腔保健行動の実態や歯科に関する言動などについて次回来院時に報告するよう依頼する．

B. コ・デンタルスタッフの対応

■徳島大学歯学部 小児歯科学講座　西野瑞穂

　診療環境は小児の信頼感と自信とを育てる上で役立つような配慮が必要である．歯科医師を含め診療スタッフの一人ひとりがその歯科医院を訪れる子どもに敬意を払い心からの親切な態度で接しなければならない．

　原則としてコ・デンタルスタッフは，歯科医師自身が子どもとその保護者とに話しかけている間や診療中は子どもや保護者の集中力の邪魔をしないよう黙したままでいなければならない．

　コ・デンタルスタッフが話をする出番は待合室や待合室から診療室で歯科医師に引き継ぐまでの間および診療が完了して歯科医師が診療台を離れた後である．

コ・デンタルスタッフの研修

　歯科医師はコ・デンタルスタッフの役割に大いに期待しており，コ・デンタルスタッフが子どもの行動をコントロールする"鍵"的な存在になっている場合もある．そのためには歯科医師は自分の補助者に個人指導を行い，意志の疎通を図っておくことが大切である．

　歯科医師はコ・デンタルスタッフの役割を明確にし，それをコ・デンタルスタッフに伝えておくことが絶対必要条件である．子どもに歯科診療を理解させようとするならばコ・デンタルスタッフにどのような行動を期待しているのか正確に伝えておく必要がある．

　行動科学に基づいた子どもの行動管理についての考え方を複数の歯科医師とともに討論するようなスタッフミーティングを定期的に開き，スタッフ全員が共通理解のもとで行動することが不可欠である．コ・デンタルスタッフに小児の心理発達と行動科学に関連したいくつかの文献を読ませることは歯科医師の考え方を理解させ，協力して働くために計り知れない効果がある．そして歯科医師がコ・デンタルスタッフの力量を評価し感謝の念を示すことにより，診療システムが統一のとれたものとなり，受診小児を安定した行動へと導く原動力となる．

　以上のように，小児歯科診療においてはすべてのコ・デンタルスタッフが受診小児の行動管理についての訓練を受けていなければならないし，歯科医師はそのことについて積極的に関与しなければならない．しかし，自分の診療所の補助者たちに小児の行動管理について正規の訓練をしている歯科医師は，たとえいたとしても，ごくわずかな数にすぎないと考えられる．

　診療後におけるコ・デンタルスタッフの小児およびその保護者への対応の詳細については「前節 A. 歯科医師の対応」を参照されたい．

参考文献
1) Forgione, A. G and Clark, R. E. : Comments on an empirical study of the cause of dental fears. Journal of Dental Research, 53 : 496, 1974.
2) Kleinknecht, R. A., Klepac, R. K. and Alexander, L. D. : Origins and characteristics of fear of dentistry. Journal of the American Dental Association, 86 : 842-848, 1973.

29 各種対応の詳細

A. ペインコントロール

■松本歯科大学 小児歯科学講座　宮沢裕夫

　小児歯科臨床に限らず，日常の歯科治療の多くは患者に痛みと不安を感じさせる．痛みを直すこと，痛みによる苦痛から解放することは医療の原点であり，患者は治療への不安から解放され，歯科医師と患者である小児との信頼関係は一層強固なものとなる．歯科治療をペインコントロールとしてとらえてみると，これほど日常臨床の中で疼痛に関連する治療を行う診療科はほかになく，痛みを的確にコントロールできる能力を有することは小児歯科医にとって基本的な要件となる．

　歯科に関連する痛みの種類として，①歯痛，②口腔粘膜痛，③唾液腺痛，④咀嚼筋痛，⑤顎関節痛，⑥三叉神経痛，などがあり，いわゆるペインクリニックでのコントロールが行われることもある．

　また，発現時期による区分では，①症状による痛み，②治療中の痛み，③術後の痛み，などがある．

　ペインコントロールはさまざまな痛みに対応することはもちろんであるが，「痛みの治療」に限らず，広い概念での「痛みの抑制」＝「無痛治療」として，患者自身の身体に内在するもののみならず術者，介助者が原因となってもたらされる"不必要な痛み"のコントロールを排除することも目的とする．

ペインコントロールの重要性

　1）歯科受診に際し痛みを連想したり，恐いものといった意識を患者あるいは保護者が抱くことにより，受診へのためらいが生じる．このような不安を持つ人々は症状が重症化し，強い痛みを我慢できなくなるまで放置することをしばしば経験する．歯科治療は「痛いもの」「恐いもの」といった先入観は疾病の治療のみならず，早期発見・早期治療の機会を失うだけでなく，小児では予防処置や定期検診の受診までもが抑制されてしまうことになる．

　2）処置に際し，小児で起こることは比較的稀であるとされているが，不安・恐怖感による情緒的に不安定な患者に，痛みを伴う処置を強行することの危険性が大きい．三叉神経領域への急激な痛み刺激は迷走神経反射を介して急激な徐脈と血圧低下といった疼痛性ショックを引き起こす危険性もある．また，痛みのストレスは内因性カテコールアミンを大量に分泌し，これによる循環動態の変動が生じ，血圧上昇，心仕事量の増加など重篤な症状を呈することもある．

　3）歯科治療が痛みを連想させる場合には患者の不適応行動につながることが多い．痛みという恐怖・不安を多大に患者が抱くことにより，親近感や信頼感は薄れ，さらに無用な緊張や不適応行動が生じる．また，幼児期の歯科治療時に受けた痛みによる体験が，いわゆる「歯科恐怖症」へと移行する可能性は大きい．

ペインコントロールの実際

　痛みの恐怖から解放されてリラックスした状態での治療は，とくに小児では不適応行動が減少するた

め，苦痛やストレスを最小限にすることにより，小児であっても対応の面では治療しやすい対象となる．したがって，ペインコントロールの十分な技術をマスターすることにより，患者も安心でき，かつ術者の側からは正確でより質の高い治療が可能となる．

通常，ペインコントロールは術者の態度，行動，診療環境など心理学的な対応と，それに加えて，必要があれば薬剤投与などさまざまな手段を応用して行う．

1）痛みに対する不安と恐怖感を抱いて緊張状態にある患者は，痛みへの神経の集中がみられるため，疼痛閾値の低下による痛覚過敏の状態であることが多い．ペインコントロールは患者との良好なコミュニケーションを確立することにより，精神的・肉体的な緊張をほぐすことから始めなければならない．とくに小児であれば術者側の冷たくて硬い表情，横暴な態度，乱暴な言葉づかいは不安・恐怖を助長する一因となる．何をされているかわからない恐怖感を抱く小児に粗暴な動作や態度を絶対に示してはならない．また，小児に不安感を与えない優しい言葉でTell-Show-Doなどのアプローチを応用し，治療の具体的内容を説明するなどして不安を取り除くことは有用である．

2）歯科治療に関連する痛みへの連想は，患者自身に起因するのも皆無ではないが，術者側の態度や技術によるものが大きい．それに加えて未知の環境，これから何かをされることへの恐怖感，過去の不快な経験などの集積がさらなる痛みへの不安・恐怖を助長する．小児は環境や術者の態度を直接的に判断する傾向があるため，心理学的な痛みへの対策による不安・恐怖感の緩和に努める必要がある．具体方法として，先の尖ったインスルメント類や注射器，抜歯鉗子，あるいは血のついたガーゼなど「痛み」を連想させるような器具・器材を患者の目に触れないようにする配慮などが必要である．また，患者が心理的に安心できる診療環境を作ることが大切であり，「痛い？」「痛くないよ」「歯を抜く」など痛みを連想させる言葉は禁句となる．

薬剤の活用

1）「痛み」に対する先入観や過去の不快な経験などから，強い不安や恐怖感を抱く患者は多い．ペインコントロールの第一歩は痛みに対する心理学的対応であることは当然であるが，著しい緊張感を持つ患者をリラックスさせ，通常の歯科治療を行うことは容易ではない．このような場合にはminor tranquilizer（緩和精神安定剤）の投与や低濃度笑気（30％亜酸化窒素，70％酸素）ガスなど，鎮静と疼痛閾値の上昇に効果がある薬剤の投与を，安全な歯科治療を確保するためにも積極的に応用すべきである．

2）術中の不快な経験は歯科治療への不安・恐怖心を助長する．「治療は痛いのが当たり前」といった術者の悪しき思い込みは自ら戒めなければならない．そのためには術中のペインコントロールは重要であり，小児への最大のポイントは痛みを与えないことである．いかに環境を整え，優しい態度・行動で小児に接しても痛い処置を強行することにより，すべて水の泡と化し，術者への信頼感への崩壊となる．この意味で注射による局所麻酔下での無痛治療は，ペインコントロールの最も重要な技術である．局所麻酔に関する事項は他の項目で触れるので省略するが，麻酔時の注射の痛みを排除することもペインコントロールの重要な部分であり，麻酔の効果を確認してからの処置開始を心掛けなければならない．また，麻酔＝無痛であると術者が勝手に思い込むことも避けなければならない．小児が示すさまざまな「痛みのサイン」に対し，誠実に対応することが重要であり，小児が痛みを訴えたら本当に痛いと思うことである．そこで一旦治療を中断し，何故痛いのか，痛みの可能性を探り，対応していくことが最も大切である．

参考文献
1）笠原浩編著：臨床の手，臨床の目〜ビギナーのための実践マニュアル〜．デンタルダイアモンド社，東京，1998．
2）河村準二郎監修：痛くない歯科治療．㈱モリタ，大阪，1987．
3）大森郁朗：痛みの少ない歯科治療の実際．クインテッセンスジャーナル，東京，1985．

B. ボイスコントロール

■松本歯科大学　小児歯科学講座　宮沢裕夫

　医療機関での環境はさまざまであっても，診療は歯科医師を中心とした医療を行う側と患者（保護者を含む）との人間関係の確立が医療行為を行う場合の第一歩となる．

　ボイスコントロールは患者（小児）への対応に際し，広義には患者と術者側双方のコミュニケーションの確立，すなわち対話を成立させるための代表的な手法であり，狭義では非協力児に対する行動管理としての心理的行動誘導法の一つである．

コミュニケーションの成立

　小児への対話は話し方，言葉，コミュニケーションの手段として，術者の立場を小児のレベルで対応し，理解を得るために行うことが重要である．強い命令的な口調や小児の日常から隔離した理解できない言葉づかいは，診療側への不安と不信の原因となりかねない．

　一般的な小児への言葉の対応は小児が日常的に用いる言葉で話す努力が必要であり，声の強弱も，小児の対応を観察しながら，それに合わせ「心なごませる」会話が必要となる．その際，言葉の使い方のみならず，子どもと目線をなるべく一致させての対話を心掛ける必要がある．日常臨床では診療台（チェア）に寝かせて，「上から」見おろしての「対話」は威圧感を与えるため，向かい合っての対話が「なごやかさ」を助長する．また，小児は診療室という日常的に経験しない雰囲気の中で緊張していることが多く，スマイルを忘れることなく，「ソフト」に対応する．これは保護者に対する話し方も同様で，子どもはきわめて依存性の高い母親に対する歯科医の対応を自分に対するものとして受け止め，不安，不信，さらなる緊張をももたらすことになる．

　小児患者との対話では，先に記したこととともに，小児の話を途中で遮らない，一般的な会話では小児の立場への共感と支持をはっきりと示す，小児の立場を無視したり，否定するような言葉を絶対に使わない，など歯科医師自ら「思いやり」を否定するようなマイナスイメージを持たれない配慮と注意が必要である．会話によるコミュニケーションの確立は患者である小児に歯科医自らがコントロールできる因子として一番身近であると同時に，小児にとって魅力ある受診環境を作り上げるファーストステップでもある．

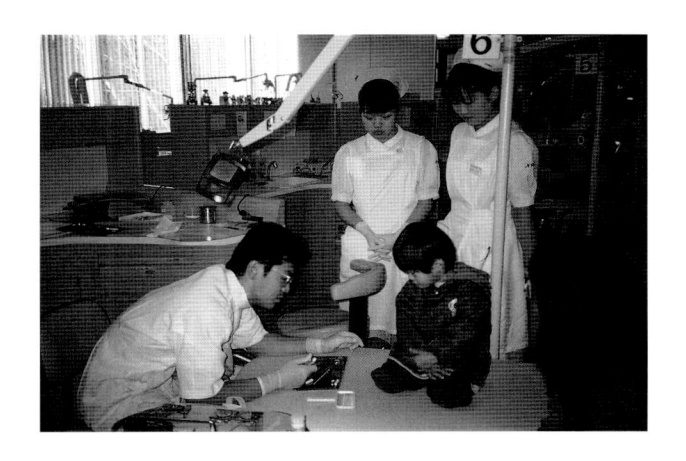

図1　子どもと目線をなるべく一致させての対話を心掛ける．

行動管理法としてのボイスコントロール

　言葉はコミュニケーションの確立だけではなく，言葉そのものにさまざまな感情を込めて，術者自らの行動として会話をすることが多い．

　小児歯科臨床の中で術者が患者に対して発する言葉は小児の不適応行動の抑制であったり，治療を受け入れたことへの「ほめ言葉」であったりもする．小児への対応に関連する行動管理としての心理的行動誘導法してのボイスコントロールは術者が音声の高低，強弱を使い分け，音調の変化によって小児に話しかけたり，「命令」したりする方法である．すなわち，負の行動に対しては強く大きな声で，正の行動に対しては静かに優しくが基本となる．

　ボイスコントロールはマネージメント法としては心理学的アプローチの基本となるものであるが，多様な個性を有する小児では単に本法だけによる対応は困難なことが多い．したがって，本法と身体的アプローチを併用して行われることが多く，ともすればハンドオーバーマウス法のような刑罰的な意味を持たれやすいテクニックや Time Out 法などのショック療法では，小児の不適応行動をコントロールするだけでなく，ボイスコントロールによる音声への高低，強弱による誘導が有効となる．

　行動管理法としてボイスコントロールが有効なケースは，歯科治療を受け入れる能力を小児が有することが前提であり，一般的には3歳以上の正常児に応用される．

参考文献
1）木村光孝ほか編：乳幼児歯科診療の実際．クインテッセンス出版，東京，1998．
2）長坂信夫編：臨床小児歯科学．南山堂，東京，1990．
3）笠原　浩編・著：臨床の手臨床の目〜ビギナーのための実践マニュアル〜．デンタルダイアモンド社，東京，1998．

C. 婉曲語法

■福岡歯科大学 成長発達歯学講座 成育小児歯科学分野　馬場篤子・本川　渉

　日常，我々が何気なく行っている言葉を話すという行為は，ヒト固有のものであり，他の動物では決して自由に操ることのできないコミュニケーションの重要な手段のひとつである．これにより思考や感情の表出，表現あるいは伝達が他のコミュニケーション手段に比べ，はるかに効率よく，また正確に行われることが可能となってくる．話し言葉の科学的研究やその病態生理学に関する知見の集積は，心理学，言語学，音響工学，生理学など既存の学問体系に立脚していると考えなければならない[1]．

　小児歯科臨床では，言葉や動作，態度を使って小児とコミュニケーションを確立することが対応の第一歩である．しかしながら，対象とする小児は，心身ともに発育途上にあるため術者が意図した内容を的確に伝達できるとは限らない．これは主に小児の言語機能を含めた知能面に関係するため各年齢の知能や知識にそったコミュニケーションが必要となる．人が互いに話しをする場合には，共通の概念をもって話しをする必要がある．

　小児歯科の診療では，術者が知識の不足している小児患者に対して，知識構造上，同じものを作り上げることでコミュニケーションが成立する．歯科診療を行っている術者にとって，小児患者とのコミュニケーションが必要な場面が多く存在する．とくに診療を開始する際の動機づけや行動変容技法の一つである系統的脱感作法を行う場合には，歯科診療の内容を各患児の年齢の知識構造に応じた会話が必要になる．治療経験の少ない小児では，治療器具に対するイメージに乏しく，多くの器具に対して不安を抱いている．そこで，術者は患児がすでに理解している単語やイメージと歯科治療器具とを結びつけてコミュニケーションを成立させようとする．この方法を婉曲語法[2]（euphemism）という．

　婉曲語法は，言語学では，露骨な表現で相手に不快な思いをさせないように，語調を和らげて，上品に表現することを示している[3]．つまり，表立って表現することがはばかれるタブーとの関係で，通常は大人の世界で問題になりそうな表現を指す．しかし，小児歯科では，話し手の知識が聞き手の能力を理解した上で婉曲語法を行っているので良好なコミュニケーションを確立する手段として捉えられている．

　小児歯科臨床では，小児とのコミュニケーションを確立することが対応の第一歩であるため，小児の年齢に応じて多方向からのアプローチを組み合わせて行う[4]．一般的に患児と対話が可能になるのは3歳以上といわれている．以下，この3歳を境に幼児期を前期と後期に分けて小児の成長発達の様子を比べてみた．

幼児前期（1～3歳）

　1歳を過ぎると小児はかなりの知識や理解力が身に付き，さらに母親を基地としての周囲の探索行動が始まる時期である．子どもは母親を外界探索のための安全基地として少しずつそこから行動範囲をひろげ，母親に全面的に依存している状態から少しずつ自立のための準備ができていく．こうしてだんだんと自分ひとりでできることに喜びを感じ，次第に何でも自分ひとりでやろうとし始める．この時期の小児は術者との対話は不可能であるが，大人の言葉をよく聞いている．そしていつかすらすらお喋りができる日まで，頭の中に多くの情報をためていると言っても過言ではない．したがって，この時期でも婉曲語法を用いた術者との間で，話しかけや説明などのやりとりを行うことは重要である．

表1 歯科治療に用いる代用語句

タービン	ジェット機，飛行機，新幹線
電気エンジン	電車，オートバイ，電気の小さな歯ブラシ
バキューム	掃除機
スリーウェイシリンジ	お風呂のシャワー
空気銃	風
水銃	水鉄砲
ラバーダム防湿	ゴムの帽子，レインコート，マスク
ラバーダムクランプ	歯と握手する，歯のベルト
注射	ばいきんを眠らせる薬，しびれる薬，爪で押す
表面麻酔剤	ゼリー，クリーム，まほうの薬
X線装置	歯の写真，歯のカメラ
乳歯冠・クラウンフォーム	銀歯，銀歯の帽子，銀歯の王様
ロビンソンブラシ	電気の歯ブラシ
歯鏡	歯医者の鏡，小さい鏡
アルギン酸印象材	ねんど
切削時の振動	ゴロゴロ，アンパンマン[1]のアンパーンチ
ピンセット	お箸
探針	爪楊枝
笑気吸入鎮静法	象さんのマスク，おいしいにおい
エッチング材	ピンクのお薬，のり
光照射器	ビーム，光線銃，ウルトラマン[2]の光
インレー	銀歯，超合金
齲蝕	虫歯，ばい菌，
根管洗浄用シリンジ	お薬の入った水鉄砲
綿栓	細い綿，長い綿
フッ素	白いクリーム，歯磨き味のクリーム，歯が強くなる薬
バイトブロック	ブロック，あめ玉，歯のお椅子

(福岡歯科大学 成長発達歯学講座 成育小児歯科学分野の先生方が使用している語句)
1) アンパンマン：やなせたかし作の絵本のキャラクター（フレーベル館，1973年〜）
2) ウルトラマン：1966年から放映された特撮テレビ番組の主人公（円谷プロダクション）

幼児後期（3〜6歳）

　3歳から6歳頃の時期になると，子どもは人間の基本的動作はだいたいマスターし，身のこなしはスムースかつダイナミックになる．母子分離がすすみ，与えられた仕事を最後までやり通すこともできる．また自我が確立され，ある目的のために自分から動き，自発的に動こうとする自主性が身に付いてくる．

幼児後期に入ると子どもは自分から大人の要求に合わせていこうと積極的態度を取り始め，そのことが「〜だけど〜する」ということにつながっていく．
　3歳児は，言葉の数も約1,000語近くを理解できるようになるなど対話の適応期にも入る．緊急時を除いた初診では，婉曲語法を利用しながら患者とのコミュニケーションを図っていくとよい．しかしここで注意しなければならないことは，小児には個人差

29．各種対応の詳細

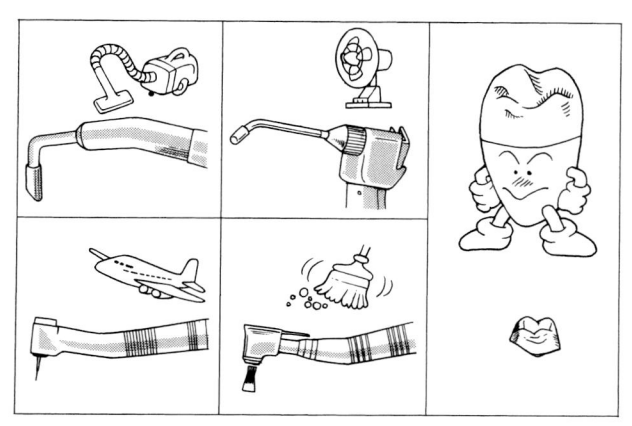

図1 歯科診療代用語のイラスト（黒須一夫ほか：小児の歯科医療心理－小児の発達心理と取り扱いのテクニック－．医歯薬出版，東京，1987より引用．）

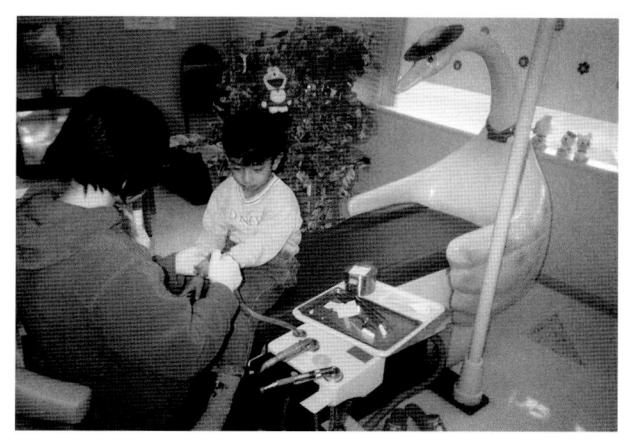

図2 スタッフが患者に機械の説明をしている様子（Y小児歯科医院のご厚意による）．

があるということである．4歳だから，5歳だからできて当たり前と思いがちであるが，家庭環境，養育環境全てが小児によって異なる．また，小児のその日の精神状態や体調にも左右される．いかに患児に自信を持たせるか，その気にさせるかは術者側の力量の問題となる．

事物は名前を持っている．名称を発音する際のある音声パターンとその対応する事物との関係は，幼い子どもにとってはイメージしにくいものである．自分自身がまったく新しい環境にいることに置き換えてみるとよい．環境はこれまでに経験したものとはすべてにわたって異なっている．歯科診療という行為でも同じことがいえるが，相手の立場になって考えるべきである．小児に診療内容をわかりやすく言葉で説明するためには，診療行為や診療器具を小児が日常生活で慣れている言葉に置き換えて説明する婉曲語法を用いる．「子どもはお遊びが仕事」といわれるくらいだから，楽しく遊び感覚で行いたい時間でもある．できれば，直接患児を治療する術者自身が行うことがより望ましいと思われる．

表1には我々が日常使用している用語例を示す．これは一般的に用いているものであるから，地域性や診療室独自のものを開発しても差し支えない．婉曲語法を用いる場合に，図1のようなイラストを用いて説明したり塗り絵をさせることにより診療行為や器具への動機づけを行う方法もある．流行のアニメキャラクターなどをまじえるとより効果的であると思われるが，その使用に際しては著作権なども考慮する必要がある．図2は患児の掌につけた水滴を実際にバキューム（掃除機）を使って吸い取っているところである．

婉曲語法を用いることは，小児歯科医にとっては第2国語のようなもので，羅列すると際限がない．ただし，同一の歯科診療室で働くスタッフ全員が同じ婉曲語法を用いるように指導しなければならない．

参考文献
1) 吉岡博英：話しことばを科学する．小児歯科臨床，2 (3)，1997，p12-14．
2) 上原進：歯科診療における小児の取り扱い．国際医書出版，東京，1982．
3) 現代言語学事典，成美堂，東京．
4) 黒須一夫，土屋友幸：小児の歯科医療心理―小児の発達心理と取り扱いのテクニック―．医歯薬出版，東京，1987．

D. 系統的脱感作法

■朝日大学歯学部 小児歯科学講座 田村康夫

基本的な考え方

　系統的脱感作法は，ある物体，場所，状況などに対し過剰で不合理な恐れを感じるといういわゆる恐怖症に対する治療法である．対人恐怖症，閉所恐怖症，高所恐怖症など恐怖症の種類はたくさんある．歯科においては，自分の子どもを治療に連れてきた保護者から歯科恐怖症という言葉を聞くこともある．保護者が子どもの頃受けた歯科医院での応対，疼痛を伴う治療などが原因となって，成人した現在でも歯科にかかるのが恐いという．「何の説明もなくいきなり痛い注射をうたれて歯を抜かれた」「神経を抜くとき痛かった」「しばられて治療されてとても恐かった」など，歯科を嫌いになったのにはそれなりの理由があるようだ．

　小児の場合，恐怖の対象は年齢によって変化する．1歳児では大きな音，見慣れない人や場面，痛み，2〜3歳児では見なれない人や場面，大きな音，動物，孤独，視覚的，聴覚的なもの，4〜5歳児では孤独，暗闇，傷害，火事，動物，想像物，具体的な経験がその対象となる．見知らぬ場所で見知らぬ人達に囲まれて，見たことのない器具を使って何をされるかわからない，という状況は小児にとって相当な恐怖であることは容易に想像できる．ましてや，歯科医師は自分に対し危害を加える者という，医師や看護婦など白衣を着た人に対するのと同じイメージを持つ小児も多い．それゆえ，診療室で小児が恐怖を感じないような配慮はなおさら必要である．

対応法の実際

　系統的脱感作法は，患者が恐怖の対象としているものを順次見せていき，恐怖や不安を最低限に保ちながら消去する方法である．まず何に恐怖を感じており，その強さはどれくらいなのかを小児の様子や保護者との対話のなかから明らかにする必要がある．歯科治療時に恐怖心を引き起す物とその根拠を表1に示す．このなかでも，注射器，タービン，エンジンは情動に大きな変化を与える器具である．窩洞形成時などこれらの器具を使用する際，小児は非常に緊張状態にあり，手足に不必要な力が入り筋肉も硬直している場合が多い（図1）．

　不安や恐怖のあまり診療に不適切な行動を取ってしまう小児も多い．身体が緊張状態にあると痛覚を感じる閾値も低くなる．それゆえ，チェアの上にいる小児の緊張状態をほぐしてやることがまず必要である．具体的には，小児に最初にできるだけ強く手を握りしめ緊張した状態を5〜10秒続けさせ，緊張を解いて約20秒間手をぐったりとさせる．

　治療を進めて行く過程で，緊張が感じられる部位をみつけたら，手で優しく触れ力を抜くよう指示をする．また，日頃から小児が診察室でもリラックスした状態でいられるように，小児と十分コミニュケーションをとり，小児に親しまれるような工夫も大切だろう（図2）．

　恐怖心が強い小児や，初めて歯科治療をする小児に対しては，ブラッシング指導と併行させて数回にわけて説明を行い，徐々に慣れさせていく．たとえば，1回目に一人でチェアに上がれたというだけでもよいのである．診察室の雰囲気や人に慣れることができて，こちらの言葉に少しでも耳を傾けてくれるようになったら，次の目標に取り組んでみる．

　術者や保護者が治療を急ぐあまり，各々の段階を踏まないで先へ進むことは避けたい．こういった場合，小児の協力が得られずその後の治療が困難になるばかりか，小児との間に生じかけた信頼関係を壊してしまう．

29．各種対応の詳細

表1　歯科診療で小児が嫌なものとその根拠

バキューム	大きな音がする，舌を押さえられる
スリーウェイシリンジ	歯にしみる，水や風が出る
ライト	眩しい
麻酔	痛い，恐い
エアタービン	水が出る，変な音がする，痛い
乳歯冠	しめられるような感じがする
エンジン	響く，痛い
ミニマムシリンジ	注射のようで恐い
ラバーダム	口で息ができない
探針	先が尖っている

　小さい頃より入退院をくり返していたり，過去に病院で何か嫌な体験（痛みを伴う治療など）を経験した小児には，なお一層慎重に対応しなければならない．小児が恐がる対象を「なぜこんなものが？」と嘲笑することも避けたい．不安や恐怖に感じているものを克服できたときには，大いにほめてあげよう．それが小児の自信になり，新しい目標へと向かわせる．また場合によっては，適度の叱責や勇気づけを行うことも恐怖心を取り除く上で必要だと考える．

　第二大臼歯の咬合が完了すると小児歯科は終了ということになっている．しかし，大学生や社会人になっても「他は恐くて行けない」と，小児歯科に通って来る患者も多い．なかには，結婚して自分の子どもと一緒に受診する人もいる．歯科治療で子どもたちに恐怖を与えてはならない．いったん抱いた恐怖心を拭い去ることはそれほど容易ではない．

　系統的脱感作法として代表的なのはTell-Show-Do（TSD）法である．その詳細については，次項で述べる．

参考文献

1) James E. Mazur 著，磯博行，坂上貴之，川合伸幸訳：Learning and Behavior，メイザーの学習と行動，日本語版．二瓶社，大阪，1999.
2) Luis W. Ripa，James T. Barenie 編，笠原浩訳：こどもと歯科診療―行動科学とその臨床応用―．書林，東京，1981.
3) 黒須一夫，土屋友幸：小児の歯科医療心理　小児の発達心理と取り扱いのテクニック．医歯薬出版，東京，1987.

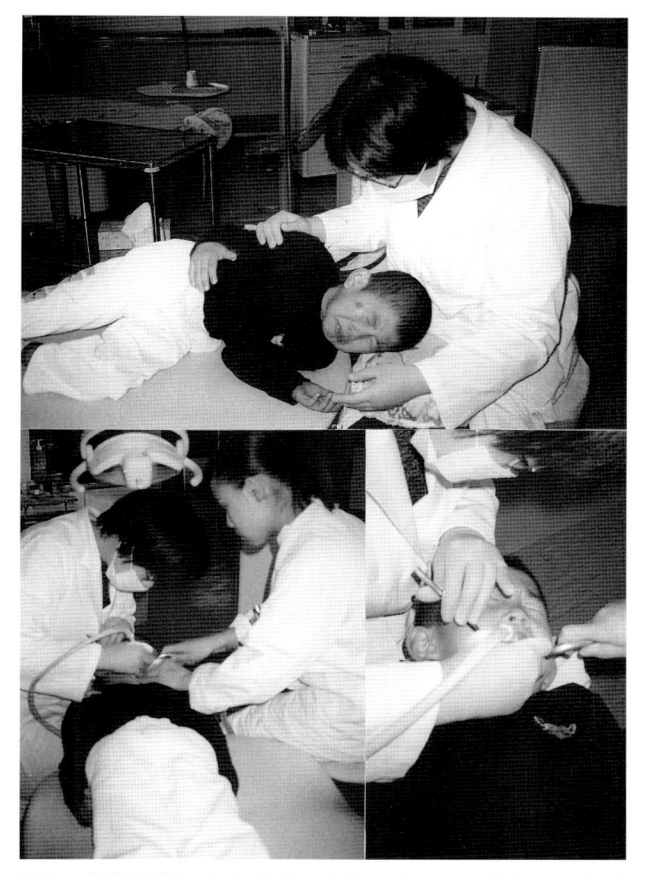

図1　緊張状態にある小児．自分でチェアに上がることはできたが，緊張のあまり泣き出している．術者が優しく声をかけるが，小児の態度は拒否を現している（上）．なんとか治療を開始するが，緊張で手足は硬直している（左下）．目を堅く閉じ肩に力が入っている（右下）．

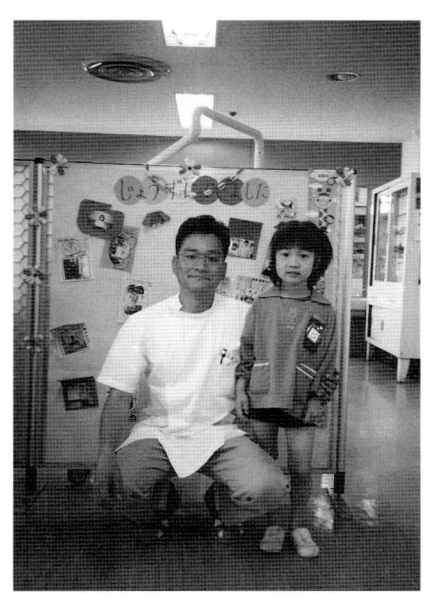

図2　診療室でニッコリ写真撮影．「よくがんばったね」治療が終わって担当の先生と一緒に記念撮影．診察室で撮った写真は診察室の壁に飾り，次回来院時に患者さんに渡している．

E. Tell-Show-Do (TSD)法

■朝日大学歯学部 小児歯科学講座 田村康夫

　TSD法はAddelston（1959年）によって明確化され行動療法として発達した，話して（Tell），見せて（Show），試みる（Do）アプローチである．初めて歯科治療を行う場合や，歯科恐怖症になっている患者の不安を軽減あるいは取り除くためにも有効な方法である．歯科医院には子どもたちが見たこともない器具や器械が種々あり，好奇心旺盛な子どもにとってはとても興味深い場所であろう．しかし，未知の物に対し恐怖を抱く小児や，歯科恐怖症の小児には，根管清掃のミニマムシリンジが注射筒に見えたり，バキュームの音が恐ろしい嵐の音に聞こえたりする．治療は恐いことではないことを，小児が理解できる平易な言葉を使い説明する必要がある．TSD法を行う際に頻用される専門用語の代用語を表1に示す．一般的には自分でも話すことができて，かつ相手の話が理解できるようになる3歳以上の小児がこの方法の対象となろう．処置も口腔内診査，フッ化物塗布といった簡単な処置からはじめ，エックス線撮影，歯冠修復，歯内療法，外科処置へと段階的に進んでいくのが望ましい．それぞれの処置も少しずつ刺激の少ないものから試して行く．たとえば歯冠修復処置で，いきなりタービンで歯を切削するのではなく，口腔外でバーをはずした状態で音を聞かせ，次に口腔内で水を出してみせ，バキュームで水を吸う練習をする．ハンドピースは，ロビンソンブラシをつけて爪を磨いてみたり，歯の表面を清掃してみたりして振動を感じて慣れさせる．そして，適当な説明を加えながら実際に鏡を見せるなどして，少しずつ不安や恐怖を克服させる（図1）．歯の切削時も，切削に要する時間を「あと5つ数えるうちに終わるよ」というように知らせてやるとよい．小児も目標が明確となるので，恐怖も軽減するようだ．また，治療の必要性を平易な言葉で繰り返し話すことも，治療を受ける意義を自覚させるために重要である．その際，小児向けの絵本などを見せながら説明するのもわかりやすくてよいだろう．治療の際，「歯の虫をやっつける　歯の虫を取る」という言い方は，小児にはかえって理解しがたい場合もある．歯の中に何か無気味な芋虫のようなものが住んでいると想像して，かえって恐怖を増してしまう小児もいる．低年齢の小児ならアニメのキャラクターを利用して「バイキンマンをやっつける」，あるいは齲蝕検知液を使用し患歯を鏡で見せて「この赤くなっているところをきれいにしようね」などと言うほうがよいかもしれない．

　次に，歯冠修復処置にTell-Show-Doアプローチを応用した具体例を示す．

小児　「今日は何するの？」
歯科医師　「ほら鏡でみてごらん　歯のここに穴があいているでしょう　穴の中に食べ物がたくさん詰まっているよ　このままだと穴が大きくなって歯が痛くなるかもしれないな」
小児　「痛いのはいやだよう」
歯科医師　「そうだね　痛くならないうちに今日はこの穴を塞いでやろうか」

表1　Tell-Show-Doのための代用語

専門用語	代用語の一例
エアーシリンジ	風
バキューム	掃除機
エアータービン	ムシ歯をなおす器械，ジェット機
麻酔	歯の眠り薬
ラバーダム	歯のレインコート
マトリックスバンド	歯の鉢巻き
デンタルミラー	鏡
エンジン	ムシ歯をなおす器械
ミニマムシリンジ	水鉄砲
乳歯冠	歯の帽子
エックス線写真	歯の写真

29．各種対応の詳細

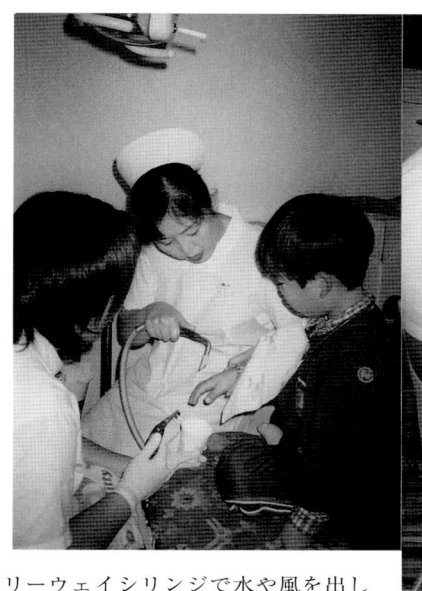

図1 Tell-Show-Do 法の例．スリーウェイシリンジで水や風を出してみる．バキュームは音が大きいことや，切削時に使用されることから，強い不安を誘発している場合が多い．バキュームを手に当てて吸ってみる（左）．鏡で口腔内を見せながら説明する．「この歯をなおそうね大きくお口をあけるともっとよく見えるよ」（右上）．鏡を見せながら実際に治療開始．（右下）

小児　「うん　でもどうやるの」
歯科医師　「まずねこの銀色の器械で穴をきれいに掃除するんだ　じゃあお口の外で音を出してみるからね　ジェット機みたいな音がするよ　お水も出るよ」
小児　「ふーん」
歯科医師　「じゃあこんどは君のお口の中でお水を出してみよう　練習だよ」
小児　「お水いやだ」
介助者　「お水はこの掃除機さんで吸ってあげるから大丈夫だよ　手を出してごらん　これは何でも吸ってくれる魔法の器械なんだ　歯のバイキンさんも全部吸っちゃうぞ」
歯科医師　「さあお口の中にいれてみよう　いいかいお鼻でスースーするんだよ　お口でハーハーすると苦しくなるからね　おしゃべりしたくなったら左の手を挙げて教えてね　さあやってみよう」
介助者　「上手にできたね」
歯科医師　「じゃあ次はこのジェット機を動かしてみるよ　これから先生が3つ数えるから大きくお口を開けていてね　はい1，2，3　上手だったよ　あと3つ頑張れるかな？」
小児　「うん」

介助者　「えらいね　じゃあこんどはお姉さんが数えるね　いーち，にーい，さーん」
歯科医師　「きれいになったよ」
小児　「もう終わったの？」
歯科医師　「うんよく頑張ったね　あとは穴をふさいで，バイキンが入って来れないようにしたら終わりだよ　もう少しだからね」

　TSD法は治療に至るまで時間を要するが，不安を確実に少しずつ取り除くことが可能である．小児が恐怖や不安を感じたとき，あるいは新しい処置に移るときにもその度に Tell-Show-Do を行い，小児が不安に思っていることを解決してやる．同じことを繰り返し説明することも，不安を取り除くために有効である．一度説明しただけでは不十分な場合や，説明の中で小児が新たな疑問や不安を感じている場合もある．前回出来たことでも説明を反復してみることは，Tell-Show-Do の成果を確認するためにも意味がある．

参考文献
1) Gerald Z. Wright：Behavior management in dentistry for children. W. B. Saunders Company, 1975.

F. TEACCH法

■はしもと小児歯科医院　橋本敏昭（福岡県北九州市開業）

TEACCHとは

　Treatment and Education of Autistic and Communication Handicapped Children の頭文字をとってTEACCH[1),2),3)]と名づけられたもので，アメリカのノースカロライナ州において1972年より全州規模で実施されている保健施策で，ノースカロライナ大学医学部のエリックショプラー教授らによって研究・開発された自閉症および関連するコミュニケーション障害を持つ人を全生涯にわたり支援する総合的・包括的なプログラムのことをいう．現在世界各国において高く評価され，さまざまな分野でその手法が応用され，改良発展してきている．

　TEACCH法は，単一のテクニックや技法を用いるものではなく，自閉症などの人達をより理解してあげ，コミュニケーション技能の向上とともにこのような子どもたちが大人になっても自立できるよう支援を行うことを最大の目的としている．そのためには，社会全体で支援することが重要であることはいうまでもない．

　TEACCH法は行動に必要なスキルを評価し，あるいは教育し，学習経験が育っていく基盤に働きかけ，保護者と協力し合いながら行う治療教育法ともいえる．

　歯科への応用を考えると，その特殊な環境のなかでTEACCHの広範囲な内容をすべて取り入れることは困難と思われるが，構造化，とくに絵カードや文字カードを使用したスケジュールの提示と，保護者の協力により家庭でのそれを用いた教育指導，訓練などによって歯科治療を理解させ導入へとつなげていく手助けとなるものと思われる．そういった意味より我々歯科従事者は，このような子どもたちに歯科という立場より支援を行うことができるのではないだろうか．

自閉症の特徴

　自閉症の特徴[11)]は1）社会性の障害，2）コミュニケーションの障害，3）反復性の常同的な行動や関心の3点である．自閉症児のWHOの診断基準を表1に，DSM-Ⅳによる診断基準を表2に示す．また，幼児期の自閉症の診断および指導の特殊性[4)]は考慮に入れておくことが重要である．

個別プログラム作成のための評価

　発達レベルを個別に評価するためにはフォーマルな評価とインフォーマルな評価の二通りがある．フォーマルな評価にはウェクスラー児童用知能検査（WISC-Ⅲ），TEACCH独自のPEP-R[2),6)]（心理教育診断検査改訂版），CARS[2),7)]（小児自閉症評定尺度）などがある．これらの検査によって子どもが獲得できているスキルとできていないスキルとを見分け，プログラム作成に役立てることができる．またその子にとってどのような構造化が必要かを判断することができる．インフォーマルな評価は子どもに接するたびに行う評価で，何がどの程度できるかなどを実際に多様な場面で行動を観察評価し，指導内容などの変更を行う．コミュニケーションのサンプリングを行うことは非常に重要である．

TEACCH法の小児歯科的応用

　TEACCH法の小児歯科的応用としては，歯科治療への適応の困難なコミュニケーションに障害を持つ知的障害児や自閉症児ならびにそれらに順ずるものに対して以下のようなアプローチが考えられる．

　1）自閉症児は歯科治療などにおいて，先の見通しが立たないことに対してパニックや混乱を起こし

表 1 WHO の小児自閉症診断基準[2] (ICD-10, 1990)

A．3 歳以前から発達の異常や障害
　　普通，明らかに正常な発達の時期は存在しないが，仮に存在しても正常な時期は 3 歳を越えることはない．3 歳以前の機能の遅れあるいは異常なパターンが，少なくとも以下の領域の一つに認められることが，診断には必要である．
　①社会的なコミュニケーションに用いられる受容性，あるいは表出性言語．
　②選択的な社会的愛着，あるいは相互的な社会的関係．
　③機能的，あるいは象徴的な遊び．
B．相互的な社会的関係の質的障害
　　以下の 5 つの領域のうち少なくとも 3 つで証明可能な異常のあることが診断には必要である．
　①視線を合わせること，表情，身のこなしやジェスチャーを社会的なかかわりを持つために適切に使用できない．
　②（多くの機会があっても，精神年齢に相応した）興味，活動および感情を互いに分かち合いながら友達関係を作れない．
　③ストレスや苦痛のあるときに，他人に慰めや愛情を求めたり，それとは反対に他人が苦悩したり困っているときに，その人に慰めや愛情を与えることはめったにない．
　④他人の幸福を自分の喜びとして楽しみを分かち合うこと，あるいは，自分自身の楽しみに他人を呼び込んで，自分の喜びを自発的に相手と分かち合おうとすることが乏しい．
　⑤他人の感情への反応が障害されていたり，偏っていたりして，社会的・情緒的な相互性が乏しい．そしてまた，あるいは社会的状況に合わせて行動を調節できなかったり，あるいは社会的・情緒的そしてコミュニケーションの行動がまとまらなかったりする．
C．コミュニケーションの質的障害
　　以下の 5 つの領域のうち少なくとも 2 つで証明可能な異常のあることが診断には必要である．
　①話しことばの発達遅滞や欠如があるのに，代わりのコミュニケーション様式としてジェスチャーや身ぶりを用いて補おうとしない（コミュニケーションに役立つ喃語の欠如が，しばしば先行する）．
　②他人とのコミュニケーションで，相互に反応し合う会話を開始，あるいは維持することがかなり困難（どのようなレベルの言語能力があろうとも）．
　③常同的で反復的な言語の使用，あるいは単語や句の特有な使用．
　④ことばの調子，強さ，速度，リズムおよびイントネーションの異常．
　⑤さまざまな自発的なごっこ遊び，あるいは（低年齢では）社会的な模倣遊びの乏しさ．
D．狭く限られた反復的で常同的な行動，興味および活動のパターン．
　　以下の 6 つの領域のうち少なくとも 2 つで証明可能な異常のあることが診断には必要である．
　①常同的で限られた興味のパターンを伴うさまざまなとらわれ．
　②普通でない対象への特異な愛着．
　③特定の機能的でない日課あるいは儀式への明らかに強迫的な執着．
　④手，指をひらひらさせたりねじったり，または，体全体の複雑な運動のどれかが認められる，常同的で反復的な運動の習癖．
　⑤物の一部か玩具の機能的でない要素（におい，感触，音や振動など）に対する執着．
　⑥環境のわずかな，機能的でない変化に対する苦痛．
E．その臨床像は以下の障害や疾患によるものではない
　　広汎性発達障害の他の類型，二次性の社会的・情緒的障害を伴う受容性言語の発達障害，反応性愛着障害または脱抑制型愛着障害，何らかの情緒ないし行動障害を伴う精神遅滞，早期発症の精神分裂病，レット（Rett）症候群．

やすいため，コミュニケーションのサンプリングを行い，その子に歯科治療や指導が理解できるような絵カードや写真[8]，物などを見せたりして構造化を行い，動作を通してシンプルなわかりやすい表現の言葉を用い対話し，抽象的であいまいな表現はさけ，より具体的な内容で歯科治療や指導を根気よく進めていく．レディネス[9],[10]のある子には絵カードや写真などを通して興味を持たせて学習させることによって，コミュニケーションを高め，治療へと導いていくことができる．レディネスとは言葉以外の何らかの方法で歯科治療方法などについて説明した場合に，患者自身がそれを理解できる能力または潜在能力のことである．レディネスがなければ成功しないのでその判断は初期の段階で非常に重要である．

　2）保護者と連携しながらその子の能力に応じて視覚的な面を整理し，いつ（when），どこで（where），何を（what），どうする（how）のか，どうなったら終わりなのか（end），次は何か（next），を段階的に進めていき，時間と場所（物），行動に対する構造化を行う．自閉症の人は，たとえば歯科治療の始めと終わりを理解するのが困難であるため，いつその治療が始まり，どんな処置を，どの程度行い，どうすれば治療が終了できるのか，また治療が終わったら何をするのかということを伝えるワークシステム[3],[12]の活用も大切である．具体的には保護者にも治療内容のタイムスケジュールを書いた図1の

表2 自閉症障害（自閉症）の診断基準（DSM－Ⅳ1994，高橋三郎ほか[5]より）

A. （1），（2），（3）から合計6つ（またはそれ以上），うち少なくとも（1）から2つ，（2），（3）から1つずつの項目を含む．

(1) 対人相互反応における質的障害で以下の少なくとも2つによって明らかになる．
  (a) 目と目で見つめ合う，顔の表情，体の姿勢，身振りなど，対人的相互反応を調節する多彩な非言語的行動の使用の著明な障害．
  (b) 発達水準に相応した仲間関係をつくることの失敗．
  (c) 楽しみ，興味，成し遂げたものを他人と共有すること（例：興味あるものを見せる，持ってくる，指さす）を自発的に求めることの欠如．
  (d) 対人的または情緒的相互関係の欠如．
(2) 以下の少なくとも1つによって示される意思伝達の質的障害．
  (a) 話し言葉の発達の遅れまたは完全な欠如（身振り，物まねのような代わりの意思伝達の仕方により補おうという努力を伴わない）．
  (b) 十分会話のある者では，他人と会話を開始し継続する能力の著明な障害．
  (c) 常同的で反復的な言語の使用または独特の言語．
  (d) 発達水準に相応した，変化に富んだ自発的ごっこ遊びや社会性をもった物まね遊びの欠如．
(3) 行動，興味および活動が限定され，反復的で常同的な様式で，以下の少なくとも1つによって明らかになる．
  (a) 強度または対象において，異常なほど常同的で限定された型の，1つまたはいくつかの興味だけに熱中すること．
  (b) 特定の，機能的でない習慣や儀式にかたくなにこだわるのが明らかである．
  (c) 常同的で反復的な衒奇的運動（たとえば，手や指をばたばたさせたりねじ曲げる，また複雑な全身の動き）．
  (d) 物体の一部に持続的に熱中する．

B. 3歳以前に始まる，以下の領域の少なくとも1つにおける機能の遅れまたは異常：（1）対人的相互関係，（2）対人的意思伝達に用いられる言語，または（3）象徴的または想像遊び．

C. この障害はレット障害または小児期崩壊性障害ではうまく説明されない．

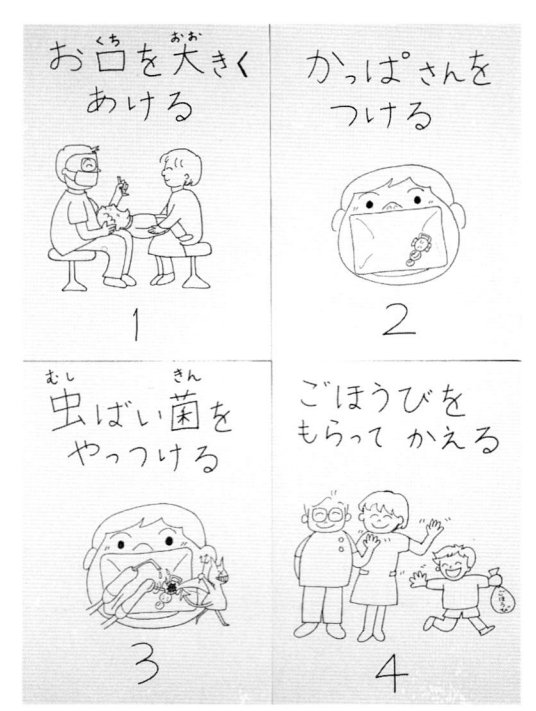

図1 当医院で作成された絵カードを用いたタイムスケジュール．

ような絵カードなどを渡し，家庭においても同様の学習が行えるようにする．家庭での学習，訓練によって歯科治療時のパニックを回避する効果を高めることができる．

　3）何度も繰り返して行い自分の力でできるように最終的には自立させるための援助を行うことが重要である．また，定期検診などを通じて発達の各段階においてプログラミングされ，再評価されることが望ましい．自分でできたときはほめてあげ，自信をつけさせることも大事である．

　4）自閉症児は歯痛などの痛みを正確に伝え表現する能力に乏しく，しばしば問題行動となって表れるので注意し，理解してあげることが大切である．痛みの合図を決めておいてあげると，このような問題行動は回避されることが多い．

おわりに

　TEACCHは自閉症児などのコミュニケーション障害を持っている子どもたちにとって，生涯に渡って十分な社会的支援が受けられるすばらしいプログラムである．まず重要なことは我々がこのような子

どもたちのことを十分に理解してあげることである．理解してあげられたら半分以上は成功である．次に考えなければならないのは患児とのコミュニケーションを今後どのように進めていくかということである．そして保護者と協同で患児が自分の力で歯科治療が受けられるよう教育指導を実践していく．ただ注意しなければならないのは，単一の方法ではおのずと限界があり，他の方法への移行または組み合わせを考えながら臨機応変に柔軟性を持った対応を心がけることが大切である．

要は，その子が理解できることから始めることが重要である．そして次のステップへと段階を踏んで行き理想的な目標はもちろんノーマライゼーションである．

参考文献

1) ショプラーE，ランシングM＆ウォーターズL編著　佐々木正美・青山　均監訳：自閉症児の発達単元267—個別指導のアイデアと方法．岩崎学術出版社，東京，1988．
2) 佐々木正美：講座　自閉症療育ハンドブック　—TEACCHプログラムに学ぶ—．学習研究社，東京，2000．
3) 佐々木正美　監修：自閉症のトータルケア　—TEACCHプログラムの最前線—．ぶどう社，東京，1999．
4) ショプラーE他編著：幼児期の自閉症　—発達と診断および指導法—．学苑社，東京，1996．
5) 高橋三郎，大野　裕，染谷俊幸　訳：DSM-Ⅳ精神疾患の診断・統計マニュアル．医学書院，東京，1996．
6) ショプラーE，茨木俊夫：改訂PEP教育診断検査．川島書店，東京，1987．
7) ショプラーE他編著　佐々木正美監訳：CARS小児自閉症評定尺度．岩崎学術出版社，東京，1989．
8) 小西敬子，村上旬平，上田甲寅，秋山茂久，天野敦夫，森崎市治郎：歯科診療への適応行動を育てるための間接的モデリングツールの試み．障歯誌，21巻，70-73，2000．
9) 渡辺達夫：知的障害者のための歯科診療．松本歯科大学出版会，1997．
10) 大津爲夫：障害者歯科のための行動変容法を知る．クインテッセンス出版，東京，1999．
11) 中根　晃編：心の科学セレクション　自閉症．日本評論社，東京，2000．
12) 坂本龍生，田川元康，竹田契一，松本治雄，安藤　忠：障害児指導の方法．学苑社，東京，1992．

G. 遊戯療法

■はしもと小児歯科医院　橋本敏昭（福岡県北九州市開業）

遊戯療法（play therapy）とは

　遊戯療法[1,2,3,4]とは，プレイセラピーとも呼ばれ，子どもに対する心理療法の一つであり，オモチャや箱庭（箱庭療法），絵画，工作，ゲームなどの遊びをコミュニケーションの手段として心にたまったわだかまりを取り除いたり，傷ついた心を癒したり，整理していく方法である．さまざまな子どもの精神障害や心因性の不適応行動などが対象となる．我が国において，遊戯療法は発達障害児に広く用いられている．

　子どもは遊びを通して，他の人々との関係の結びかたを学び，社会におけるルールを学んでいく．また遊びは，情緒の安定のため必要であり，あらゆる学習の場であり，体を鍛える場ともなる．子どもは，自分の心のなかを言葉で表現することは苦手であるが，遊びのなかにおいては，豊かに自由に表現することができる．また，遊ぶことによって，カタルシス（心の浄化作用）を得ることができる．

　また，遊戯療法の一つにセラプレイ[1,5]がある．セラプレイは指示的であり，子どもに遊びの主導権はなく，治療者の主導のもとに治療者が全責任を持って行われる．また保護者の協力が重要となり，しつけの再教育的な意見合いの強いものである．よって，保護者に対する教育的指導も行われる．

　現在，アメリカの小児医療においては，精神科における遊戯療法とは多少異なるものではあるが，病気で入院，通院している子どもを精神的にサポートするチャイルド・ライフ・プログラム[6]があり，チャイルド・ライフ・スペシャリスト（C. L. S.）によってプレイルームなどでの遊びや人形を使ったインフォームド・コンセントが行われている．またスウェーデンの小児科においては，プレイセラピストがC. L. S. と同じような活動を通して子どもたちの医療に対する不安や恐怖心の除去に寄与している．プレイセラピストのいる医院においては，ぬいぐるみや人形などを用いて治療の意味や必要性を理解させ，治療中も立会い，治療終了後まで不安や恐怖を取り除いてもらうことができる．

　日本の小児歯科医療においては保母などの導入が一部にみられるが，専門的なセラピストの導入はほとんどみられない．今後の課題であろうと思われる．また，歯科医学教育の中に心理，精神医学的な教育の充実が望まれるところである．

　実際の歯科医療現場では精神医学的遊戯療法の適応による精神疾患の治療という意味で用いるのみでなく，診療の補助手段としての意味合いが強い．

プレイルームについて

　ここでは，心理療法としてのプレイルームとは多少意味合いが異なるかもしれないが，歯科医院におけるプレイルームについて当医院のプレイルームを例に，述べてみようと思う．

　当医院においては第1プレイルームと第2プレイルームと2つのプレイルームがある．第1プレイルーム（**図1**）は待合室側にあり，診療室側からは隔離されている．ここでは，子どもたちは歯科医院を訪れたというイメージから開放され，家庭での遊びと同じ行動をとることができる．そこには，保護者や兄弟姉妹，他の子どもたちがいっしょにいる．受付および医療従事者は，ここで子どもたちの不安や恐怖を取り除くよう言葉かけを行う．第2プレイルーム（**図2**）は，診療室側にあり，ちょっとした遊び場と，さまざまなカウンセリングが行えるカウンセリングルームとしての機能と，子どもたちや保護者たちのコミュニケーションの場としての機能も兼

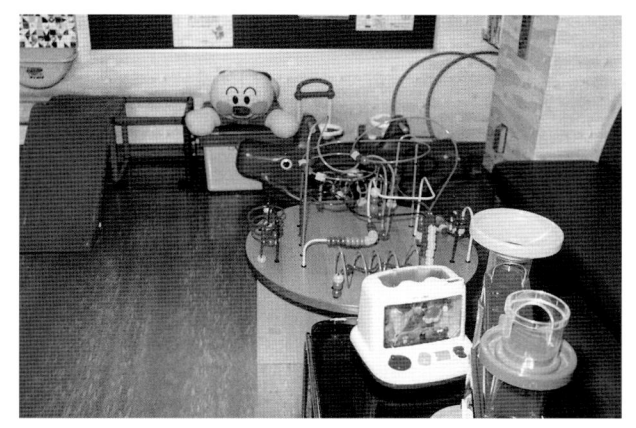

図1　第1プレイルーム

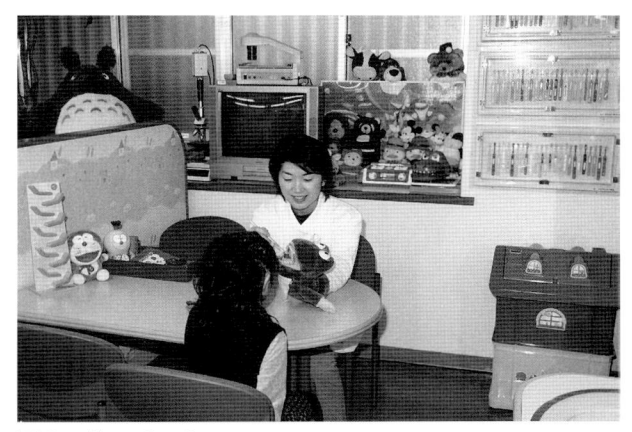

図2　第2プレイルーム

用した形になっており，ぬいぐるみや歯列の付いた指人形なども置いてあり，遊びを通して，あるいはカウンセリングを通して医療従事者とのコミュニケーションを深め，歯科に関する理解を深める場となっている．

当医院では十数年前「子ども歯科教室」を開催していた時期があり，その延長線上にあるものである．これは第1，第2，第3段階と子どもたちを診療へ慣れさせる目的もあり，診療室の中にもプレイルームを作っている．医療従事者は遊びを通して子どもたちを知り，また診療へと誘導していく．

遊戯療法の小児歯科的応用

以下に遊戯療法の小児歯科的応用についてまとめてみた．

1）子どもとの遊びを通して，ふたたび歯科医院を訪れたいと思えるような暖かい友好的，許容的人間関係を築く．

2）子どもとの遊びを通して，歯科治療を理解できるような工夫を行い，また歯科治療に対する不安や，恐怖を解くよう努力する．

3）子どもとの遊びを通して心と心が通じ合うことで，ラポール（信頼関係）の形成を図る．

4）子どもとの遊びを通して，その子の遊びを理解し，また分析し，その子の現在置かれている状況を理解することによって，対応法の選択や診療内容を決定する．

5）遊びの内容はどんな遊びでもよく，歯科治療についての内容を必ず含んでいなければならないというものではなく，歯科医師あるいはスタッフとその子が何らかのコミュニケーションを深められるものであれば何でもかまわない．

6）遊びの小道具として，実際の検診器具が役に立つこともある．検診器具を使った遊びで歯科治療の不安や恐怖を和らげることもできる．それは「お医者さんごっこ」や「診察ごっこ」でよいのである．

7）プレイルームはあるに越したことはないが歯科医院という環境の中においては困難なことも多いため，それほど場所にこだわる必要はなく，より重要なことは子どもとのコミュニケーションが取れる空間さえあればよい．

8）導入時に母子分離不安を持つ子どもは母親といっしょにプレイルームへ入室し，母親に家庭で遊んでいる遊びに近い遊びを聞き，道具を提供する．母親と医療従事者との会話から不安を取り除いていき，少しずつ本人とのプレイへと移行していく．そして何回か来院するうちに母親を少しずつ子どもから離して遊ぶことで子どもを医療従事者や環境に慣れさせて，子どもとのラポールを形成していく．

9）医療従事者が母親的行為（絵本を読んで聞かせる，抱っこする，など）を行うことにより，子どもに母親的イメージを与え再確認させることができ，ラポールの形成を行うことができることがある．

10）遊戯療法は歯科治療導入時，治療途中，終了後のどの段階においても応用することができる．

11）すぐに効果が得られないからとあきらめずに根気よく続けることが重要である．

歯科治療後に起きたトラウマに対するプレイセラピー

　子どもに対する歯科治療が時として，子どもの心に自分では癒しがたい深い傷を残すことがある．このような心的外傷のことをサイコロジカルトラウマ（psychological trauma）と呼んでいる．歯科治療を虐待と受け止める子どもには少なからずこのトラウマを起こしている可能性が高いことを我々は認識する必要がある．このようなトラウマを受けた子どものプレイセラピーの特徴としてはトラウマ体験の反復再現傾向である．この反復再現傾向を利用した治療のことをポストトラウマティック・プレイ[7]と呼んでいる．Johnson, K.（1989）[8]はトラウマからの回復を再体験（Reexperience），解放（Release），再統合（Reintegration）という「3つのR」のプロセスによって説明している．遊びのなかでの再体験を通じて，これを繰り返すことによって，自然に開放へと向かい，再統合プロセスを生じさせ，トラウマからの回復が得られるというものである．しかし，このようなプロセスが得られない場合もあり，セラピストとの十分な協力のもとに行われることが望ましい．筆者は今後，このような歯科治療後にトラウマを起こした子どもの対応は重要なテーマとして，研究されなければならないと考える．

参考文献

1) 坂本龍生，田川元康，竹田契一，松本治雄，安藤　忠：障害児指導の方法．学苑社，東京，1992．
2) 日本遊戯療法研究会編：遊戯療法の研究．誠信書房，東京，2000．
3) 佐藤修策，山下勲編：講座心理療法　第2巻　遊戯療法．福村出版，東京，1978．
4) リネット・マクマホン著，鈴木聡志，鈴木純江訳：遊戯療法ハンドブック．ブレーン出版，東京，2000．
5) 高野清純，杉原一昭編著：新しい遊戯療法—セラプレイ—．日本文化科学社，東京，1985．
6) リチャード・H・トムスン，ジーン・スタンフォード著，小林登監修，野村みどり，監訳，堀正訳：病院におけるチャイルドライフ　—子どもの心を支える"遊び"プログラム—．中央法規出版，東京，2000．
7) Terr, L. C. "Forbidden Games"：Post—traumatic Child's play．Journal of the American Academy of Child Psychiatry, 20；741-760, 1981．
8) Johnson K：Trauma in the Lives of Children．Alameda, Hunter House, 1989．

H. オペラント条件づけ法

■福岡歯科大学 成長発達歯学講座 成育小児歯科学分野　尾崎正雄

ロシアの生理学者パブロフ（I. P. Pavlov）は，動物を用いた条件反射に関する実験によって，無条件刺激と条件刺激の組み合わせが動物に生理的変化や運動反応を形成することを発見した．この現症は古典的条件づけとして学習研究の領域に広く知られるようになった．しかし，人間では非常に複雑な環境変化に適応していかなければならず，経験や環境条件が複雑に絡み合って行動の変容が起こってくる．アメリカの心理学者スキナー（B. F. Skinner）は，このような環境の変化によって変容する行動をオペラント行動と名づけた．オペラント条件づけは，このオペラント行動を種々の強化因子を用いてコントロールする手法である．また，オペラント条件づけを理解することで，治療過程で患者が不適応な行動を示した場合に，原因を探る分析基準や良いオペラント行動を起こさせるための強化子を見つけることができるようになる．本稿では，オペラント条件づけの基本概念について解説し，小児歯科での臨床応用について述べる．

オペラント行動の強化

オペラント行動の特徴は，その行動を誘発するような刺激を持たないことにある．すなわち，患児を取りまく診療環境の中で，オペラント行動を自発するための機会を作るだけである．オペラント行動は，患児自信が自発的に行った行動であり，オペラント条件づけを実施する術者は，その行動が維持されたり増強されるような環境や状況を作り出し管理することが基本的なテクニックとなる．

患児が自発的に行うオペラント行動に伴って引き起こされた環境や状況の変化のことを強化と呼び，具体的な刺激対象物にあたるものを強化子という．強化子には，オペラント行動の頻度や出現確率に及ぼす影響および効果によって，表1のような内容に分かれる．

1）正の強化

患児が自発的に行ったオペラント行動の頻度を増大させるように働く場合の強化を正の強化という．具体的な強化子としては，ほめ言葉や風船，シールといったご褒美である．患児がお利口になったときに術者が直ちに与える「いい子だ！素晴らしい！」といったほめ言葉を1次刺激といい，処置中に「良い子だったら後で風船をあげようね！」といった治療後の報酬は2次刺激にあたる．

2）罰

罰は，患児が治療に対して不適応なオペラント行動を行った場合に，その行動頻度を低下抑制させる働きを持った強化子である．罰にも1次性の罰と2次性の罰があり，前者は注意や叱責，身体抑制といった直接的なものである．後者としては，罰則や「こんなことじゃ風船はあげないよ！」といった報酬の除去があげられる．罰は不適応行動などの自発的なオペラント行動を抑制する上で即効性が高く有効な手段であるが，罰のみで抑え続けようとすると（例：抑制器具の長期使用など），それをあらかじめ回避したり逃げようとするなど，不適応なオペラント行動の頻度を増すことになるので注意を要する．

表1　小児歯科の診療で用いられる強化子

オペラント行動（反応）		増大	減少
変化	呈示	正の強化（ほめる，風船などの報酬）	罰（叱る，抑制などの苦痛）
	除去，遅延	負の強化（罰の回避，逃げる）	罰（喪失，正の強化の除去）

（西川泰夫：行動医学，表9.1より改変）[3]

3）負の強化

患児の自発的なオペラント行動の出現頻度を増大させるといった意味合いで強化となる．しかし，正の強化とは反対に，回避したり逃げといった行動への強化となるため，罰と同様に注意が必要である．たとえば患部に強い疼痛がある患者に，「痛くなくなるように頑張ろう！」といった言葉は，痛みを回避するための負の強化として患児に捉えられ，その結果，不適応な行動が遅延または除去されて良いオペラント行動となりうる．

強化のスケジュール

強化子の提示のしかたは，患児の不適応行動の自発頻度や環境条件によって異なるが，実際の診療室でオペラント条件づけを応用する場合には，大まかな強化スケジュールが必要となる．基本的な強化スケジュールは，大きく連続強化と部分強化に分けられる．

1）連続強化

患児にオペラント行動が出現するたびに毎回正しく強化する場合をいう．たとえば少しでも患児に術者の希望する行動がみられた場合には，「上手に出来るようになった．」「お利口だ！」といった言葉掛けによって診療中に強化を行う．時によっては1回の診療で行われる強化は数十回に及ぶ場合もありうる．とくに初回診療時での対応では，患児にきちんと強化を行うことで，正しく有効な自発的オペラント行動がみられるようになる．安定した持続するオペラント行動を形成するには，この連続強化の手続きが有効である．しかし，患児に自発的なオペラント行動が出現しない限り，このような強化を行うことはできない．たとえば，診療室への導入時から号泣しパニック状態に陥っている小児では，デンタルチェアーへの誘導すら困難な場合がある．そこで，良いオペラント行動を自発強化させるスパイスとして罰や負の強化を動因操作として用いるようにする．しかし，前述したように，過度の叱責や抑制は，患児に診療拒否などの診療を回避するようなオペラント行動を起こすことがあるので注意が必要である．

2）部分強化

診療の初期には，診療に対する動機づけの強化や，術者との良好な関係を維持する上で，連続強化が必要である．しかし，診療回数が多くなってくると，ほめ言葉などの正の強化子に一種の慣れが起こってくる．そこで，連続強化によって獲得された良いオペラント行動を維持するために時間をおいて強化するようにする．すなわち，部分強化ではオペラント行動が現れたら毎回強化を行うにではなく，3～5回に1度強化を行ったり，時間を決めて強化するようにする．このような部分強化スケジュールを行う場合には，患児に自発的なオペラント行動がどの程度起こっているかを累積記録することによって，強化の効果を客観的に把握する手助けとなるだろう．

診療室でみられる患児のオペラント行動

長年色々な患者と接していると，色々な症例に遭遇する．たとえば，号泣し大暴れするので専門医に行って治療するように指導され，私たち小児歯科医の所に来院する患者さんがある．保護者によくよく聞いてみると，最初の歯科医院で数回治療を行おうとしたが，デンタルチェアの上に座らせると泣いて暴れるので，そのたび治療を中止されている．また，最後にはこちらの歯科医院では治療できないので他の病院に行ってほしいといわれたそうである．お気づきのように，これは患児にとってオペラント条件づけである．すなわち，患児が診療を回避したいというオペラント行動に対して，術者が診療中止といった強化子を与え，負の強化を行っていたのである．また，この行為を数回続けたため連続強化となっている．このように，オペラント行動は通常人間が社会生活を営む上で，よくみられる現症である．小児歯科診療を目指す医師は，オペラント行動と強化子との関係をよく理解し，臨床に役立てて頂きたい．

参考文献
1）下中邦彦編：新版心理学事典（第3版）．平凡社，東京，1983．p59-60．
2）園田純一，高山 巌：子どもの臨床行動療法（第7版）．川島書店，東京，1986，p45-60．
3）西川泰夫：行動医学―行動，数理心理学からのアプローチ―．講談社，東京，1981，p165-176．
4）上里一郎編：行動療法．福村出版，東京，1978，p98-105．

I. トークンエコノミー法

■福岡歯科大学 成長発達歯学講座 成育小児歯科学分野　尾崎正雄

小児を対象とした歯科診療の場面では，患児が診療を頑張ったご褒美として風船やシールなど，小児が喜びそうなおみやげを与えることがある．術者側としては，次回来院してもらうためや患児が頑張ったことに対する報酬として行動の強化を行っているのであるが，その行為がしばしば泣いて暴れた小児に対して行われるなど，何を目的としておみやげを与えているのかが不明瞭になりがちである．前項のオペラント条件づけで述べているように，報酬などの正の強化は，患児が望ましいオペラント行動を行った場合，その都度，強化子を与えるのが原則であり，診療の合間に行ったほうが十分な効果が得られる．しかし，治療中に行動を強化するために風船やシールを与えることは現実的ではない．また，口腔刷掃を家庭で習慣づけたい場合には，術者が直接，オペラント行動を強化することができないので，口腔刷掃習慣を強く行動化させることが難しい．このような場合に，オペラント条件づけの応用としてトークンエコノミー（Token Economy）法が用いられる．

トークンとは代用貨幣の意味であり，術者があらかじめ特別に用意したカードやシールを決められたオペラント行動が現れるたびに与えるのである．そして，一定のトークンがたまると貨幣の経済的価値と同様に，エコノミーとして患児の欲している玩具などの品物に交換できるように設定する．トークンには，図1のようなシールや点数付きのカードなどが用いられる．その交換物は，患児が欲しがっている物なら，漫画本，プラモデル，ミニチュアカー，ぬいぐるみなど何でもよい．ただし，術者にとっては便利でも患児の欲していない歯磨きセットなどは強化子とはならない．患児と術者または保護者との話し合いで報酬を決定したほうが効果的である．シールを用いる場合には，術者が図2のような専用のシール帳を作製し，患児に与えるようにする．この方法は個人に対するオペラント行動の強化ばかりでなく，集団の行動形成にもしばしば用いられている．物品の購買意欲を促進させるために，私たちの社会生活のなかに，知らないうちに取り入れられていることがある．臨床では，治療中のオペラント行動の強化や歯磨きトレーニング，筋機能訓練，口腔習癖の消去などに用いられるが，障害児の行動変容などにも応用できる．

適応法

トークンエコノミー法では，患児と術者または保護者との間に，次のような取り決めを行い，患児自身で管理できるようにする．

1）目的となる行動目標を患児と話し合い，明確にする．

2）行動目標を到達可能な範囲で細かな段階に分け，目標のトークンを決定する．

3）各段階に分けられた目標に対して，交換する物を決める．この場合，最初からあまり高価な物や満足感を与えすぎると，次の段階への興味が薄れ

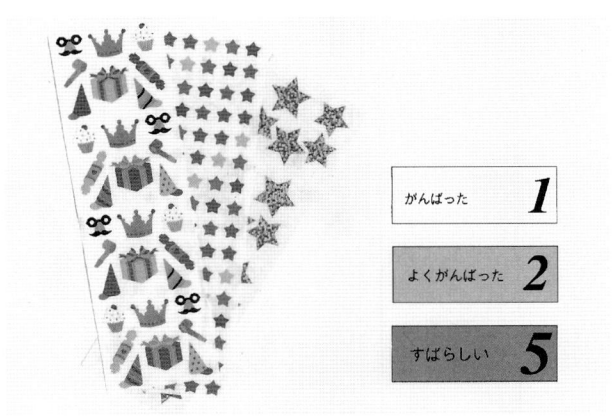

図1　トークンとして用いられるシールや点数カード．

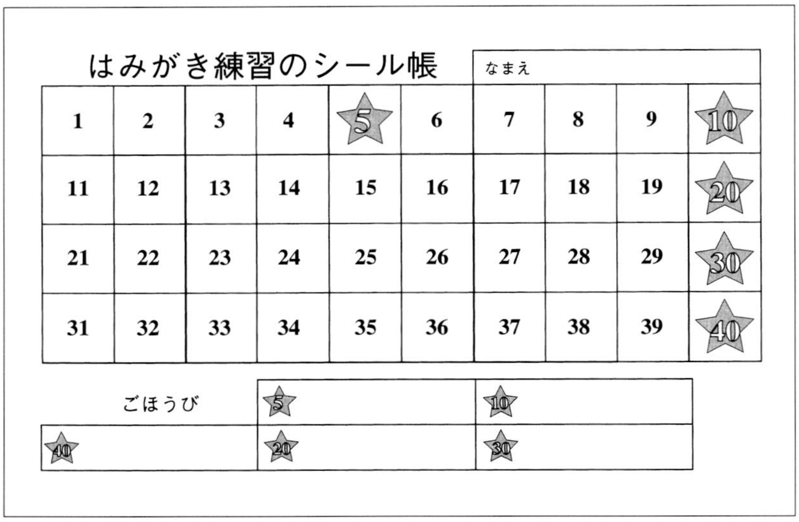

図2 シール用シートの一例．星印はごほうびを渡す箇所を表す．また，下段のごほうびには，患児と保護者または術者が話し合いで決めた品物を記入する．

るので注意を要する．

　4）トークンの数は，初期の段階ではすぐに実行可能な個数にして行動を強化し，次第に条件と交換する品物の価値を上げて行くようにする．

　図2は，トークンエコノミー法で用いられる一般的なシール帳の例である．この例では，強化回数を40回に設定してある．最初の行動強化子が到達可能な範囲にするために10回目までは5枚のシールでご褒美がもらえるようにしてある．このときの景品は，塗り絵や漫画本など比較的経済価値の低い物を設定する．そして，徐々に回数が増えるほど経済価値の高いご褒美に変えていく．家庭環境によって物に対する経済価値が異なるので，ご褒美の設定は保護者との話し合いで決定すべきである．

口腔習癖患者への応用

　指しゃぶりなどの口腔習癖患者へ，トークンエコノミー法を応用する場合には，若干の注意が必要である．多くの口腔習癖の場合，患児は無意識に指を吸っているので，トークンを与えるタイミングが難しい．すなわち，患児が自主的にトークンを申請することができないので，習癖の監視者が必要となる．多くの場合，保護者に監視を行わせるが，習癖の原因が保護者にある場合には，かえって習癖を増悪さ

せることもあり得る．この場合には，年長の兄弟または姉妹に監視させるようにする．家族みんなで止めさせてあげようとする態度が，習癖消去に有効である．監視者が患児が習癖を行っているのを発見した場合，注意し，患児は注意されたら直ちに習癖を中止し，専用シートにシールを貼るようにする．ただしシールは習癖の記録にとどめ，強化子であるご褒美は，前の日からの差に対して点数を加算し，一定の点数がたまった時点でご褒美が与えられるようにする．すなわち，習癖の頻度が減ってくるに従って強化子が与えられるように負の強化が行われるわけである．

　このようにトークンエコノミー法は，オペラント条件づけの応用として色々な方面で用いることが出来る．その応用にあたっては，十分な計画を立てて用いていただきたい．

参考文献
1）園田純一，高山　巌：子どもの臨床行動療法（第7版）．川島書店，東京，1986，p60-62．
2）黒須一夫，土屋友幸：小児の歯科医療心理．医歯薬出版，東京，1987，p157-158．
3）尾崎正雄，石井　香ほか：心理的因子により発現した顔面チックの一治験例—歯科心身医学的アプローチ成功例—．小児歯科学雑誌，27：220-228，1989．
4）尾崎正雄，石井　香ほか：口腔習癖を伴う聴力障害児への歯科心身医学的対応例．日本歯科心身医学会雑誌，6：114-122，1991．

J. レスポンスコスト法

■大阪歯科大学 小児歯科学講座　大東道治

　患児にある特定行動強化因子のトークン（代用貨幣）を与え，患児が非協力な行動（逆の不適応行動）を起こしたとき，その程度に応じてトークン（代用貨幣）を取り上げる方法である．一般的には，トークンエコノミー法と併用する．

　レスポンデント（Respondent＝古典的条件づけ）とは，行動療法（Behavioral therrapy）の一分野で，行動療法とは，心理学の学習理論に基づいて行われる心理療法の総称であり，学習によって態度変容および治療の実効をあげることを目的としている．

　Wolpe（ウォルピ）は，「行動療法は条件づけともいい，不適応行動を変革する目的で実験上，確認された学習諸原理を応用し不適応行動を弱め，除去するとともに適応行動を触発する方法」であると定義している．この実験上確認された学習原理には，主にオペラント条件づけとレスポンデント（古典的）条件づけの2つがある．

　レスポンデント条件づけは，パブロフの条件反射理論から発展したものである．パブロフの実験は，まず，最初に犬にベルわ聞かせると音のする方向に首をかしげるなどの『定位反応』を示すが，繰り返すうちに反応をしなくなる．そこで，ベルを鳴らしてから数秒後に餌を与えると犬は唾液を分泌する．このように音と食べ物を一対のセットとして与える（これを『対提示』といい），犬はベルを聞くだけで唾液を分泌するようになる．このような条件刺激（ベルの音）と無条件刺激（餌）の組合わせ（強化）による大脳皮質への機能的結合（条件反応）を『レスポンデント（古典的）条件づけ』という．

　この方法の『強化』とは，条件刺激（CS：Conditioned stimulus）のベルと無条件刺激（UCS：Unconditioned stimulus）の食物を『対提示』することをいう．つまり，レスポンデント条件づけでは，条件刺激と無条件刺激が対提示されることが強化であり，強化が強化が反応を引き出していることになる．これに対して，オペラント（道具的）条件づけでは，『強化』の意味内容が違ってくる．オペラント条件づけでは，前もって想定されていた反応のみに強化が与えられるのである．自発された反応の後，強化が得られるため自発反応の目標となっている刺激，つまり強化因子の操作によってオペラント行動の抑制を行うことができる．

　レスポンデント（古典的）条件づけは，不随意反応で態度・情動などの修正に適応していると考えられる．レスポンデント条件づけの技法としては，『抗条件づけ』『逆抑止』などを用いる．それに対し，オペラント条件づけでは，随意反応で行為・習慣などの修正に適応していると考えられる．技法としては，『報酬』『処罰』などを用いる．犬の例では，ベルと食物ですが，オペラント条件づけとは，『強化』の意味が違う点に注意する．

　下岡は，診療室で何かに恐怖を抱き泣き渋っている小児患者は，以前に疼痛や恐怖を体験したことがレスポンデント条件づけ学習理論行動と述べている．たとえば注射の痛みを体験した場合，苦痛回避の行動として泣いていることが理解できる．オペラント行動とは，注射器をみたり，治療終了後母親の顔をみただけで泣くのは不安の学習をしたと考えられる．また，他の歯科医院に行っても臭いや雰囲気，光景，歯科器材，白衣を見て泣いたり病院嫌いになるのを般化現象と考えられると述べている．

　そのようなことを考慮に入れ，診療室の雰囲気や色彩，臭いに注意し，デンタルスタッフの白衣や服装の色や，おもちゃやテレビ，ビデオなどを診療室で駆使することでやさしい診療室のイメージチェン

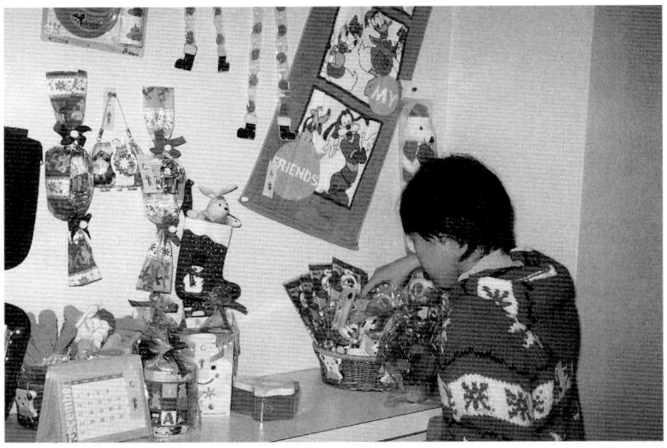

図1 患児の喜びそうな塗り絵や風船などのプレゼントを用意する．

ジを考える必要がある．そこで，大阪歯科大学附属病院小児歯科診療室では，オペラント条件づけを応用し，来院ごとに泣いていた患児が，泣かなくなったり，前回より頑張ったり，術者に協力的になったり，治療態度が良好になった患児に対し，ご褒美として，春休み，夏休みやクリスマスにクジ引きによ

り，患児の興味ある塗り絵や風船などのプレゼントを与えるという行為を行っている（**図1**）．このことにより，少しでも患児の「歯科医院へ行く」という不安が「歯科医院へ行く」ことが楽しみに転化するようになる．

K. モデリング法

■大阪歯科大学 小児歯科学講座 大東道治

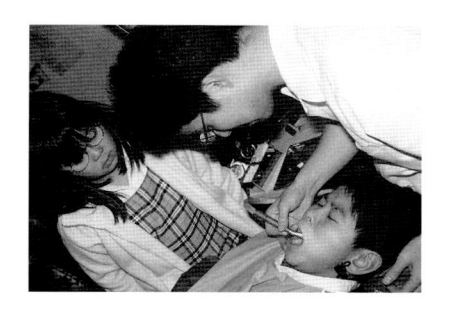

図1 モデリング法.

非協力な患児に他患児の行動を観察・模倣・伝承（伝染）・代理学習などをさせることにより，新しい行動様式の獲得や反応パターンの変容を可能にするのがモデリング（Modeling）法である．つまり，手本を見てその言動を真似たり，社会的学習において他人の行動を観察し，その行動様式を学習することをモデリング法という．

モデリング法の効果や治療機能を下記に記すと，

1）効果

（1）観察学習効果：たとえば，テレビのコマーシャルを覚える子どものように，観察によって，新しい反応の獲得をする効果．

（2）制止・脱制止効果：観察者の行動制止を強めたり弱めたりする効果．

（3）反応促進効果：新しい反応は起こらないが，以前の反応再現をうながす効果．

2）治療機能

（1）反応の除去：たとえば，他の行動を真似させて悪習癖を取り除く．

（2）優勢反応パターンの変容：遊戯療法による象徴モデリング．

（3）面接時の行動変容：術者の行動が患児に行動変容を起こす．

（4）役割演技的効果：ロールプレイニング（役割演技）で患児はモデリングにより演技し，新しい行動を獲得する．

（5）情動反応の代理条件づけ：他の患児の情動経験を観察することによって代理的に情動を起こさせる．

以上のような効果があるので，それらを応用し，小児歯科臨床の一助としてに取入れることにより，この方法は，社会的模倣のメカニズムを利用した恐怖を軽減させる方法であると考えられる．たとえば，患児と同年齢かその子より歳の低い小児患者をモデルとして，歯科治療を実際に行っている姿を見せて，競争心，模倣性を起こさせたり，自尊心を鼓舞させ，自ら自己暗示をさせるのに効果的な手法である．また，兄弟姉妹の競争心理を応用して，治療の恐怖を取り除き，治療に協力的な態度への変容に効果がある．

大阪歯科大学附属病院小児歯科学講座の診療室では，治療の内容や協力的な小児患者や術者（歯科医師）やアシスタント（歯科衛生士）の実際の業務をビデオに取った症例，写真スライドなどを術前に見せた結果，有効な反応が実証されている．また，非協力な患児や障害児に対して，診療器具・機器や治療法の内容を絵カードにして，患児に見せながら観察や模倣をさせることにより，実際のロールプレーニング（役割演技）を応用し，診療器具・機器や治療法の内容に対する患児の不安を取り除くことで歯科診療に対しての患児の行動変容が見られている．

要約すると，小児の習性として，模範的なモデル（他の患児）の施術のようすを観察することにより，モデルと同様の行動をとる（模倣行動）ことを利用して，恐怖心の強い患児や治療回避をする患児にモデリング法を行うことで治療回避の行動が起こらず治療に協力的になる．前述の生モデル（模範的な患児）のほうが，象徴モデル（ビデオ，スライド，写真，絵カード）より，良い効果が得られる．しかしながら，我々の先輩が無意識のうちに以前からこのような生モデルを患児の取り扱い時や学生や医員教育に行ってきていると考えられる．

L. タイムアウト法

■九州歯科大学 小児歯科学講座　木村光孝・西田郁子

　歯科治療に対して，子どもは制御不能な行動を示すことがある．一般的に3～6歳の幼児で，とくに初診時にみられることが多い[1]．いわゆる，かんしゃくといった型で，涙を流し，大声で泣き叫び，紅潮し，手足をばたつかせるといったような行動である．母親の後ろにしがみついて泣き叫んだり暴れたりする子どもたちを日常の診療でみることも少なくない．こういった行動は急激な不安と恐怖の現れであり，診療室だけでなく，待合室や診療室の前の戸外でもみられることがある．

　攻撃的行動や破壊的行動をとっている子どもは，同じ場所にいる子どもたちに同じような恐怖や不安を誘発させ，診療に対して逆の影響を与えるだけでなく，子ども自身の身体を傷つける可能性があるため，急いで対応する必要がある．また，パニックに陥っている子どもは，コミュニケーションをとることが不可能であり，このような状態では，潜在的な協力的患者であっても，適応行動をとることが困難である．

　まず，パニック状態を落ち着かせることが大切である．子どもが，このような制御不能な状態に陥ったときに用いる行動変容技法の一つにタイムアウト法がある．

　この方法は，子どもが問題行動を引き起こしている原因，すなわち診療場面から子どもを引き離し，隔離された場所に問題行動が収まるまでしばらくの間，放置しておくものである．これは，子どもに不安や恐怖を引き起こしている診療という強化刺激を全面的に取り除くと同時に，さらに一種の罰としての孤立を与え，問題行動を消失させようとする方法である[2]．

　ひとりいること，孤独，暗闇などは2～3歳以降，恐れの対象である[2]．最初，泣き叫んで暴れていた子どもも，タイムアウト法を行うことで，時間の経過とともに落ち着き，術者側の説得を聞いてくれるようになる．その場所がタイムアウト室と呼ばれるが，現状の歯科医院に子どもを隔離し，しかも安全である空間を確保することは困難であろう．

　このようにタイムアウト室として適当な場所がない場合には，部屋の片隅に椅子を置いて，それに腰

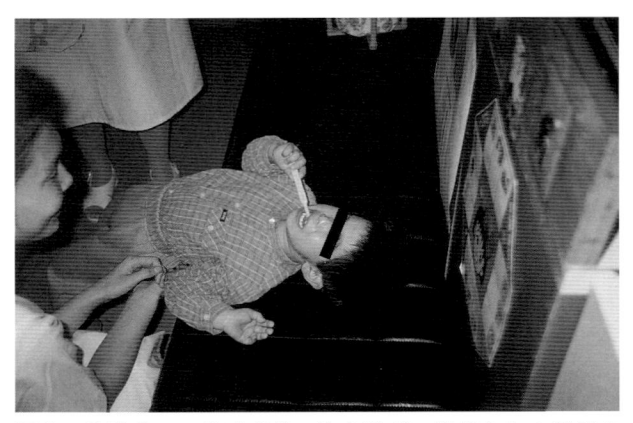

図1　診療室への入室直後．泣き叫び，術者たちの説得を受け入れようとはしない．

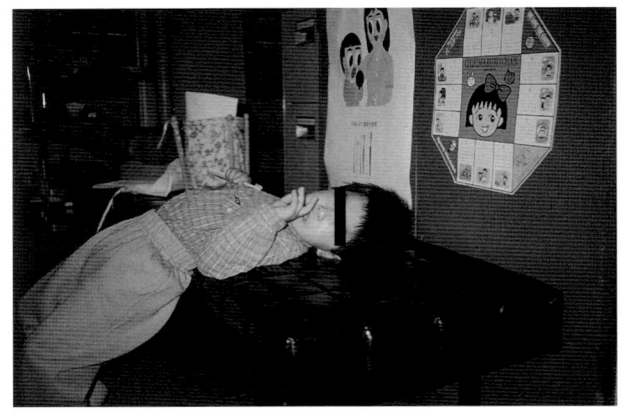

図2　タイムアウト法を行った後，診療室の椅子にひとりで座らせておくと次第に落ち着き，コミュニケーション可能な状態となる．

掛けさせておくという方法や歯科医師と一緒に暗いレントゲン室に入り，ゆっくりと話を聞いてあげ，落ち着かせるという方法でも代用できる．逃げ出そうとする場合には抑制具を用いることも考慮する．

このタイムアウト法を導入したら，その問題行動が起こるたびに一貫して同じように対応する必要がある．そのため，歯科医師，歯科衛生士および保護者の一致した協力が不可欠である．

このタイムアウト法は，コミュニケーションの確立が可能な3歳以上の小児に有効な方法である．年齢の高い学童期では，制御不能な行動や未成熟な行動を示すことは稀であり，その原因も単純なものではないことも多く，タイムアウト法だけ対応することは，困難なことがある．

また，この方法は，パニックに陥った子どもを落ち着かせ，コミュニケーションが可能な状態にすることが目的であり，歯科治療に対する不安や恐怖を取り除くものではないため，その後，TSD法などを用い，歯科治療に適応させる必要がある．

参考文献
1) Gerald Z. Wright 編，上原　進監訳：歯科診療における小児の取り扱い．国際医書出版，東京，1982，p82-83．
2) 黒須一夫：現代小児歯科学―基礎と臨床―　第3版．医歯薬出版，東京，1988，p222，32．

M. ハンドオーバーマウス法

■九州歯科大学 小児歯科学講座　木村光孝

　治療室に入る前から大暴れしたり，金切り声をあげて泣いている小児，何度診療を経験してもいっこうに治療に協力してくれない小児，このような状況は，日常の診療において日常茶飯事である．我々術者側は，治療上の術式以外に，このような小児の取り扱いに悩まされる．時には冷静さを失い，怒鳴ったり，いらだったりしてしまう．こういう対応により，小児の恐怖心を助長させたり，母親への不信感をつのらせたりする．

　一般に，小児歯科臨床では3歳という年齢は，非常に重要な年齢である．いわゆる母子分離は，この年齢が基準になる．そこで3歳以下の小児は，母親（保護者）と一緒に診療を行う．母親に押さえてもらったり，膝の上に頭をのせて診療を行ったりする．また一時，恐怖心がつのると泣き暴れるのは，この年齢では当然であり，TSD法やHand Over Mouth法は奏効しにくい．この章で述べるHand Over Mouth法も3歳以上で，こちらの問いかけを理解できる小児に適応できる手法である．低年齢児や重度心身障害児に用いるべきでない．

　次に述べるような手順で行う．

　1） 患児の口をしっかり押さえて，泣き声が出ないようにする．この際，鼻を押さえないように注意する（図1）．「静かにならないと，押さえている手が口から離れないよ」「泣いたり，暴れたりすると虫歯退治ができないよ」などと語りかける．「このまま虫歯をほっとくと，どんどん歯が悪くなって，なにも食べれなくなるよ」などのように，「なぜ先生が，自分の口をおさえているか」を説明する．「おとなしく先生に治療させたら，手を取ってあげる」など言い聞かせる．

　2） 小児が聞くことを納得したとき，手を離し，これからの治療の流れを説明し，直ちに小児の協力に関し，ほめるようにする．

　3） ふたたび泣き騒ぐ場合，直ちに小児の口の上に手を置き，同じことを繰り返す．多くの小児の場合，2～3回でおとなしくなる．

　4） 小児が協力的になった場合，TSD法により治療を行うが，治療時間は20分以内で終了することが望ましい．終了後は，笑顔で接し，治療中に泣いたり，暴れたりしなければ，このような方法は取らないことをよく説明する．

参考文献
1） 黒須一夫編：現代小児歯科学．医歯薬出版，東京，1987．
2） 吉田定宏：マクドナルド小児歯科学．医歯薬出版，東京，1982．
3） 木村光孝監訳：小児歯科学．三樹企画出版，東京，1991．

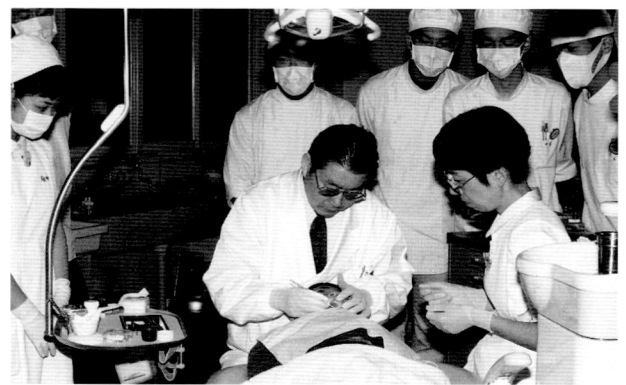

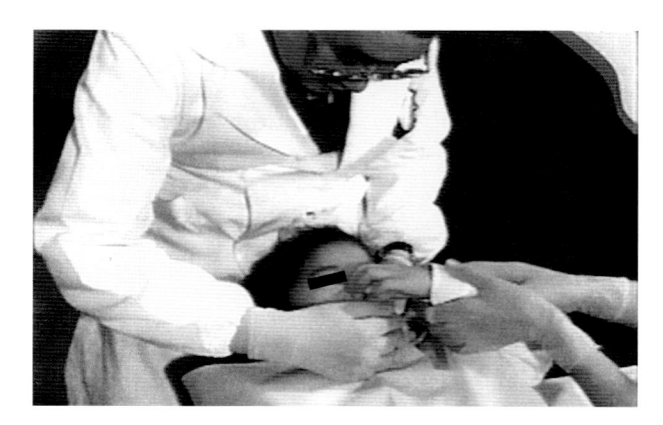

図1　ハンドオーバーマウス（Hand Over Mouth）法．

N. 笑気吸入鎮静法

■九州歯科大学 小児歯科学講座　木村光孝・牧　憲司

　一般に，小児は保護者に伴われ，不安や恐怖心を抱いて来院する．このような情動変化を最小限にとどめるような工夫と配慮が望まれる．不安，緊張，興奮の強い小児に対し，意識下で，情動変化を和らげる方法として，ヘッドホーンから音楽を流しリラックスさせる聴覚減痛法，薬物を応用する笑気吸入鎮静法などの対応法などがある．

　笑気は，19世紀なかば以来，現在に至るまで麻酔薬と使用されている．笑気は室温，大気圧下で無色，無味，無刺激性でわずかに甘い香気を有する無気ガスである．血液ガス分配係数が0.47と非常に低く，麻酔の導入覚醒が非常に速い．最小肺胞濃度（MAC）105で麻酔の強さとしては，さほど強くないといえる[1]．笑気吸入鎮静は，低濃度の笑気（20～30％）と高濃度の酸素（70～80％）の混合ガスを患児に鼻マスクで吸入させることにより，意識を消失させずに大脳皮質の機能を抑制し，歯科治療に対する患児の不安感，恐怖心，緊張感を和らげ，痛みに対する反応を減少させる方法である．

〈笑気吸入鎮静法の適応症〉
　1）　歯科治療に対する強い不安感や恐怖心を有し，ある程度の協力の得られる患児
　2）　神経質な患児や嘔吐反射の強い患児
　3）　心臓疾患などの全身疾患を有する患児でストレスを最小限にしたい場合

〈禁忌症〉
　1）　妊娠初期の患者
　2）　まったく協力の得られない患児
　3）　鼻閉息，口呼吸の患児

〈笑気吸入鎮静法の長所〉
　1）　疼痛閾値を上昇させる．
　2）　歯科治療時の不安感や恐怖感，緊張感を取り除く．
　3）　唾液分泌や嘔吐反射抑制
　4）　施術が簡便である．

〈欠点〉
　1）　マスクが治療上の障害である．
　2）　笑気吸入鎮静器または麻酔器が必要である．
　3）　治療に極度に協力の得られない心身障害児や非協力児，乳児では効果があげにくい．

　次に，術者側の準備を患児に対する準備と器材，器具に対する準備に分けて述べる．

1）患児に対する準備
　問診を十分に行う．通常，保護者に患児の全身状態を尋ね，鼻疾患や風邪で鼻がつまっていないかどうか確かめる．鼻づまりが激しくて口呼吸をしている場合には笑気吸入鎮静は行えない．術前に排尿させておくことは当然である．また満腹時は避けるべきである．神経質な患児には前投薬としてマイナートランキライザーを投与するとよい．笑気吸入鎮静法はほとんど合併症のみられない方法であるが，実施に際し過換気症候群には注意しておかなくてはならない．過換気症候群には注意しておかなくてはならない．過換気症候群の既往のある患児に対しては十分な注意が必要であるし，導入時および麻酔時には深呼吸をさせないようにする．

2）器材，器具に対する準備
　ガスシリンダーの確認と鼻マスクの適合を確かめておく．麻酔器，治療器具，吸引器，蘇生用器具，薬剤の準備をしておく．

〈実施方法〉
　本法使用に対する患児の恐怖心や警戒心をなるべく軽減するように，患児にTSD法を併用しながら

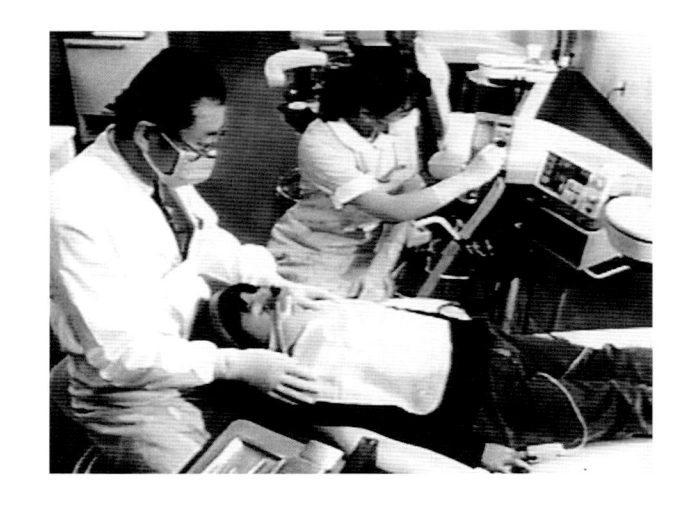

図1　笑気吸入鎮静法.

行う.

1） 鼻マスクは，適合が良好なものを選択する.

2） 2～3分間，100％酸素で鼻呼吸に慣れさせる．笑気濃度上昇は，慎重に行う．2～3分間ずつ，10％→15％と上げ，20％で患児の様子を確認する．20％で鎮静が奏功する症例もある．25～30％で過半数の患者に至適鎮静濃度が得られる.

3） 笑気吸入開始から数分経過し，表情や反応などを十分確認し，鎮静効果を確認し，治療を開始する.

4） 術中の管理としては，(A)投与した笑気，酸素量，(B)呼吸数，脈拍，血圧などのバイタルサインは，随時記録する.

5） 治療終了後は，100％酸素を数分間吸入させる．患児の状態が，笑気吸入前に戻ったことを確認して治療台から降ろす.

6） 帰宅判定の際には，(A)バイタルサインの確認，(B)運動機能が術前の状態と同じ程度であることなどを確認する.

参考文献
1） 青野一哉，西　正勝，水枝谷　渉（監修）：歯科麻酔学要説．学建書院，東京，1988．

O. オーディオアナルゲジア

■大阪大学歯学部附属病院 障害者歯科治療部　森崎市治郎

　小児歯科で応用できるオーディオアナルゲジアとは，患者に安らぎの得られるような音楽を聴かせることによって，歯科治療に伴う不安や恐怖を軽減させる方法である．子どもの好きな音楽や歌をヘッドフォンで聴かせたり，診療室のスピーカーで流すことで歯科診療を行いやすくする工夫が，一般的なオーディオアナルゲジアの応用法である．

オーディオアナルゲジアの効果

　患者にとっては，好きな歌や音楽を聴いていると心身がリラックスできたり，またはそれに集中できるため，歯科治療のときに痛みや不快と感じる感覚の閾値が高くなる．すなわち歯科治療に伴う刺激に対する過敏な反応が少なくなって，診療を行いやすくなるという効果が期待できる．また，音楽を聴いているあいだは，歯科治療に伴う不快な金属音やタービンの音，騒音や子どもの泣き声，叫び，自分と関係のない会話などが遮蔽されるという効果も期待できる（図1）．

　一般に音の強さが同じレベルのとき，ヒトの耳には周波数の多い音（高音）は周波数の少ない低音に較べて聞き取りにくいという性質がある．この性質を歯科診療室で応用すると，低音で構成された歌や音楽を聴かせることによって，患者にとって最も不快に感じることの多いタービンの音などを，聴かせずにすむという効果も期待できる．

　オーディオアナルゲジアを応用するときのキーポイントをあげると，表1のようになる．

オーディオアナルゲジアの応用法

　患者によっては，ヘッドフォンから聞こえてくる歌や音楽だけでなく，母親が歌う曲を聴いていると安心できて歯科治療が行いやすくなることもある．このような場合には，母子分離はしないほうがよい．また自分の好みの音楽がかけてもらえることがわかれば，テープやディスクを診療室に持参する子どももある．

　なかには体感音響装置（ボディーソニック）を組み込んだデンタルチェアを用いて，快適で不安，恐怖の少ない歯科診療ができるよう工夫しているものもある（図2）．歯科診療中に患者に好みの音楽と適度に身体への振動を与えると，精神的にも身体的

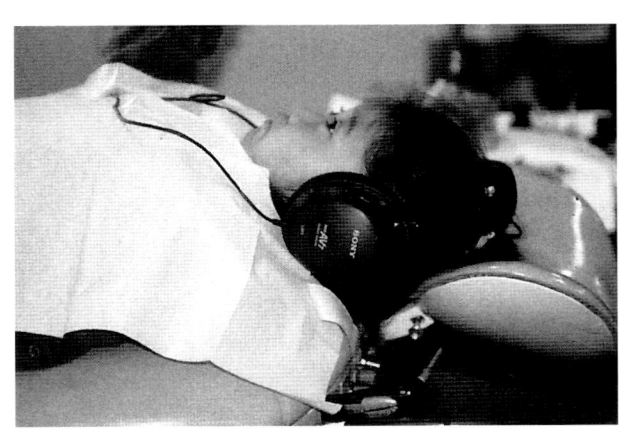

図1　デンタルチェア上でヘッドフォン使用中の小児患者．

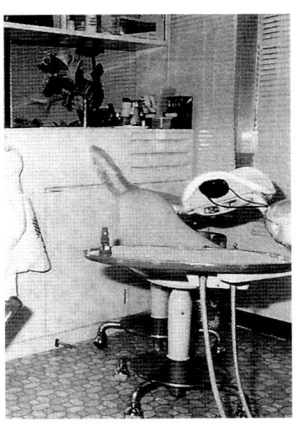

図2　デンタルチェアのヘッドレストに取り付けられているヘッドフォン（とくなが小児歯科クリニック"レオ"）．

表1 オーディオアナルゲジア応用のキーポイント

1) 患者にオーディオアナルゲジアの使用と選曲，音量などの選択権を保証する．
2) 患者の好みの音楽を聴かせ，自身のカセットテープやディスクの持ち込みも認めるようにする．
3) 低音で構成された歌や音楽には，歯科治療中の不快な高音を遮断する効果が期待できる．
4) 音楽以外でも，ニュースやスポーツ中継など患者にとって聴覚的に快刺激をもたらすものがあれば，オーディオアナルゲジアとして応用できる．
5) オーディオアナルゲジアを含めて，いかなる減痛法を用いても，歯科治療を行うときには局所麻酔による完全無痛治療は必須である．

表2 オーディオアナルゲジア使用時の注意点

1) 会話による患者とのコミュニケーションの妨げとなることがある．
2) 音響設備や運営上の経費，手間のかかることがある．
3) ヘッドフォンでは，頭部を動かしたり洗口のとき支障になることがある．
4) 障害児などでは，特定のオーディオアナルゲジアなしでは歯科診療が行えないといったことがある．
5) 術者やスタッフの好みの音楽は患者にとっては，かえって迷惑なこともあり得る．

にも緊張の緩和（リラクセーション）が導かれて，不安の少ない快適診療をもたらすと考えられる．

快い音楽を流して不快，不用な音を隠すのも，小児患者に対して不安，恐怖を少なくできる方法といえる．これはいわゆるBGM（バックグラウンドミュージック）であるが，広い意味ではこれもオーディオアナルゲジアと考えられる（条件統制法の考え方）．

診療中に音楽を聴かせることはもちろん，待合室に音楽を流しておくことも，患者サービスの一つといえる．しかし音楽は人によって好みが異なるため，BGMとして用いるときには選曲，音量などに注意が必要である．

オーディオアナルゲジアには聴覚だけでなく，視覚情報も組み込んでオーディオビジュアル（AV）アナルゲジアとして応用することも可能である．小児患者を扱う診療室では，天井にテレビ受像器を組み込んでアニメーションを流す工夫をしているところもある．それほど経費をかけなくても，市販の小型の液晶テレビやビデオを応用すれば，簡単なAVアナルゲジアを診療室に設えることができる．

歯科診療室におけるオーディオアナルゲジアの考え方と応用は，必ずしも音楽だけにとらわれる必要はない．患者によってはスポーツやニュース，株や気象情報，英会話などを聴くことでかえって心が落ちついたり，不要な刺激が入り込まずにすむという効果の期待できることがある．

オーディオアナルゲジア使用時の注意点

小児歯科におけるオーディオアナルゲジアには，上記のような効用が期待できるが，注意を要する点もある．子どもが音楽に集中していると，ときには患者と歯科医や介助者との言葉によるコミュニケーションの妨げになることを知っておかなければならない．

また歯科医や診療室のスタッフの好みの音楽は，必ずしも患者にとっては快適とは限らず，かえって迷惑なこともあり得る．さらにヘッドフォンを使用するときには，頭部の安定性や器械・器具操作の支障，使用後の清拭や消毒についても，配慮が必要である．

オーディオアナルゲジア使用時の注意点をあげると，表2のようになる．

＜催眠＞

思春期の小児の歯科恐怖症に対しては，催眠や類似の手法は有効な手段となる可能性がある．しかし一般的に子どもでは精神的な集中力が乏しいため，催眠法の応用は困難である．また精神発達が未熟な小児や障害児では，催眠は予期せぬ反応が現れたり逆効果をもたらすことがあるため，慎重に応用しなければならない．

小児歯科医は小児患者を催眠状態にまでもっていかなくとも，常に暗示的，支持的対応で歯科診療に適応行動がとれるように誘導することが必要である．

参考図書

1) Bergt O. Magnusson. Pedodontics: A systemic approach. Munksgaard, Copenhagen, 1981.
2) 長坂信夫編：臨床小児歯科学．南山堂，東京，1990．
3) 黒須一夫編：現代小児歯科学―基礎と臨床―，第5版．医歯薬出版，東京，1996．

P. 前投薬

■大阪大学歯学部附属病院 障害者歯科治療部　森崎市治郎

前投薬とは

前投薬（premedication）とは手術や検査を行うとき，安全で円滑に全身麻酔の維持ができるように前もって患者に薬物を投与しておくこと，あるいは意識のある状態で行う処置や手術の前に，不安や恐怖を和らげたり，疼痛の閾値を上げる目的で薬物を投与するものである．

小児歯科領域で応用される前投薬は歯科治療に伴う小児の不安や恐怖を軽減させるために，抗不安薬や精神鎮静薬を処置に先立って投与し，患児が治療を受けやすく，また歯科医にとっては治療を行いやすくする方法である．

前投薬の適応

前投薬を行うときには，歯科医師には使用する薬物に関する十分な知識をもっていること，小児の薬物代謝の特徴を知っておくこと，救急対応ができるようになっていること，などが必須である．前投薬の適応と考えられるものとしては，表1のようなものがあげられる．

前投薬では歯科治療のとき小児患者には意識があるため，痛みを伴う処置には，局所麻酔を行うことが不可欠である．そのためきわめて治療の困難な小児に対しては，前投薬を行っても十分な効果の得られることは少なく，前投薬として過剰に精神鎮静剤を用いるよりも，むしろ全身麻酔や静脈内鎮静を行って，確実な除痛と不安・恐怖の除去を図るほうが安全で得策といえる．

とくに経口投与や直腸内，静脈内に投与された薬物は，過量になったときにも容易には除去できず，ガスを用いた鎮静法や全身麻酔にくらべて，深度のコントロールが難しく安全性に劣る．

前投薬の種類

前投薬に使用する薬物には，速やかに効果が現れること，十分な効果が得られること，適度の作用持続時間があって，そのあと速やかに効果が減退する，という条件が必要である．

診療室で泣き叫ぶ小児を，短時間で安全に，静かで協力的な人形のように変えてしまえる魔法のような薬など，現実には存在しない．小児歯科医はつねに小児患者が歯科診療に適応していけるように，心理学的，生理学的な面から働きかけを続けることが大切である．小児歯科の外来で応用できる前投薬は，このような働きかけの労苦が多少とも緩和される程度のものと認識すべきである．

すなわち light sedation は歯科医師と小児患者とのコミュニケーションの向上と協力性の向上が目的であり，処置を行うために麻酔銃を撃って野生動物

表1　前投薬の適応となる小児歯科の患者
1．広汎な齲蝕や外科的処置が必要なとき
2．小児患者の不安，恐怖や興奮の程度が大きいとき
3．緊張がつよくて，過敏な反応や反射のあるとき
4．悪心，嘔吐や唾液分泌過剰などがみられるとき

表2　前投薬の薬物投与ルート
経口投与
点鼻投与
経皮投与
筋肉内注射
直腸内投与

の動きを止めるようなものではないと認識しておかなければならない．

前投薬にはプロメタジンとジアゼパムがしばしば用いられる．しかしこれら薬物の有効量については，個人差がきわめて大きいため，専門書，専門医に照会のうえ使用すべきである．またバルビツール酸を投与したときには，鎮静よりも興奮や傾眠傾向が現れたり，かえって痛みの閾値を下げてしまうことがあるため，最近は前投薬として用いられることは少ない．

前投薬の注意点

一般に精神鎮静薬の投与量に関しては，低年齢児ほど，体重が多いほど，神経質や興奮しているほど，また多動や過敏なほど多くの量が必要になる．低年齢児では午前中のほうが多くの量を要する．治療前の食事は少量にするか禁食とする．

前投薬は午前中の治療なら，前夜から少量を与え，当日は予約の1時間前に再度服用してもらうのがよい．前投薬を受ける小児には，必ず保護者が随伴していなければならず，治療後も観ていてもらう必要がある．前投薬を行ったあとの患者には"二日酔い"と似たような状態の不安定，易刺激性を伴うことがある．

前投薬を行って治療した後には，帰宅前に数時間寝かせておくと，回復がはやい．ときには前投薬によっても鎮静作用が現れなかったり，興奮状態になることがある．こんなときは薬物をさらに追加するよりも，その日の予定はキャンセルして，別の日に異なる薬物と量で行うのがよい．

障害児や慢性疾患のある小児は，つねに鎮静剤を服用していることがあるため，歯科治療のための前投薬に際しては，その種類と量を主治医に照会して，調整する必要がある．

deep sedation は light sedation では効果がないとき，かつ全身麻酔の適用が困難なときに応用されることがある．しかし全身麻酔での治療が安全に行えるようになっている今日，あえて外来で小児患者に危険性の高い deep sedation を適用する必要性はないと思われる．

参考図書
1) Bergt O. Magnusson. Pedodontics：A systemic approach. Munksgaard, Copenhagen, 1981.
2) 長坂信夫編：臨床小児歯科学．南山堂，東京，1990．
3) 黒須一夫編：現代小児歯科学―基礎と臨床―，第5版．医歯薬出版，東京，1996．

Q. 静脈内鎮静法

■日本大学歯学部 小児歯科学講座 中島一郎

静脈内鎮静法下における歯科治療の目的

　精神鎮静法の目的は，歯科診療行為にともなう不安や恐怖感を薬物効果により軽減することにある．静脈内鎮静法は，精神安定剤，催眠薬などの薬剤を単独で，あるいは2種類以上を併用して静脈内に投与して至適鎮静状態を得る方法であり，笑気吸入鎮静法よりも深い鎮静状態を得やすい．しかし患者の意識レベルを著しく低下させることから，呼吸・循環の管理面での注意が必要となる．小児歯科では，静脈内鎮静法は低年齢児よりも，むしろ年齢の高い小児や障害者に実施されている．

適応症と禁忌症

1） 適応症
(1) 歯科治療に対して過度に恐怖心・不安をもち協力的な行動をとることができないとき．
(2) 歯科治療内容が患者にとって侵襲が強く，患者の心身に過度な負担となるとき．
(3) 嘔吐反射が強く，治療ができないとき．
(4) 全身的合併症を有し，歯科治療時の侵襲で危険性が予期されるとき．
(5) 脳性麻痺などの運動障害にみられる緊張，不随意運動があるため，歯科治療時の開口・姿勢保持が困難であるとき．
(6) 全身麻酔の適応であるが，なんらかの医学的理由で実施できないとき．

2） 禁忌症
(1) 小顎症および開口障害を伴うとき．
(2) 乳幼児（効果が乏しい）．
(3) 極度に全身状態の悪化がみられるとき．
(4) 重度の筋無力症．

利点と欠点

1） 利点
(1) 数分以内に奏功し，効果が確実である．
(2) 健忘効果により術中の不快経験が残らない．
(3) 吸入鎮静法と違い歯科治療の妨げとなる鼻マスクは不要である．
(4) 鼻マスクの装着による窒息感を訴える患者にも用いられる．
(5) 全身麻酔に比較して，使用器具が簡単で特別な装置・器具を必要としない．
(6) 使用薬剤によっては疼痛閾値が上昇する．
(7) 吸入ガスによって治療室内が汚染されない．

2） 欠点
(1) 静脈内鎮静法では静脈内に薬剤を投与することから，調節性に乏しい．
(2) 投与量が多くなるか，注入速度が速いと呼吸抑制や意識消失をきたしやすい．
(3) 低年齢児や重度の精神発達遅滞児では奏功しにくい．
(4) 常用薬剤によって回復に時間がかかる．

静脈内鎮静法に使用される薬剤

　静脈内鎮静法における薬剤の投与量などは歯科治療が安全に行える範囲内にすべきである．つまり，薬剤投与は至適鎮静度を目標として，けして患者の体動がなくなる状態を薬剤投与の目安とすべきでない．小児では，意思疎通が困難なので，とくに薬剤の副作用を考えて投与量は必要最小限度にする．
　歯科外来において静脈内鎮静法に用いられる薬剤はジアゼパム，フルニトラゼパム，ミダゾラム，メトヘキシタールの4種類が比較的使用されている．各種薬剤の適応・禁忌症例の詳細については麻酔学

表1　各種薬剤の特徴

	ジアゼパム	フルニトラゼパム	ミダゾラム	メトヘキシタール
歯科治療時間	1時間以上	1時間以上	1時間未満	20分以内
初回投与量	0.2-0.3mg/kg	0.01-0.03mg/kg	0.7-1.0mg/kg	0.3-0.5mg/kg
最大効果発現時間	5-10分	5-10分	約3分	速やか
鎮静効果持続時間	約45分	約40分	20-30分	2-6分
鎮静効果	1	約20倍	2-4倍	サイオペンタール2-3倍
血管痛・静脈炎	多い	まれ	まれ	ある
呼吸器への影響	ほとんどなし	ほとんどなし	ほとんどなし	抑制あり
循環器への影響	ほとんどなし	ほとんどなし	ほとんどなし	血圧低下
注入後帰宅時間	3時間以上	約3時間	約2時間	30分以上

関連書を参考にされたい．表1に臨床における各種薬剤の特徴をまとめる．脳性麻痺など中枢性運動障害があると注意すべき副作用は呼吸抑制である．とくに臨床的に，換気量の減少，呼吸数の低下，意識喪失にともなう舌根沈下によるチアノーゼなどに注意する．また小児の全身状態・合併症によって静脈内鎮静法が安全に実施されにくいとき，あるいは不安や恐怖が強く鎮静効果が得られないときでは，静脈内鎮静法よりも呼吸・循環管理の確実な全身麻酔下での歯科治療を選択することが望ましい．

患児（保護者）への説明事項

歯科医師は術前に十分に患児（保護者）に鎮静法について十分に説明を行う．

(1) 服用している常用薬があれば申し出ること．
(2) 薬剤効果により帰宅が遅れること．
(3) 歯科医の許可がない限り鎮静法実施の3～4時間前から飲食を中止すること．
(4) 帰宅するとき付き添いが必要であること．

前準備

健康成人に対して静脈内鎮静法を実施する際，バイタル・サインの観察のみでも安全に実施できる．しかし，小児や障害者では静脈内鎮静法を実施する場合，意思疎通の困難さ，薬剤の副作用の発現などを監視するため呼吸・循環動態のモニターを準備する．

1）静脈内鎮静法の実施に必要なもの

(1) 静脈確保・薬剤投与（図1）
　①薬剤
　②注射器
　③翼状針またはカニューレ
　④点滴セット
　⑤三法活栓
　⑥点滴ボトル（生理食塩水など）
　⑦駆血帯
　⑧サージカルテープ
　⑨固定台

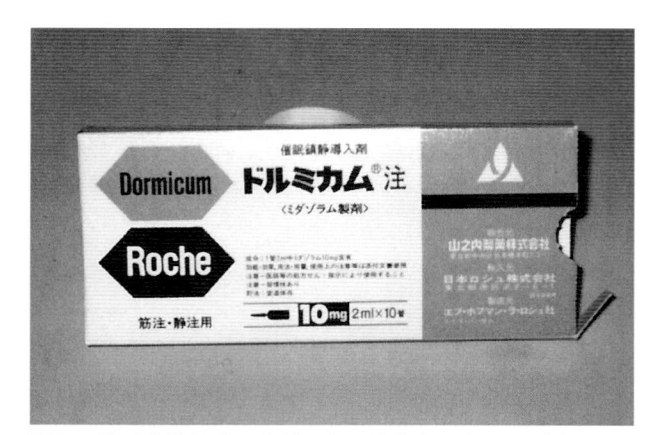

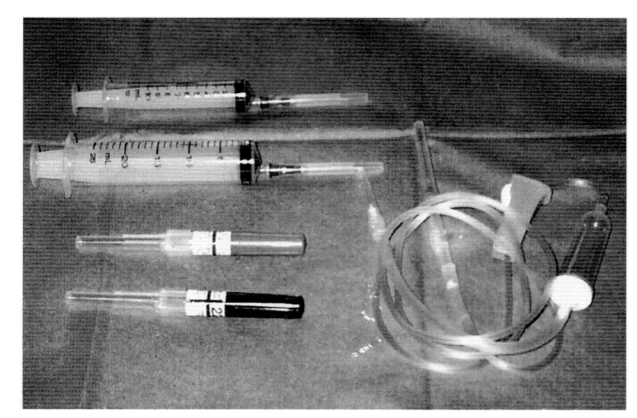

図1　静脈内鎮静法の準備．左：鎮静薬．右：静脈確保・薬剤投与；注射器，血管カニューレ，点滴チューブ．

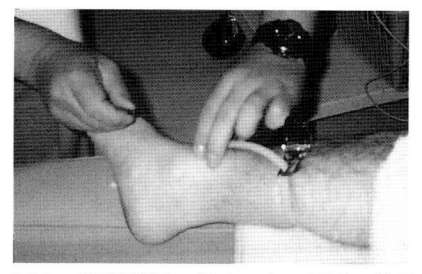

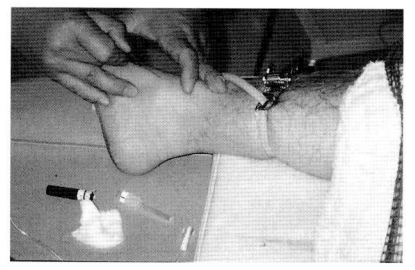

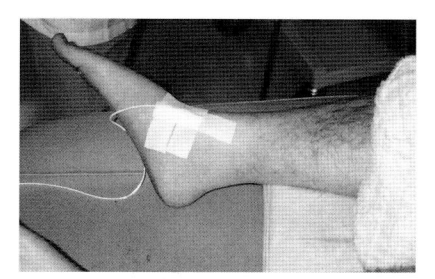

図2　静脈確保の術式．左：静脈の位置・走行の確認．中：血管カニューレの静脈内への刺入．右：テープによる血管カニューレの固定．（注）血管カニューレは内部に金属針があるが，刺入後は抜く．

(2) 鎮静法実施の機器・器具
　①経口用エアウエイ
　②酸素吸入器
　③開口器
　④デンタルチェア
　⑤吸引器
　⑥血圧計
　⑦パルスオキシメーター（酸素飽和度計）
　⑧心電計

静脈内鎮静法の実施

　静脈内鎮静法下の歯科診療の手順では，①静脈確保・薬剤投与，②至適鎮静状態の確認，③歯科治療の実施，④術後回復の確認などからなる．とくに小児や障害児（者）では体動があるので，静脈確保を慎重に素早く行う（図2）．また，呼吸抑制が予想されるならば，笑気吸入鎮静法と併用し酸素を供給する．

至適鎮静状態の確認

　患児に対する問いかけをしながら鎮静状態を確認できるが，会話が困難な症例では体動の減少，呼吸の安定のほかに，上眼瞼下垂の状態（Verrilの徴候）によって鎮静度を知ることができる（図3）．ただし至適鎮静度発現時では，副作用も同時にともなうことが考えられる．術者は，歯科治療に専念することになるので，たとえ口唇にチアノーゼが発現しても見落とす危険性がある．原則として，他の歯科医師または麻酔医が患児の呼吸・循環のバイタル・サインを常時観察することが望ましい．

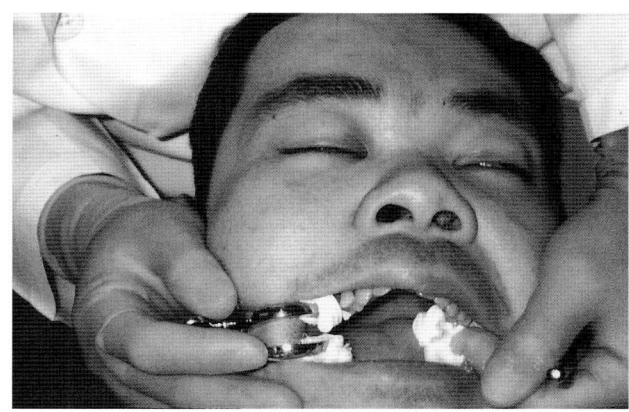

図3　ベルリル（Verril）の徴候．ゆっくりとした眼球の運動と上眼瞼の下垂がみられる（内田淳先生，嵐山郷歯科室，写真提供による）．

歯科治療

　歯科治療は，臨床上行われるすべての治療，齲蝕処置，外科処置，歯周疾患処置，咬合誘導処置などが可能である．口腔内の唾液や水がたまりやすいのでラバーダム防湿を行うか，吸引器を使用する．

歯科処置後の回復

　安静にして回復を待つ．気分が悪くなく，歩いてもふらつかないことを十分に確認してから帰宅させる．

参考文献
1) 高北義彦ほか：歯科麻酔臨床マニュアル．医歯薬出版，東京，1992．
2) 野口政宏ほか：歯科診療と全身状態評価，第2刷．学建書院，東京，1983．
3) Joan, Weyman：The dental handicapped children. Churchil. London, 1971（酒井信明訳）障害児の歯科医療．国際医書出版，東京，1975．
4) G. J. Roberts et al.：A colour atlas of dental analgesia andsedation. Wolfe publishing Ltd. England, 1991（谷津三雄，金山利吉訳）医歯薬出版，東京，1993．

R. 全身麻酔

■日本大学歯学部 小児歯科学講座 中島一郎

全身麻酔下における歯科治療の目的

　意思の疎通がまったく得られない小児や，運動・姿勢の自己制御に困難さがある障害児（者），歯科処置内容から呼吸・循環器系に影響があり全身管理の必要な有病児に対して，歯科医師の総合的判断のもと全身麻酔下における集中歯科治療が行われる．歯科医師は全身麻酔により無意識下にある小児に対して歯科治療を集中的に効率的に行える．しかし全身麻酔には必ず全身管理上のリスクを伴う．全身麻酔下における歯科治療を実施するかどうかは適応症と禁忌症・管理上の問題点の両方を慎重に検討する．

適応症と禁忌症

1） 適応症

(1) 身体的条件（中枢神経性運動障害など）
　①一定時間の姿勢保持や開口など診療体位をとれない．
　②十分な開口が困難である．
(2) 治療時の協力条件
　①意思の疎通が得られず理解力が乏しい．
　②言語機能・感覚器障害によりコミュニケーション手段がない．
　③情緒障害をともない歯科治療が困難である．
(3) 歯科的侵襲に対する全身への影響（全身疾患の合併）
　①精神的緊張や興奮が環器系へ負担となる．
　②強い緊張・興奮により心身の疲労が著しい．
(4) 処置内容，通院回数・距離など処置条件
　①1回のチェアタイムで多数歯の処置．
　②通院困難など社会的事情のため．

2） 禁忌症および管理上問題となる症例

(1) 呼吸器系疾患の合併症例：（例）上気道炎，肺炎など．
(2) 循環器系疾患：（例）高血圧，先天性心疾患，ファロー四徴症など．
(3) 代謝・内分泌疾患：（例）糖尿病，甲状腺機能異常．
(4) 泌尿器疾患：（例）腎機能障害．
(5) 神経筋疾患：（例）進行性筋萎縮症，筋無力症．
(6) 血液疾患：（例）特発性血小板減少性紫斑病，血友病．
(7) 気道確保が困難な症例．
(8) 開口不能の症例．
(9) 乳幼児など術後管理困難な症例．

全身管理に問題のある患児への対応

　1） 全身的な成長障害，慢性運動障害および常用薬の長期服用などがあるとき，麻酔状態や麻酔からの回復過程を予測し難いので，麻酔後に十分に管理すること．
　2） 全身疾患を合併している場合は，安全に麻酔が実施できるように医師に相談あるいは術前の全身状態のコントロールに協力を得ること．
　（例） 特発性血小板減少性紫斑病に対する血小板の補充療法など．
　3） 精神発達遅滞などがあり，術前・術後管理が困難な場合，入院させて全身状態を安定させる．
　（例） 術前後の飲食制限など．

全身麻酔の流れ

　全身麻酔の流れは，麻酔導入，気管内挿管，維持，覚醒の過程からなる．歯科治療を行うための全身麻酔の術式では，気管内挿管をともなう吸入麻酔法（笑気，酸素，ハロセンの混合ガス，GOF麻酔）で行われている．実際の歯科診療は下記のように行わ

29. 各種対応の詳細

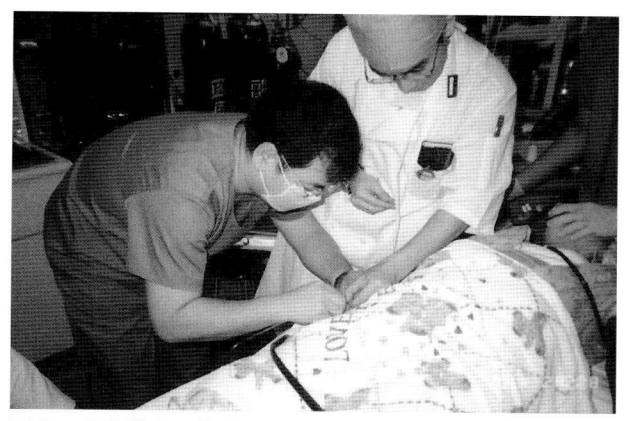

図1 麻酔導入．体動が激しいので，十分な酸素吸入後に素早く静脈確保を行い麻酔薬を静注する（急速導入）．

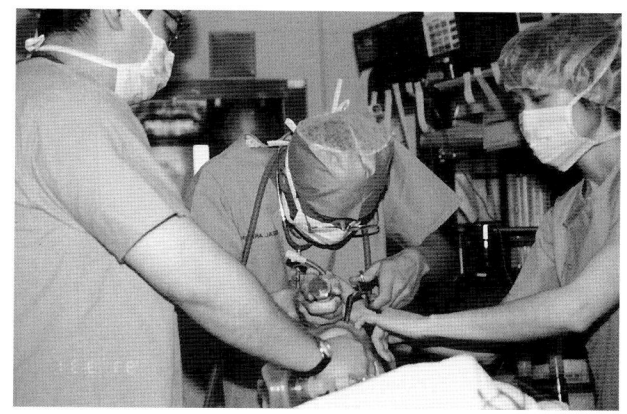

図2 気管内挿管．麻酔下における歯科治療の場合，挿管は術野の妨げの少ない経口よりも経鼻から行われる．

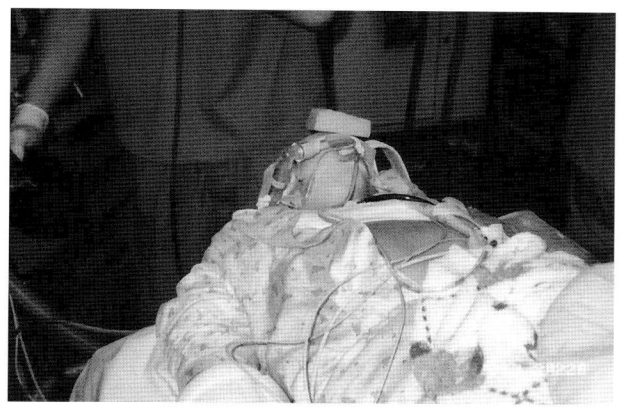

図3 麻酔の維持．すでに気管内挿管は終了し，患児の呼吸・循環は麻酔医により管理される．

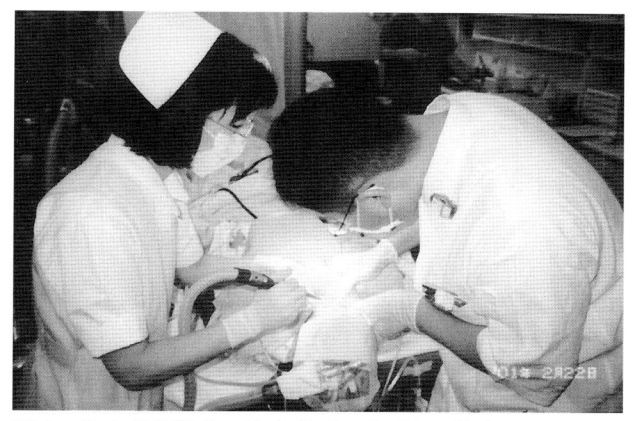

図4 集中歯科治療．治療計画に基づき，効率よく歯科治療を行う．歯牙切削時の切削片や水が咽頭に流れないようにラバーダム防湿を行う（金博和先生，日本大学歯学部歯科麻酔学教室，写真提供による）．

れる（図1〜4）．

1) 前日午後の入院
2) 病棟から歯科室へ移動
3) 麻酔導入
4) 気管内挿管（経鼻挿管，経口挿管）
5) 麻酔の維持
6) 覚醒・抜管
7) 病棟での術後管理
8) 退院・帰宅

歯科治療は気管内挿管後の咽頭パッキング後に行われる．

全身麻酔下における歯科治療

全身麻酔では患者の中枢神経機能は抑制され，無意識状態が作られる．そのため生命維持に必須な呼吸循環動態も人為的に管理される．歯科医師は全身麻酔下では，歯科処置を効率的に行うことで全身麻酔の維持時間を必要かつ最小限度に短縮する．方策として下記の事項が考えられる．

1) 1口腔単位の歯科治療計画を立案する．
2) 治療の前準備・点検，術式確認を行う．
3) 診療チームを編成し診療の効率を図る．

通常，歯科医師2名（担当医と助手），歯科衛生士1名，歯科麻酔医2名，看護婦1名からなるスタッフでの診療が行われる．歯科医師側の助手の役割は，術者の診療器具を診療ごとに迅速に準備を行い，装着技工物の研磨などを行う．

歯科処置

歯科処置内容は，なるべく処置の予後を考え再処置のないものとする．歯科治療時では，タービンなど切削器具の使用にともなう血液，歯の切削片，水

などの汚物が咽頭に流れないように，ラバーダム防湿を行う．

1） 歯冠修復

全身麻酔下の歯科治療において技術的に制限を受ける歯冠修復法はない．しかし，患児が無意識下であることから，正確な咬合関係の確認は不可能である．乳歯冠など全部の歯冠全体を修復する場合，既製乳歯冠の使用（直接法）では咬合回復は期待しにくいので，あらかじめ術前に全顎印象および咬合採得を行い，口腔模型を咬合器に付着し，咬合を再現して乳歯冠を作製しておくこと（間接法）が望ましい．インレー，鋳造冠による歯冠修復では，装着後の咬合高径に注意する．

2） 歯内療法

重度の精神発達遅滞など意思疎通の得られない症例では，予後の確実性の高い処置を選択する．たとえば，露髄が認められるときは直接覆髄よりもむしろ断髄処置を選択する．抜髄や感染根管治療では，即日で根管充填まで完了しておくことが望ましい．このことにより，全身麻酔後に再度の歯科治療を行なわずにすむ．根管から排膿がみられるなど予後不良ならば，速やかに抜歯する．

3） 外科的処置

抜歯後に出血が予想されるとき，術前に局所麻酔を行う．また，抜歯後に縫合も行う．術後の感染予防として全身麻酔中に抗生物質の投与を行う．歯肉切除では止血管理が困難であるので電気メスやレーザー照射により歯肉切除を行なうことが望ましい．抜歯は原則として他の歯科処置の最後に行う．

これら処置完了後において術者は必ず口腔内の出血，異物の残留がないことを必ず確認してから麻酔医に歯科処置の終了を伝える．

参考文献
1) 赤坂守人ほか：小児歯科学．医歯薬出版，東京，1998．
2) 高北義彦ほか：歯科麻酔臨床マニュアル．医歯薬出版，東京，1992．
3) 福島和明ほか：わかりやすい歯科麻酔．真興交易医書出版，東京，1996．
4) 野口政宏ほか：歯科診療と全身状態評価，第2刷．学建書院，東京，1983．
5) Joan, Weyman：The dental handicapped children. Churchil. London, 1971（酒井信明訳）障害児の歯科医療．国際医書出版，東京，1975．
6) 深田英朗ほか：最新小児歯科学．医歯薬出版，東京，1981．

S．東洋医学的手法

■長崎大学歯学部 小児歯科学講座　後藤譲治

　小児の歯科的対応法のうち東洋医学的手法として応用される頻度が高いのは，除痛法としての針（鍼）麻酔，そして指圧があり，このほか灸，按摩，漢方薬の応用，催眠法などがあげられる．ここでは紙面の都合で針麻酔および指圧についてのみ記す．

針麻酔

　針麻酔は古代中国より行われてきた術式で，中国における針麻酔の歴史は長いが，その全盛期は1965年から75年前後である．

　中国の文化大革命を背景に都市の若者，知識人達を下放（田舎に行かせ農作業等に従事させる）させた．しかし全国的に医療の設備，人員などが不足していたため地方で医療に携わる赤足（裸足）医師を育成することになり，民間療法として長い歴史のある針灸を針麻酔に応用したことから針麻酔が中国全土に広がることになった．

　針麻酔は金属製の細い針で，体の一定の部位（経穴）に刺激を適応させ，生体に与える刺激強度を変えることによって痛覚鈍麻を惹起させる方法で，皮膚を通して経穴に刺入した針を動かして刺激を与え，あるいは近年では針に電気パルスを与える方法が広く用いられている（電気針鎮痛 electro acupuncture analgesia）．

　経穴（つぼ）は，血管神経の集合部に多いといわれ，東洋医学では人体には気血の通路となる14本の経路（経絡）があり，この幹線を經脈といい，その分岐を絡脈という．この経絡に沿って361の経穴があり，近年ではそのうち295が確認されている．

　歯痛に対する経穴は手にある合谷（図1）が有効とされ，このほか顔面にある四白，下関，頬車，巨髎，大迎（図2）などが知られているが，これらは顔面にあるため針麻酔には熟練を要するので，現在ではもっぱら指圧に用いられている．

　経穴には神経線維の α 線維，β 線維の分布密度が高く，針鎮痛は神経インパルスによって中枢神経系へ伝えられる神経性機構と考えられるが，このほか針鎮痛の機構には，体液性の関与も報告されている．

　図3は針麻酔に用いられる低周波装置でその配線図を図4に示す．図5は針のセットを示す．通常歯の痛みに対する疼痛の鈍麻には，母指と示指との間にある経穴合谷が用いられる．この合谷に刺入した

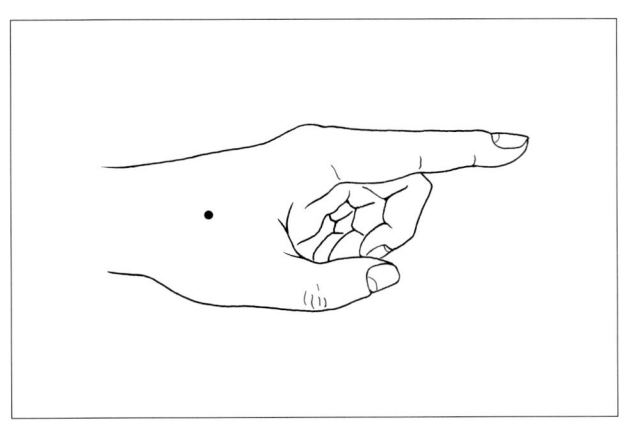

図1　手の経穴の合谷．

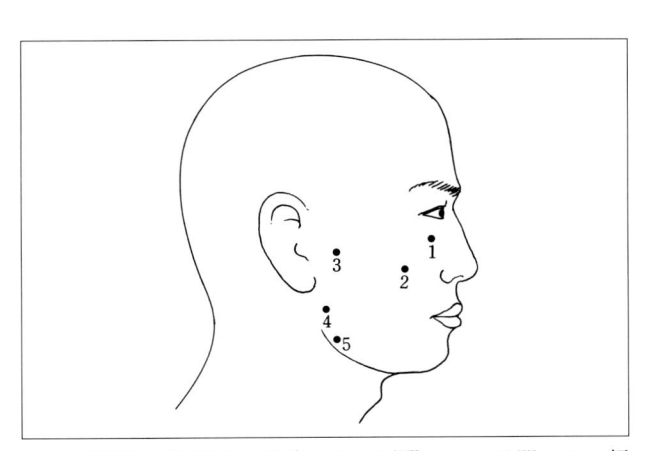

図2　顔面の経穴1．四白，2．巨髎，3．下関，4．頬車，5．大迎．

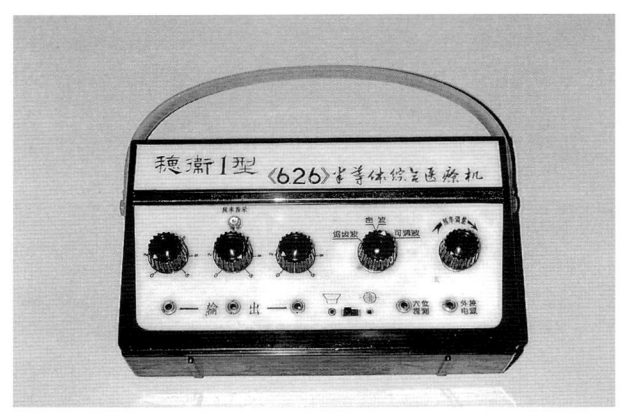

図3 針麻酔に用いられる低周波装置．

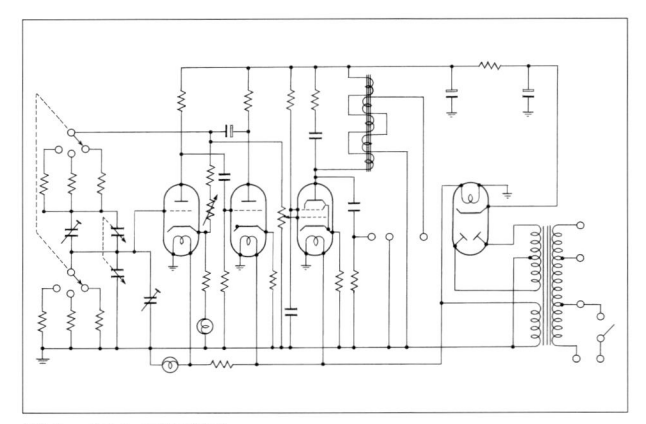

図4 図3の配線図．

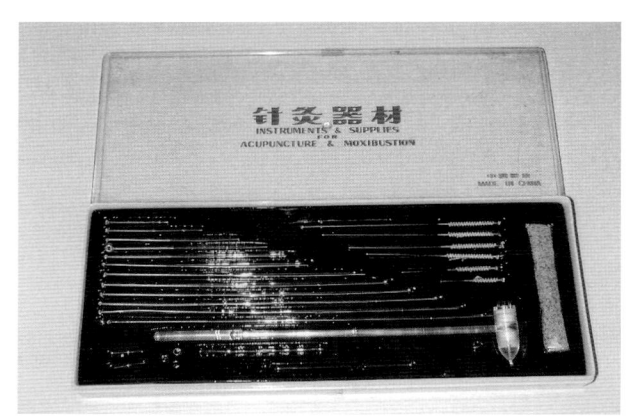

図5 針のセット．

針に，低周波装置からの配線によって通電する．通電は0.01〜40ボルト，0.01〜3ミリアンペア，周波数は一般に20,000ヘルツで，これらは調節可能である．針麻酔による最大効果が得られるまでにはやや時間がかかり，刺激開始後5〜15分前後必要とされる．刺激終了後，効果は徐々に消失する．

針の応用にはかなりの技術と経験を要し，もちろん刺入点の消毒にも留意すべきである．

指圧

指圧は体の経穴に対して一定の圧力などによる刺激を加えることによって体を活性化させ，また疼痛を和らげる方法である．

人はしばしば体の一部を加圧することによって痛みを和らげ，また体を活性化することを自然に学んできた．たとえば頭痛に対して指で頭の一部を加圧して痛みを和らげ，あるいは肩こりに対しては肩の一部を加圧することによって肩こりを解消させてきた．これらを東洋医学の長い歴史を通じて集大成させたのが指圧である．

歯の痛みに対しては，手の経穴合谷（**図1**）がしばしば用いられる．その方法は術者が患児の手を何気なくにぎり，示指と母指との間にある合谷をやわらかく加圧を繰り返すことによって刺激する．刺激には1）指でもむ（拿），2）数秒間おしてはなす（推），3）おしながらもむ（揉）などの方法がある．なお，指圧にあたっては，術者の手を蒸しタオルなどでやや温めておくことが基本で効果的であり，冷えた手を用いないことが肝要である．この方法は一種のスキンシップにもなり，患児とのふれあいを増すことにもつながる．

顔面にある経穴（**図2**）も歯の痛みを和らげるのに利用される．上顎の歯の疼痛に対してはまぶたの下の経穴四白および頬車を，また耳の横にある下関を術者の親指で加圧し刺激する．下顎の歯に対しては，鼻翼の近くにある巨髎を，また口角の斜め下にある大迎を加圧することによって疼痛の緩和に役立つ．このような刺激にあたっては，術者は患児に何気なく話しかけながら行い，患児に恐怖感を与えないことが肝要である．

このほかにも，体の各部には歯に関連する経穴が分布しているが，小児の歯科的対応法にあたって比較的応用可能なのは上記の経穴である．

指圧は針とは異なり禁忌や危険性もなく，とくに消毒も器具も不必要であり，また針ほどの技術や経験を要さないので，小児歯科臨床にもっと応用を試みるべき東洋医学的方法であろう．

T. レストレイナーの使い方

■長崎大学歯学部 小児歯科学講座　後藤讓治

　小児歯科臨床において，小児患者の歯科的対応法が非常に大切であることはあらためてここで強調するまでもないことである．

　小児患者のうちでも，いわゆる非協力児に対する歯科的対応法として，やむをえず患児固定装置レストレイナーを用いて患児を抑制下に歯科的処置を行うことがある．どのような場合にレストレイナーを用いるのか，その詳細や抑制治療の是非などは別項にゆずる．

　筆者がレストレイナーを考案した1970年代とは異なり[1]，現在では齲蝕歯の洪水に追われる時代は去って，小児歯科臨床もより時間的余裕をもって，本来の小児歯科臨床が行える時代になっている．

　そこで，心身障害児，ごく低年齢児，あるいは外傷歯の治療などで緊急を要する場合などをのぞいて，ただ単に取り扱いの困難な非協力児であるという理由だけから，レストレイナーを用いるようなレストレイナーの乱用は極力避けたいものである．

　ところで，道具はすべて使いようである．自動車のような非常に有効な道具でも，誤った使用法，たとえば飲酒運転を行えば殺人の凶器にもなりうるのである．すべての装置はその使用目的に応じて上手に用いれば有効に活用できるが，誤った使用法で，また乱用すればその結果は良くないことを十分心得ておく必要がある．

　それでは，患児固定装置レストレイナーの構造と特徴，使用方法などを以下に紹介しよう．

レストレイナーの構造と特徴

　レストレイナーの構造はクッションを張った基板の片側にナイロン製のネット（網）を装着したものである（**図1**）．基板に患児を乗せネットで包み，他側にあるフックにネットを止めることによって（**図2**）患児の身体を固定し保持する．

　ネット全面の広い面積で患児の身体を包み固定するので，固定が確実で，患児の身体の一部に強圧が加わることがなく，またネットを通して患児の状態を視認できるので安全性が高い．基板があるので，患児のトグルモーションを防ぐことができる（**図3**）．

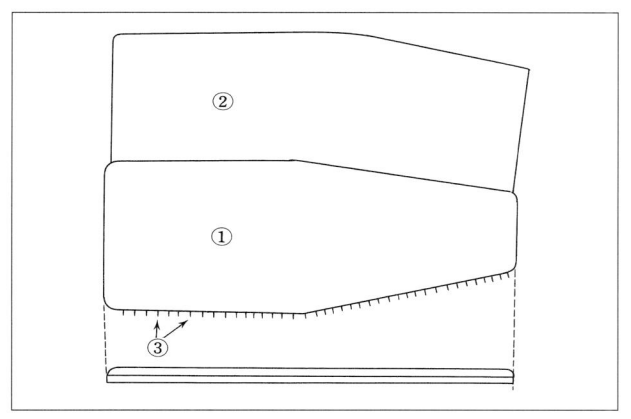

図1　レストレイナーの構造．①クッションを張ったプラスチック製基板．②ナイロン製のネット．③フック．

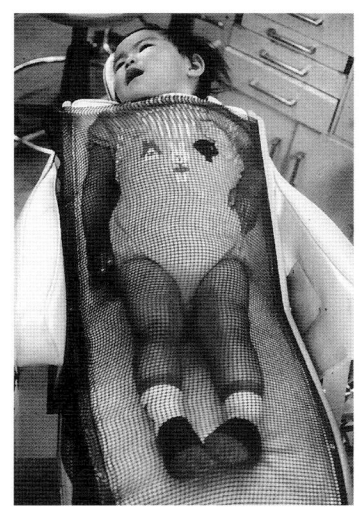

図2　基板に患児を乗せネットで包み，他側にあるフックにネットを止め，患児の身体を固定し保持する．

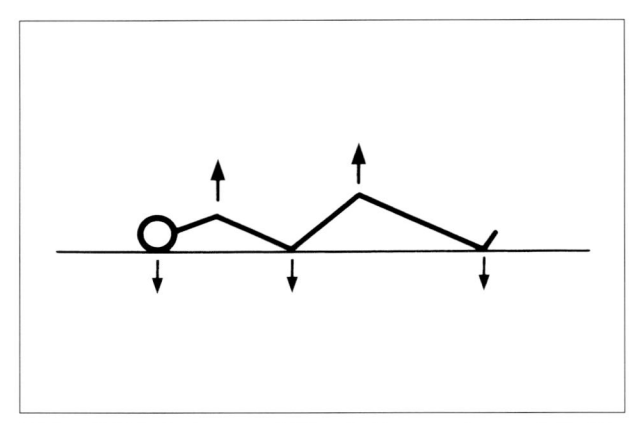

図3 基板があるので，患児のトグルモーションを防ぐことができる．

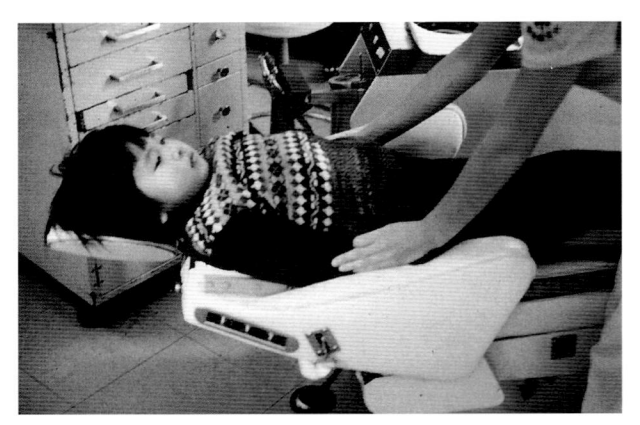

図4 ネットの上から手足をおさえながらネットで包む．

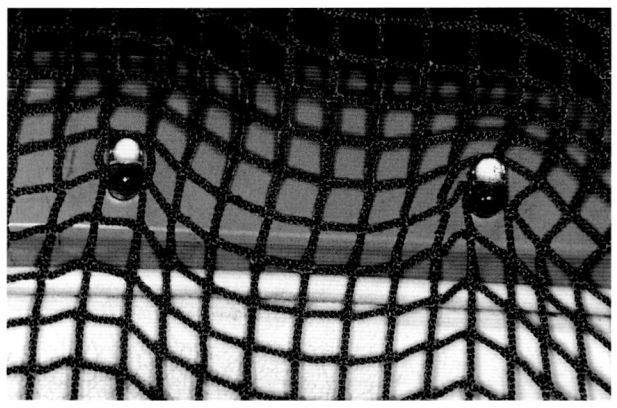

図5 平均した張力ですみやかにネットを基板の側面にあるフックにかけて固定する．

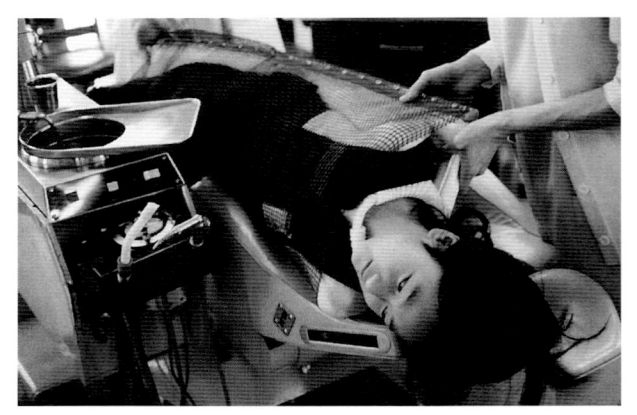

図6 嘔吐反射を起こした場合には，直ちにレストレイナーごと患児を90度横に向ける．

レストレイナーの使用方法

患児をレストレイナーの基板の上に乗せ，手足をまっすぐ身体の線にそろえる．ネットの上から手足をおさえながらネットで包み（図4），平均した張力ですみやかにネットを基板の側面にあるフックにかけて固定する（図5）．

使用上の注意

レストレイナー使用時に，ネットで患児の頸部を圧迫しないように注意する．術者の注意は口腔内のみに向けられがちであるが，ネットを通して全身の状態にも留意する．受診態度に改善がみられ，抑制が不必要になったら直ちにネットをフックから外し，患児を固定から解除する．また，「今日はとてもがんばったね」と患児をほめて自信を持たせ，勇気づけることを忘れてはいけない．

術中万一患児が嘔吐反射を起こした場合には，直ちにレストレイナーごと患児を90度横に向けて（図6），嘔吐物を口腔外に排泄させ，嘔吐物が気道に入るのを防ぐ．

レストレイナーの使用にあたっては，必ず事前に患児の保護者によく説明し，同意と諒解を得ておくことはもちろんである．なお，心理テストの結果，レストレイナーによる抑制治療が患児の心理に及ぼす悪影響は残らないとの報告がある[2]．

〈レストレイナーは安全ベルト〉
・小さい子は動くのはあたりまえ．
・動いたら危険です．
・安全ベルトは自分で自分を守るもの．

参考文献
1) 後藤譲治ほか：歯科年報，77（3）；573-577，1977．
2) 吉野弘ほか：小児歯科学雑誌，23（2）；468-484，1985．

30 対応法の再評価

■岡山大学歯学部 小児歯科学講座 尾形小霧・下野 勉

歯科における小児の対応において，常に念頭におかなければならないことは，診療に協力的であれ非協力的であれ，小児の心身の発達を阻害してはいけないということである．

一般に協力的と思われる小児に関しては，あまり注意が払われていない恐れがある．だからある日突然診療拒否を起こす小児が現れてくる．診療の真髄には，歯科医と小児およびその保護者との間に信頼関係が得られなければならない．そのために，歯科診療に種々の対応法があるが，どの方法も利点欠点がある．

対応法の詳細については，各項目を参照してほしい．どの方法をとるかは，保護者（患者）と主治医の間で説明と同意のもとで（押し付けであってはいけない）実行するのであり，その是非は論議を避けたい．対応法の評価とは方法論からではなく，小児の心身の発達論から評価しなければならない．つまり一朝一夕で結論づけられるものではない．

小児歯科医は患児の歯科診療に対する受容能力の向上を図るよう絶えず努力している．その概要は，歯科診療は常に患児のためになされていてまったく恐くないということを，歯科医は患児の味方であることを，理論的説明だけでなく小児にとって簡単な診療から練習し，臨床体験から理解させること，患児が過去の苦い経験から誤った行動をとる場合には系統的に脱感作し行動変容を起こさせることなどである．先にも述べたが，心身の発達を阻害してはいけない．齲蝕は治ったが，歯科恐怖に陥ったとか，歯列は改善されたが，心底には束縛感が残ったというのでは歯科医療が成功したとはいえない．今ある齲蝕を治すという目先だけの治療には終わってはならない．小児歯科の究極の目的は心身ともに健全な小児の永久歯列を完成することである．

非協力的な4～5歳までの小児に遭遇したとき，歯科診療を通して，この小児が心身ともに成長してくれるように願いながら診療する姿勢が必要である．小児にとって最善な方法であるといっても，手を替え品を替え，魔術師のごとく，種々の対応法を矢継ぎ早に使っても相乗効果が期待できるものではない．小児歯科に精通していないGPでも応用可能な簡単な方法から開始するのがよいと考えられる．基本的な対応法としては，TSD法は不可欠であるが，その他の方法についてはそれぞれの適応症がある．

最近の小児の問題行動，あるいは親権者の過保護あるいは養育放任などの社会情勢から，歯科診療が複雑困難になっている面も多々ある．17歳問題などの社会情勢より，中学高校教育で校外でのボランティア活動を義務化するなどの新指導要領が提案されているが，社会の背景と思春期の心理を理解しなければ成功はしないかもしれない．

来院した患者が，保護者の育児姿勢の問題により歯科診療あるいは社会生活に問題をきたしていると思われるとき，そして少しの軌道修正で事態が改善されると判断したら，歯科診療を通してそれとなく生活育児指導を行い軌道修正を支援することも可能であろう．保護者は自分自身あるいは我子のわずかの異常に気づいていない場合もあるが，小児歯科を訪れた患者に問題点あるいは疑問点を見つけたら，無視することなく，歯科治療のみにこだわることなく対応することが大切である．

診療に協力あるいは非協力のボーダーラインの小児について，歯科診療を通じて，少しの支援で苦難

表1 小児の難易度チェック ABC－簡単なチェックでワンステップ診療できる－

A：	Agreement	同意；患児が歯科治療をある程度納得理解して来院しているか否か
B：	Brushing	いやがらずに歯磨きが可能か
C：	Chair	Chair に横になるか
D：	Dam	Rubber Dam が可能か
E：	Engine & Air Turbine	音シャワーと振動に耐えられるか
F：	Final	終了時の機嫌はよいか

　Agreement とは，患児に"今日は何しに来たの"と尋ねることではなく，簡単なルールが守れるかということである．たとえば，"こんにちは"と挨拶ができたり，"ブクブクしてね"という指示に従うことができるかということである．Brushing については，診療室でのブラッシングが困難な患児だったら，まず家でのブラッシングは嫌がらずにできるか問診する．次に保護者が Dr の代わりになり，患児をチェアに寝かせてブラッシングできるか，それができたら，今度は保護者と交替して Dr が患児にブラッシングできるかなど，ステップを踏んで診療を進める．チェアに横になれないなら，Knee to Knee's position で行う．Final については診療時に多少泣いたりあばれても，終了時に機嫌がよければ成功とみなしてよいだろう．
　AからFに行くほど，難易度は高くなるのでワンステップずつチェックし患児の受容能力を確認評価する．
　AからFまでの各項目をチェックして，患児がマスターできたら，マネージメントはほぼ確立している．

表2 小児歯科臨床の ABC－より高度な Dr の臨床のテクニックおよび小児の情動を洞察する力の養成－

A：	Anesthesia	無痛的麻酔
B：	Breath	鼻呼吸，腹式呼吸の誘導
C：	Control	Pain & Body Control
D：	Development	小児の心身発達の理解
E：	Emotion & Education	小児の情動の洞察と歯科診療を通しての教育
F：	Filling & not Fear	歯科治療時の恐怖の予防
G：	Goal	目標に導き励ます

　目先に Goal を示し目標に導き誉め励ますことにより，患児は歯科診療を受容できるようになる．そして達成感を得て心身ともに成長発達していく．

を乗り切ったという達成感を与えることが重要である．

　小児の診療にあたっては，まず，小児がどの程度歯科診療に対して受容能力を有しているかを診断しなければならない．小児の場合，診療時間は極力短くする必要がある．実際の治療はなくても，説得だけでむやみに時間をかけても苦痛しか残らない．そこで，小児の歯科診療の受容能力を診断する目安を表1に示す．

　また，小児側に歯科診療に対する受容能力があっても歯科医側に問題があれば，信頼と理解の関係は成立しなくなる．歯科医自身が心のアンテナを広げるよう，絶えず切磋琢磨しなければならない．その対応法のポイントについて，表2を参考に示す．

　社会情勢についていえば，アメリカ合衆国は日本より10年先行するといわれる．たとえば，15年前アメリカで問題されていた小児虐待が現在日本で問題になっている．アメリカでは虐待防止の観点から乳幼児は全身麻酔下で歯科治療しなければならない時勢である．日本では全身麻酔あるいは笑気鎮静法の是非が論議されている．確固とした信念からその方法を選択したのであればその後のフォローが大切である．無意識下で治療が終了してしまうのは快適という点ではプラスであるが，達成感という点ではマイナスである．もちろん歯科疾患の予防のために，さらなる長期の及ぶ指導が必要である．

　こう考えると，対応法の評価とは，一時的に評価され得るものではなく，長期に及ぶ歯科疾患の予防をも含めた健全な心身の発達がなされ，ノーマライゼーションを主流とした社会生活が送れることができて初めて評価されるものである．

参考文献
1）岡本誠，祖父江鎮雄，診療室での小児の楽な取り扱い方についての考察．小児歯科学雑誌，50（6），1977．
2）村井潤一編，発達：発達の理論をきずく．ミネルヴァ書房，京都，1986．
3）尾形小霧，大町耕一，尾形和彦，松村誠士，下野　勉，マルチメディアを応用した小児歯科教材の試作—小児歯科患者の対応について—．小児歯科学雑誌，32（5），1994．

索　引

イ

インフォームド・コンセント	34, 51, 69, 82

ウ

ヴェクスラー児童用知能検査	52
齲蝕の好発部位	49
受付	28, 32, 73
運動発達	52

エ

エックス線写真	76
──診査	91
エックス線被曝防具	76
永久歯変換期	70
永久歯列期	71
婉曲語法	111

オ

オーディオアナルゲジア	137
オペラント条件づけ法	56, 125

カ

カウプ指数	51
カルテ	21, 25
──の保管	26
窩溝填塞法	86
窩洞形成	94
会計業務	21, 29
開口器	39
外傷	71, 101
顎関節規格写真	77
川崎病	66
患者台帳	21
感染性心内膜炎	66
簡易防湿法	89

キ

気管内挿管	145
胸囲	51
恐怖の種類	49
矯正治療時の対応	97
吸入麻酔法	144

ケ

外科治療時の対応	96
系統的脱感作法	55, 114
言語の発達	52
健常児	57

コ

5〜6歳児	31, 46
コ・デンタルスタッフ	73, 81, 106
誤飲（嚥）防止対策	92
口腔衛生指導	21
口腔健康管理	48
口腔習癖	128
口内法エックス線撮影	77
行動療法	55
咬合採得	94
咬合調整	94
咬合誘導	21, 97
咬傷防止シール	96
後天性心疾患	66

サ

3歳未満児	31
3〜4歳時	31, 45
3〜5歳児	50
サイコロジカルトラウマ	124
サイモンズの分類	53
座高	51

シ

CHD	65
Shaping法	55
ジアゼパム	142
自閉症	118
指圧	148
歯冠修復	94
歯間清掃	85
歯口清掃	85
歯内療法時の注意点	92
歯磨剤	86
受診状況	13
重症齲蝕	71
出生前の対応法	68
除痛法	91
小児歯科三角	36
笑気吸入鎮静法	135
障害児	58
情動心像法	56
情動の直通ルート	43
情動の発達	52
静脈確保の術式	143
静脈内鎮静法	141
心的外傷	124
心理的アプローチ	50
身体拘束装置	38
身体的アプローチ	50
身長	51
浸潤麻酔	87, 93
診療時間	15
診療室	33
診療録	25

セ

0〜2歳児	50
セファロ分析	23
生活環境	14

153

先天性心疾患	65	**ヒ**	**メ**
全身麻酔	144	behavioral management 11	メトヘキシタール 142
洗口法	86	PMTC 73	**モ**
前投薬	139	ビネー式知能検査 52	モデリング法 131
タ		非協力児 57	模型分析 23
ターミナルデジット方式	25	表面麻酔 87, 93	**ヤ**
タイムアウト法	132	**フ**	薬物局所応用法 86
太鼓ばち指	66	Feed Back 法 56	薬理的アプローチ 50
代用語句	112	Fading 法 56	**ユ**
体感音響装置	137	Frankl の分類 6, 53	遊戯療法 122
体重	51	Flooding 法 56	**ヨ**
チ		premedication 139	予約 28
Chaining 法	56	Prompt 法 56	幼児期の対応法 68
チアノーゼ性心疾患	65	4 handed dentistry 81	幼児後期 46
治療後の対応	33	フッ化ジアンミン銀 86	幼児前期 45
鎮静薬	142	フッ化物歯面塗布法 86	幼児中期 45
テ		プラークの染め出し法 85	抑制治療 38
TEACCH	118	ブラッシング 85	**ラ**
Tell-Show-Do（TSD）法	30, 55, 116	フルニトラゼパム 142	Lampshire の分類 53
定期診査	16	プレイルーム 122	ラバーダム防湿 89, 91, 93
伝達麻酔	88	**ヘ**	ラポール形成 81
電気針鎮静	147	Hellman の歯齢 70	来院日時 13
ト		pedodontic treatment triangle 36	来院患者数 13
トークンエコノミー法	127	ペインコントロール 91, 107	**リ**
トラウマ	124	ベルリルの徴候 143	リウマチ性心炎 66
東洋医学	147	**ホ**	**レ**
頭部エックス線規格写真	77	ボイスコントロール 38, 109	レストレイナー 149
ニ		ボディーソニック 137	レスポンスコスト法 129
乳児期	45	保険請求業務 21	レスポンデント条件づけ 129
——の対応法	68	保護者に対する対応 11	**ロ**
ハ		保護者の意識 10	6 歳以上の小児 50
パノラマエックス線写真	76	保護者への教育 62	ロールプレイング 131
ハンドオーバーマウス法	134	保護者への対応 31	ローレル指数 51
歯ブラシ	85	母子分離 12, 35	
歯磨き	32	**マ**	
抜歯	96	待合室 28, 32	
発達検査	52	**ミ**	
針麻酔	147	ミダゾラム 142	

編者略歴

木村光孝（きむらみつたか）

昭和41年	九州歯科大学卒業
昭和41年	九州歯科大学助手
昭和48年	九州歯科大学講師
昭和51年	九州歯科大学助教授
昭和54年	九州歯科大学教授（小児歯科学）
平成5年～9年	九州歯科大学大学院歯学研究科長
平成7年～	九州歯科大学附属病院薬事委員会委員長

社会活動

平成10年～12年	日本小児歯科学会会長
平成10年～12年	日本歯科医学会理事
平成9年～	アジア小児歯科学会理事・事務局長・日本代表、ほか

下野　勉（しものつとむ）

昭和45年	大阪大学歯学部卒業
昭和46年	大阪大学歯学部助手
昭和52年	大阪大学歯学部附属病院講師
昭和53年	大阪大学歯学部助教授
昭和59年～	岡山大学歯学部小児歯科学講座教授
昭和59年～	岡山大学歯学部附属病院小児歯科科長併任
平成9年～13年	岡山大学歯学部附属病院特殊歯科総合治療部部長併任
平成13年	岡山大学大学院医歯学総合研究科社会環境生命科学専攻国際環境科学講座（行動小児歯科学）教授

社会活動

平成10年～12年	日本小児歯科学会副会長
平成6年～	日本外傷歯学会理事、日本小児口腔外科学会理事、ほか

土屋友幸（つちやともゆき）

昭和46年	愛知学院大学歯学部卒業
昭和46年	愛知学院大学歯学部助手（小児歯科学）
昭和52年	愛知学院大学歯学部講師（小児歯科学）
昭和57年	愛知学院大学歯学部助教授（小児歯科学）
平成9年	愛知学院大学歯学部教授（小児歯科学）

社会活動

　日本小児歯科学会理事、日本歯科心身医学会理事、日本歯科医療管理学会理事、ほか

小児歯科患者の臨床的対応

2001年7月10日　第1版第1刷発行
2007年9月28日　第1版第2刷発行

編　　者　　木村　光孝／下野　勉／土屋　友幸

発 行 人　　佐々木一高

発 行 所　　クインテッセンス出版株式会社
　　　　　　東京都文京区本郷3丁目2番6号　〒113-0033
　　　　　　クイントハウスビル　電話（03）5842-2270（代表）
　　　　　　　　　　　　　　　　　（03）5842-2272（営業部）
　　　　　　　　　　　　　　　　　（03）5842-2279（書籍編集部）
　　　　　　web page address　http://www.quint-j.co.jp/

印刷・製本　　三松堂印刷株式会社

Ⓒ2001　クインテッセンス出版株式会社　　　禁無断転載・複写
Printed in Japan　　　　　　　　　　　　落丁本・乱丁本はお取り替えします
　　　　　　　　　　　　　　　　　ISBN978-4-87417-691-7　C3047
定価は表紙に表示してあります